BASTEI
LÜBBE

Über die Autorin:

Dr. Susan Block ist Sexualtherapeutin und leitet das *Dr. Susan Block Institute for Erotic Arts und Sciences* in Beverley Hills, Kalifornien. Sie moderiert eine Hörertalkshow im Radio sowie eine wöchentliche Fernsehsendung auf HBO.

Dr. Susan Block

Die 10 Gebote der Erotik

Alles, was Sie schon immer über Sex wissen wollten

Aus dem Amerikanischen von
Michael Benthack

BASTEI LÜBBE

BASTEI-LÜBBE-TASCHENBUCH
Band 66 356

1. Auflage Januar 1998
2. Auflage Oktober 1998

Deutsche Erstveröffentlichung

Originaltitel: THE 10 COMMANDMENTS OF PLEASURE
Originalverlag: St. Martin's Press, New York

Printed in Germany
Einbandgestaltung: Dieter Ziegenfeuter, Dortmund
Titelillustration: Susanne Wustmann
Satz: hanseatenSatz-bremen, Bremen
Druck und Bindung: Elsnerdruck, Berlin
ISBN 3-404-66356-x

Der Preis dieses Bandes versteht sich einschließlich
der gesetzlichen Mehrwertsteuer.

Gewidmet der Erinnerung an meinen Vater,
der Inspiration durch meine Mutter, dem Beispiel
meines Bruders und der zauberhaften Liebe meines
Ehemannes, Butlers, Geliebten, Dichters, Mitarbeiters
und Freundes, diesem wahren Prinz unter den
»Gentlemen«, meinem geliebten Max.

Inhalt

EIN REZEPT FÜR DIE LUST

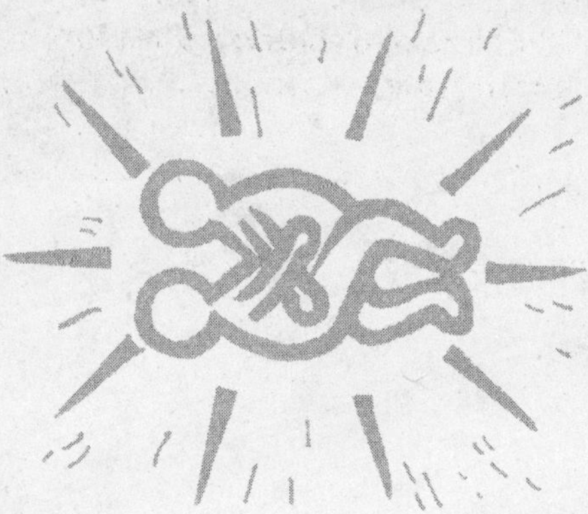

Hallo ... ich bin Dr. Susan Block, Ihr Liebesdoktor ... Ihre Beichtmutter ... Ihr kleines Girlie-Mädchen ... Ihre ganz klein wenig verrückte jüngere Schwester ... Ihre Tochter der amerikanischen Offenbarung ... Ihre unersättliche Hausfrau ... Ihre Herrin des Äthers ... Ihre Führerin durch die berauschende Welt der menschlichen Sexualität ... Ihr Kapitän des Schiffes der Liebestrunkenen ... Ihre Anführerin der Bonobo-Horde ... und Ihre Freundin – immer Ihre Freundin

Mit diesen Worten beginne ich meine Radiosendung. Seit über zehn Jahren werden meine Sendungen live an Millionen von Menschen auf der ganzen Welt gesendet. Ich sende aus einer kleinen Wohnung in Redonda Beach oder einem schicken Salon in Paris, aus einem Underground-Club in San Francisco oder einem Hotel (anläßlich meiner Hochzeitsnacht mit Max!) in Philadelphia, aus einer Sprachenschule in Stuttgart oder aus meinem großen Messingbett.

Während meiner Sendung liege ich im Bett! Gibt es einen schöneren Ort, über Sex zu sprechen? Diejenigen von Ihnen, die selber im Bett liegen und mir zuhören oder die Fernsehfassung der Magazinsendung sehen, wissen – wie mir bewußt ist – die Intimität, die erotische Spannung und den schieren Spaß zu schätzen. Sie, die Sie mir zugehört oder zugesehen, an meinen Seminaren teilgenommen, auf meiner berühmten Couch Platz genommen, mich angerufen und Abertausende Briefe geschickt – von einigen auf ganz reizende Weise freizügigen Fotos gar nicht zu reden –, haben, Sie alle haben mich beim Schreiben dieses Buchs über sexuelle Freuden inspiriert.

Sie haben an meinen Feiern teilgenommen und mich in meinen Kämpfen unterstützt. Sie haben mit mir gespielt, mit mir gebetet und mir die Treue gehalten. Wenn man mich aus einem Radiosender hinausgeworfen hat, weil ich zu »offenherzig« über sexuelle Themen gesprochen habe, haben Sie meine Sendung im Radio gesucht und mich an einem anderen Sendeplatz gefunden (vielleicht am amtlich genehmigten Platz, vielleicht auch auf einer »Piraten«-Frequenz), haben mir Ihre geheimsten Geheimnisse, Leidenschaften und Neigungen, Ihre verblüffendsten Phantasien und ungewöhnlichen Lebensumstände anvertraut. Ihnen, lieber Leser und liebe Leserin, widme ich diese *Zehn Gebote der Lust*! Im Grunde sind es zwanzig Gebote, da sie die beiden besseren Hälften der Menschheit verbinden: die Zehn Gebote der weiblichen Lust und die Zehn Gebote der männlichen Lust. Zusammengenommen bilden diese zwanzig Regeln der Liebe und Lust einen Verhaltenskodex, den ich als *ethischen Hedonismus* bezeichne. Sie bilden die erotische Etikette, die Sie (und mich) leiten, damit wir unserem sexuellen, animalischen Wesen vollständig und nach Kräften Ausdruck verleihen und zugleich den Frieden als kultivierte, taktvolle Frauen und Männer bewahren können.

Richtet man sich nach diesen zwanzig Prinzipien, kann man Sinnenfreude geben und nehmen. Ich habe sie mit Sorgfalt, Leidenschaft, Lachen, ein wenig Schweiß, ein paar Tränen, vielen Orgasmen und der göttlichen Eingebung der Geister zusammengestellt. Dabei wende ich mich an uns alle – an Ehepaare und Alleinstehende, an Konservative und Liberale, Radikale und Traditionalisten, an Jung und Alt, an ganz modern Eingestellte und Menschen mit bizarren Neigungen, an Geschäftsleute und Hausfrauen, an Professoren und Lastwagenfahrer, Pfarrer und Rabbiner, Priester und Hohepriesterinnen, an Polizisten, Rock-and-Roll-Fans, Rapper und Großmütter.

Meine Grundsätze der Sinnenlust sollen Ihnen Vergnügen

bereiten. Sie werden Ihnen Macht verleihen. Und was am wichtigsten ist – sie werden Ihnen die Kraft geben, Genuß und Lust *zu schenken.*

Ihre größte Macht liegt darin, Lust zu schenken.

Seit fast zehn Jahren richten mein Ehemann Max und ich uns im Leben und in der Liebe nach diesen Geboten. Sie sind einfach, universell, spielerisch und – so wie die Zehn Gebote der Bibel – machtvoll. Das Schönste aber ist: sie funktionieren. Wenn Sie sie studieren und sich im Leben und in der Liebe danach richten, besteht die große Aussicht, daß Sie hier auf Erden den Himmel der Liebe – Ihr Land, in dem Milch und Honig fließen – finden, ja, darin werden leben können.[1]

Herzlichst
Dr. Susan Marilyn Block

---

[1] »Das Land, darin Milch und Honig fließt« ist ein anderer Ausdruck für das »Gelobte Land« (siehe 5. Buch Mose, 6, 3). Dabei handelt es sich in erster Linie um ein geistiges Paradies, aber es ist auch – folgt man meiner exotischen, erotischen Deutung – ein sexuelles Eden, in dem sich Milch (der Samen des Mannes) und Honig (die Säfte der Frau) harmonisch und im Überfluß verbinden.

So benutzen Sie dieses Buch

Dieses Buch ist interaktiv. Es spielt mit Ihnen. Es ist ein Handbuch über die Lust. Sie können vorne beginnen und es ganz durchlesen, so wie ein ganz »normales« Buch. Sie können aber auch am Ende anfangen (manche Menschen fangen beim Lernen gern hinten an). Oder Sie schlagen sofort bei dem Gebot nach, das Sie ganz besonders fasziniert, und lesen die anderen Gebote nur durch, wenn Ihnen danach zumute ist oder wenn Sie neugierig geworden sind.

Für den ernsthaften Leser und die ernsthafte Leserin

Wenn es Sie interessiert, worauf diese Gebote beruhen – die Ursprünge der Liebe, die kunstvollen Wege der Lust und meine Philosophie des *ethischen Hedonismus* –, lesen Sie zuerst das »Rezept für die Lust« in diesem Abschnitt durch. Anschließend können Sie sich den Geboten in der richtigen Reihenfolge, eines nach dem anderen, zuwenden.

Ratschlag für alle, die sich nicht lange konzentrieren können

Wenn Sie zu den Menschen gehören, die sich nicht lange konzentrieren mögen und normalerweise nur die Fernsehzeitung oder Bilanzen lesen – kein Problem! Überschlagen Sie zunächst mein »Rezept« – Sie werden später einen Blick hineinwerfen –, und sehen Sie in der Inhaltsangabe bei den Geboten nach, die Ihr Herz rühren und Ihre Geschlechtsorgane kitzeln. Wenn Sie zum Beispiel daran interessiert sind, einer Frau durch oralen Sex Lust zu schenken (und wer wollte das nicht?), schlagen Sie gleich beim neunten Gebot (für den Mann) nach: Du sollst Vorspiel haben.

Nach jeder Einzelgruppe finden Sie eine Kurzversion der zehn Gebote, damit Sie sich rasch und mühelos orientieren können. Ich bezeichne sie als »kalorienarme« Fassung: Sie hat kein Fett, kein Cholesterin, keine Fußnoten, und man kann sie einrahmen, im Schlafzimmer oder Badezimmer an die Wand hängen oder unters Kopfkissen legen.

Sie werden auch feststellen, daß ich zwischen den einzelnen Geboten gelegentlich Querverweise vornehme. Wenn Sie diesen Verweisen folgen, dann lesen Sie am Ende vermutlich alle Gebote recht gründlich durch, obwohl Sie das nicht durchgehend getan haben und obwohl Sie sich für jemanden gehalten haben, der sich nicht lange auf etwas konzentrieren mag.

Der Weg der Bonobos

Tief im Herzen der heißen, feuchten Sümpfe Zaires, in einem wilden, erotischen Garten Eden, leben die Affen, die uns Menschen entwicklungsgeschichtlich am nächsten stehen: die Bonobo-Schimpansen. Sie spenden einander auf intensive Weise Lust und lieben sich auf ganz ungewöhnliche Art.

Die geilsten Schimpansen der Welt

Näher als die Bonobos, die man auch Zwergschimpansen (Pan paniscus) nennt, steht dem Menschen keine andere Menschenaffenart. Die Bonobos haben nicht nur längere Beine und offenere Gesichter mit einer höheren Stirn als gewöhnliche Schimpansen. Es gibt darüber hinaus weitere charakteristische Merkmale, aufgrund derer sie ihrem äußeren Erscheinungsbild nach dem Menschen stärker ähneln. Die Geschlechtsorgane des Bonobo-Weibchens sind – wie beim Menschen – nach vorn gedreht, so daß sich die Tiere beim Geschlechtsverkehr in die Augen sehen können. Sie brauchen also nicht in der »Hundestellung« zu verkehren, bei der das Männchen bei den meisten Primaten das Weibchen von hinten besteigt. Im Grunde können die Bonobos »es« in fast ebenso vielen Stellungen »treiben« wie wir, und das tun sie auch – und zwar oft.

Die Bonobos haben fast täglich irgendeine Art Sex. Die Weibchen sind während drei Viertel des Menstruationszyklus brünstig, und viele kopulieren auch dann, wenn sie es nicht sind. Dieses sexuelle Verhaltensmuster ähnelt stärker dem eines menschlichen »Weibchens« als dem irgendeines anderen Säugetiers. Während die gewöhnlichen Schimpansen den Geschlechtsakt lediglich zur Fortpflanzung ausführen, kennen die Bonobos alle nur erdenklichen sexuellen Wonnen, einschließlich Cunnilingus, Fellatio, Masturbation, Massage, Bisexualität, Ablecken des Körpers, Geschlechtsverkehr in verschiedenen Stellungen, Gruppensex und jede Menge langer, tiefer, feuchter, seelenvoller Zungenküsse. Wie Personen, die tantrischen Sex praktizieren, oder einfach nur zwei Menschen, die sehr heftig ineinander verliebt sind, sehen sich kopulierende Bonobos häufig tief in die Augen. Eine ähnlich liebevolle Leidenschaft, eine derartige sexuelle Gewandtheit, eine solch kluge, liebestolle Verspieltheit findet sich auf der ganzen Welt sonst nur noch beim Menschen.

Frieden schaffen mit Hilfe der Lust!

Aber nicht nur aus diesen Gründen sollten wir unsere Aufmerksamkeit auf unsere küssenden Verwandten, die Bonobos, lenken. Es geht nicht nur darum, wie diese Schimpansen sexuell verkehren, sondern auch darum, zu welchem Zweck sie die körperliche Liebe *einsetzen* – um Streß abzubauen und eine Beziehung aufrechtzuerhalten, als Form des Handelsaustausches (zum Beispiel: Ich gebe dir einen Kuß, wenn du mir eine Banane gibst) und *zur Verringerung der Anzahl gewaltsamer Auseinandersetzungen.*

Wissenschaftlichen Forschungen zufolge verlaufen die sozialen Handlungen zwischen den Bonobos bei weitem nicht so feindselig wie bei gewöhnlichen Schimpansen. Das soll nicht heißen, daß die Bonobos nie untereinander kämpfen und streiten – nur tun sie es sehr viel seltener. Außerdem hat man noch nie beobachtet, daß sie – im Gegensatz zu anderen Schimpansen (und Menschen) – einen Angehörigen der eigenen Spezies getötet haben. Anders als bei gewöhnlichen Schimpansen wird die soziale Organisation auch nicht von Männern dominiert; die Weibchen übernehmen wichtige gesellschaftliche Funktionen. Bei den Bonobos, die man sowohl in Freiheit als auch in Gefangenschaft beobachtet hat, bilden die körperliche Liebe und der Austausch von Lust lebenswichtige Verhaltensweisen, die den Frieden bewahren und den Zusammenhang in der Gruppe stärken. Diese Schlüsselelemente beruhen auf dem Geben und Nehmen sinnlicher, erotischer Lust, statt auf Schmerz, Gewalt und Angst.

Offenkundig macht der viele gute Sex die Bonobos ruhiger und gelassener.

»Der Weg der Bonobos« stellt eine ganz einfache Lebensphilosophie dar (schließlich sind sie keine Genies, sondern Schimpansen!), die wir zwar alle tief in unserem Inneren *kennen*, jedoch in unserer geschäftigen, einsamen, ängstlichen, stressigen, verschmutzten, aggressiven Lebensweise vergessen zu haben scheinen:

*Lust mindert den Schmerz * Guter Sex entschärft Spannungen * Liebe verringert die Ausbrüche von Gewalt * Und man kann wohl kaum Krieg führen, während man einen Orgasmus hat.*

Für die im vorliegenden Buch aufgestellten Gebote habe ich die Prinzipien der Lebensweise der Bonobos auf das viel kompliziertere, zivilisierte Leben von Männern und Frauen übertragen. Mit diesen »Liebesregeln« plädiere ich für die Verdrängung der Gewalt und den freien, übermütigen, erotischen, »geilen«, liebevollen, friedfertigen, auf gegenseitiger Zustimmung beruhenden Ausdruck sexueller Lust. Sie werden Ihnen nicht nur helfen, das zu finden, was Ihnen Genuß bereitet, sondern auch dazu beitragen, daß Sie die Wonnen mit Ihrem Liebsten oder Ihrer Liebsten, Ihrem wunderschönen geliebten Bonobo-Partner teilen.

Warum »Gebote« der Erotik?

Die wilde, freie Lebensweise der Bonobo-Schimpansen läßt sich selbstverständlich auf den Menschen, der ein viel größeres Gehirn hat, nur begrenzt übertragen. Die Freiheit von jeglichem Zwang ist von größter Bedeutung, wenn man Liebe und Lust erfahren will, aber das menschliche »Tier« benötigt Gesetze, nach denen es sein Leben und auch den Umgang mit der Liebe ausrichten kann. Wir brauchen ein festes Gefüge, Leitung, Regeln, Gebote. Und das alles haben wir auch. Vermutlich gibt es sogar viel zu viel davon. Dennoch fehlt uns etwas ganz Wesentliches. Bei der Vielzahl der staatlichen und religiösen Gesetze und Gebote hinsichtlich der Sexualität geht es immer um deren *Einschränkung*. Alle Gebote im vorliegenden Buch verfolgen die *Stärkung* der Sexualität. Andere Gesetze und Gebote rufen Scham- und Schuldgefühle hervor und setzen sie fort. Die hier vorgestellten Regeln wecken und inspirieren zu Liebe und Lust.

Nach dem Alten Testament übergab Gott Moses die Zehn Gebote, weil die Kinder Israels über vierhundert Jahre lang in Ägypten in Knechtschaft und Unterdrückung gelebt hatten und nun plötzlich frei waren. Die gerade erst befreiten Sklaven benötigten die Führung anhand der Gebote. Sie dienten einerseits dazu, den im Grunde geschlossenen Stämmen in der Wildnis der rauhen Wüstenumgebung das Überleben zu sichern, andererseits aber auch, miteinander auszukommen.

Im Laufe der letzten Jahrzehnte des 20. Jahrhunderts haben bedeutende kulturelle und technische Veränderungen die Männer und Frauen erst von den alten Fesseln der sexuellen Unterdrückung befreit, dann haben sie uns dazu herausgefordert, zu überleben und friedlich miteinander auszukommen. In der Zeit vor der sexuellen und der feministischen Revolution waren die meisten Männer und (vor allem) die Frauen ebenso an die Ehe gebunden – im Guten wie im Bösen –, wie die Kinder Israels den ägyptischen Pharaonen untertan waren. Nach dieser Befreiung fanden sich die Männer und Frauen von heute in der »Wildnis« wieder, in einem barbarischen Gebiet von außerehelichen Affären, Scheidung, Trennung, Vielfalt, Gewalt, Konkurrenz, Unhöflichkeit, beinahe unendlichen Möglichkeiten im Leben und einer tiefreichenden Verwirrung: Ein schönes neues Schlachtfeld im Geschlechterkrieg war entstanden, und eine brandneue Herausforderung für die Gesellschaft.

Seit Jahren irren Männer und Frauen nun schon durch diese Wildnis der verletzten Regeln, der zerstörten Familien, der zerbrochenen Träume und der viel zu vielen gebrochenen Nasen umher. Wir »rufen« wie die Kinder Israels – nach hell erleuchteten Schildern, die uns auf dem Weg der sexuellen Wonnen leiten, ohne daß man uns Hindernisse auf den Weg in die Freiheit legt. Wir wollen nicht zurück in eine Zeit schlechter Ehen und einer bankrotten Moral. Zwar üben die Alte Religiöse Rechte und die Neue Religiöse Linke starken Druck aus, damit wir in die falsche »Geborgenheit« der sexuellen Knechtschaft zurückkehren, doch die meisten Menschen wollen die errungene Freiheit, frei über ihr Leben und ihre Sexualität entscheiden zu können, nicht wieder aufgeben.

Aber Freiheit ohne Gesetze führt ins Chaos. Das weiß jeder, das spürt jeder. Wir Menschen wollen und brauchen »Gesetze« der Lust, die in der Lage sind, gegenseitige Achtung und Kultiviertheit mit Verlangen und Erfüllung ins Gleichgewicht bringen. Aus diesem Geist heraus lege ich die beiden Gruppen der »Zehn Gebote der Lust« vor. Es sind Gesetze, die weder Moses, noch der Papst, kein Ajatollah und kein Präsident der Vereinigten Staaten jemals erlassen würde. Gesetze, denen kein Polizist Geltung verschaffen muß. Gesetze, deren Befolgung tatsächlich Vergnügen bereitet und deren Übertretung keine grobe Sünde bedeutet. Gesetze, die Sie – wenn Sie sie wirklich einhalten – ins Gelobte Land führen.

Wir sind der Herr und die Herrin, dein Gott und deine Göttin, König und Königin der Welt, die dich mit starker Hand und ausgestreckten Armen aus dem Land der Unterdrückung in dieses irdische Paradies der Sinnenlust geführt haben.[2]

---

[2] Das ist meine paarorientierte, nichtpatriarchalische, die Sinnenfreude und Lebenslust befürwortende Fassung des ersten Gebotes (das eigentlich eher eine Verkündung als ein Gesetz darstellt) der biblischen Zehn Gebote. Lesen Sie die Zehn Gebote in Ihrer Bibel nach (2. Buch Mose 20, 1-17).

Was ist eigentlich »Lust«?

Lust[3] heißt, befriedigt zu werden. Sich vor lauter Befriedigung rundum wohl zu fühlen. Voller Freude. Ekstatisch. Orgiastisch. Erweckt und erregt und zugleich geschützt und geborgen. In der griechischen Mythologie heißt es, daß die Verbindung zwischen *Eros* (der erotischen Liebe) und *Psyche* (Seele) Lust hervorrufe. Lust ist Befriedigung – ob es sich nun um sofortige, hinausgezögerte oder diffuse Befriedigung handelt. Lust heißt, verliebt zu sein. Lust bedeutet, die reine Wollust zu genießen. Lust ist der Geruch des Haars des Partners, der Glanz in den Augen der Partnerin, die Berührung seiner Zunge, der Geschmack ihrer Haut, der Klang seiner Stimme, wenn er Ihnen etwas ins Ohr flüstert. Petting ist Lust. Gestreichelt werden ist Lust. So laut zu lachen, daß man sich den Bauch hält, ist Lust. Lust bedeutet, liebevoll geneckt zu werden. Lust ist eine körperliche, emotionale, geistige, spirituelle Angelegenheit. Lust ist sexuell. Lust kann etwas Friedfertiges oder Gefährliches sein. Lust liegt in der Macht wie auch in der Unterwerfung. Manchmal empfindet man Lust im Schmerz. Es ist lustvoll, von den warmen, starken Armen eines Mannes oder vom heißen, feuchten Schoß einer Frau gehalten zu werden. Und es ist lustvoll, den Partner auf diese Weise zu halten.

Was uns Lust beschert, kann so unterschiedlich sein wie das Erbgut der einzelnen Menschen und gleicht doch auch dem, was unsere Vorfahren empfanden, die nach Auffassung der Anthropologen vor Hunderttausenden von Jahren irgendwo in Afrika lebten und sich liebten.

[3] Für Etymologie-Fetischisten: Die Wurzel des englischen Wortes »pleasure« ist das französische *plaisir*.

Die Bedeutung der Lust

Wir alle (vielleicht bis auf die unverbesserlichen Asketen) stimmen darin überein, daß es etwas sehr Schönes ist, Lust zu empfinden. Aber ist es nicht viel zu frivol, so kategorische Befehle auszusprechen, wie es Gebote nun einmal sind? Anders als Schmerz und Gewalt macht die Lust nur selten Schlagzeilen. Der Schmerz wird untersucht, über die Medien verbreitet, er wird analysiert, dramatisiert, verherrlicht, mit Kummer bedacht. Mit ihm macht man große Geschäfte. Lust ist dagegen etwas, dem man sich *vielleicht* am Wochenende widmet, nach einer leidvollen Woche, während seiner freien Zeit (frei wovon eigentlich?).

In meinen Augen ist die Lust ein sehr ernste Sache. Das sollte sie auch für Sie sein. Warum? Die Lust hält uns in Gang, im wörtlichen und im übertragenen Sinne. Sie ist nicht nur gut für uns, sondern auch für alle Menschen in unserer unmittelbaren Umgebung. Die Kultivierung friedfertiger Lüste unterdrückt die Impulse, Gewalt zu üben (es würde gar nichts schaden, diese Regungen weitaus öfter zu unterdrükken). Das zeigen nicht nur unsere Vettern aus dem Tierreich, die Bonobos.

»Aktivieren Sie Ihre Lust-Zentren«!

Laut Aussage meines bevorzugten Entwicklungs-Neuropsychologen Dr. James Prescott, der das Phänomen der Gewalt und das Sexualverhalten in neunundvierzig Kulturen untersucht hat, gilt: »Im menschlichen Gehirn existiert eine eingebaute wechselseitige Beziehung zwischen Lust und Gewalt. Wenn die Lust-Systeme des Gehirns aktiviert werden, hemmen sie die Nervensysteme, die die Gewaltimpulse weiterleiten. Deshalb besteht eine Möglichkeit, die

Gewalt zu hemmen, darin, die eigenen Lustsysteme zu aktivieren.«[4]

Dennoch wird in unserer Gesellschaft sinnliches Vergnügen, insbesondere die *sexuelle Lust*, verunglimpft. Natürlich benutzen das kommerzielle Fernsehen und die anderen Medien den Sex – ebenso, wie sie sich der Gewalt bedienen (zusätzlich zu einer furchtbar entstellten Mischung von Sex und Gewalt). Damit wollen sie ihr Publikum für sich gewinnen. Aber kaum eine Sendung, kaum eine Zeitung oder Zeitschrift informiert ihre Zuschauer, Zuhörer oder Leser über die positiven, schöpferischen Methoden, mit denen man sexuelle Lust kultivieren kann. Die meisten Medien sind auf Effekthascherei aus und fördern Reaktionen wie etwa: »Sieh dir meinen wunderschönen, sexy Körper an. Na ... möchtest du denn nicht hinsehen? Natürlich möchtest du das ... He, was siehst *du* dir denn da an! Du bist ja pervers!« Oder: »Komm her, Liebling, schlaf mit mir ... Und jetzt mach ich dich fertig!« Diese aufreizende und zugleich strikt ablehnende Einstellung zum Sex verstärkt unsere schlimmsten, von Scham diktierten Gefühle und Anschauungen in bezug auf das Geben und Nehmen sexueller Lust.

Auf diese Weise werden wir immer mehr zu einer Gesellschaft von sexuellen Neurotikern. Das ist sehr traurig. In uns stecken nämlich sehr viele Möglichkeiten, mit denen wir uns zu sexy, friedfertigen, anmutigen »Bonobo-Frauen und -Männern« entwickeln können.

Dabei können wir uns von ausgeprägten Wertvorstellungen leiten lassen. Es geht mir allerdings nicht um die »Werte der Familie«, zumindest nicht um die engen, paternalistischen Wertvorstellungen, die in den fünfziger Jahren für die Fami-

---

[4] Aus Lyn Ehrenstein: »A Brain-Mind Theory of Culture, Sexuality and Moral Behavior: An Interview with Dr. James Prescott«, *Floodtide*. Bd. 3, Nr. 4 (Sommer 1992), S. 2.

lie typisch waren und über die viele Politiker schier in Verzückung geraten. Es geht mir hier um die Werte des einzelnen. Um den Wert und die Bedeutung der Lust – nicht der Gewalt. Den Wert der Liebe – nicht des Krieges. Den Wert der Wollust – nicht der Habgier. Den Wert des Wissens – nicht der Unkenntnis. Den Wert der sexuellen Verbindung – nicht der Konkurrenz der Geschlechter. Den Wert des Gebens – nicht des Zurückhaltens.

Deshalb konzentrieren sich die Gebote auch auf die *sexuelle* Lust. Sobald man sich von der Angst und vom Moralisieren befreit, erkennt man, daß es bei der Sexualität um Kreativität geht, den Gegensatz zur Zerstörung. Sinnliches Vergnügen beruhigt uns auf natürliche Weise, es schenkt uns positive Energien und macht uns alle *gleich.* Jedes Menschenkind ist imstande, auf irgendeine Art sexuelle Erfüllung zu finden. Unsere gesellschaftliche Moral beruht in erheblichem Maße darauf, daß der einzelne »der Beste ist«, nicht darauf, daß er Lust findet. Aber nicht jeder kann der Beste sein. Nicht jeder kann Präsident werden. Nicht jeder kann reich sein. Das ist schon einfach aus Gründen der Logik unmöglich. Doch jeder, der atmet, kann einen Orgasmus erreichen. Und jeder kann sich verlieben.

Sexuelle Lust, die mit Liebe verbunden ist – einer beruhigenden, wärmenden Liebe –, ist eine Kraft, die uns heilt. Letztlich befreit sie uns vom Schmerz ...

Doch eines ist gewiß: Den meisten Menschen »stößt« diese Liebe nicht einfach »zu«; zumindest währt der Zustand der Liebe nicht lange. Die Liebe kommt und geht wie das Wetter. Darum haben die meisten Menschen das Gefühl, auf ihr Liebesleben ebensowenig Einfluß zu haben wie auf das Wetter. Doch wir können Windmühlen bauen, die die Windkraft nutzen, und deshalb lassen sich die Gebote dazu verwenden, daß wir uns und unseren Partner zu den Freuden des Lebens hinleiten und vom seelischen Schmerz wegführen.

Verwenden Sie diese Gebote wie eine Machete!

In meiner Praxis als Sexualtherapeutin, in meinen Seminaren und in meinen Radio- und Fernsehsendungen[5] sehe und höre ich sehr viele Menschen, die keine Verbindung zu Ihrem Partner herstellen können, und sehr viele Paare, die sich sexuell und emotional voneinander entfernt haben. Zunächst finden die Partner die Lust auf- und anregend. Die erotische Vernarrtheit ist so überwältigend, daß sie förmlich ins Auge springt. Dann geht etwas in den Partnern vor, Kinder kommen zur Welt, die Arbeit wird mühselig, das Leben wird schwierig, die Realität tut ihre Wirkung. Und dann läßt das Paar die Liebe sterben. Der Sex schläft langsam ein und führt im Leben der Partner nur noch ein Schattendasein. Sinnenfreude und Lust – sogar das einfache, ohne große Kosten verbundene Vergnügen – werden zum Luxus statt zur Priorität. Bisweilen scheint es, als könne man sie überhaupt nicht mehr empfinden. Denn sobald die Lust allmählich aus dem Leben entweicht, tritt an ihre Stelle irgendeine Art von Schmerz oder Leid. Böse Worte fallen, man weist einander sexuell zurück, schenkt sich vorwurfsvolle Blicke. Auf einmal verbindet und erregt der Schmerz die Partner. Damit sie den Weg zur Lust zurückfinden, müssen sie sich nun durch ein Dickicht des Leids kämpfen.

Überschattet der Schmerz die Lust in Ihrem Leben?

---

[5] Ich betätige mich auf vielen Feldern.

Setzen Sie also meine Gebote wie eine Machete ein – aber nicht, um jemanden zu verletzen, *bitte nicht*, sondern um das Dickicht des individuellen Schmerzes und der massiven gesellschaftlichen Fehlinformationen zu durchdringen. Die Gebote zeigen Ihnen einen Weg, der Sie in ein fremdes Land, in dem Milch und Honig fließen, führt. Es liegt direkt in Ihrem Garten, in dem Sie mit Ihrem Partner für immer umhertollen können.

Die Macht der Lust

Wenn Sie »zwischen den Zeilen« der Lust lesen können, dann werden Sie feststellen, daß das vorliegende Buch von der Macht handelt.

In der Hauptsache verleihen Menschen Ihnen Macht aus zwei Gründen, zum einen, weil sie Angst vor Ihnen haben, oder, zum anderen, weil sie Sie lieben. Die Gebote werden Ihnen helfen, Macht aufgrund des zweiten Motivs zu erlangen. Sie werden Sie lehren, wie Sie das erotische Verlangen in anderen Menschen erwecken und erfüllen können. Sie werden Ihnen zeigen, wie Sie Ihre sexuelle Macht einsetzen können, um Lust zu schenken. Sobald Sie Ihre sexuelle Macht und die Art und Weise verstehen, wie man damit Lust spenden kann, eröffnen sich Ihnen im Leben die verschiedensten Möglichkeiten – im Schlafzimmer, im Sitzungssaal, am Strand, überall.

Wer Lust schenkt, befindet sich in einer
Position der Stärke!

Das Land, in dem Milch und Honig fließen, liegt weithin sichtbar vor Ihnen. Wenn Sie ein *ethischer* Hedonist sind, und ich möchte Sie ermuntern, einer zu werden, werden Sie diese mächtigen Gebote mit Wohlwollen und voll Friedfertigkeit und Anmut anwenden.

Dies ist kein Selbsthilfebuch!

Es handelt sich um kein Selbsthilfebuch im eigentlichen Sinne, weil es darin nicht darum geht, wie man sich *selbst* helfen kann. Vielmehr behandelt das Buch, wie man anderen helfen kann. Letzten Endes nützt das natürlich auch Ihnen, dem »Geben ist seliger denn Nehmen«, »Wie du mir, so ich dir« und was es sonst noch an Redewendungen gibt. Aber seien Sie nicht knauserig, bereiten Sie anderen Menschen nicht Lust in der Erwartung, sofort etwas dafür zurückzubekommen. Denn sonst werden Sie nie die reine, unverfälschte Verzückung erleben, die entsteht, wenn Sie Lust *schenken*.

Sex und Gott

Ich möchte mich nicht gegen die ursprünglichen Zehn Gebote versündigen, ja sie nicht einmal ändern. Sie haben in weiten Teilen ihre Bedeutung behalten. Das gilt insbesondere für das sechste Gebot.[6] Vielmehr möchte ich die Gebote auf den Bereich der Schenkens von Lust *ausweiten*. Dennoch denken Sie vielleicht: Wie kann diese Frau es wagen, eine solch freizügige, unorthodoxe Sicht der Sexualität mit den Zehn Geboten, dem Fundament der christlichen Religion, dem geoffenbarten Wort Gottes verbinden?

---

[6] Du sollst nicht töten.

In Wahrheit haben Sexualität und Gott vieles gemeinsam. Es gibt im Leben des Menschen keine intensiveren Erlebnisse als mystische und erotische Erfahrungen: Beide verbindet ein Verlangen mit Ehrfurcht, Angst, Furcht, Lust, Schmerz und äußerster *Leidenschaft*, die jeder Logik widerspricht. Mystiker lieben Gott mit einer Leidenschaft, die mitunter von fiebernder Romantik ist. Dennoch lägen, so behaupten jedenfalls die sogenannten »Gläubigen«, die körperliche Liebe und Gott in Streit miteinander.

Warum hat Gott die Klitoris geschaffen?

Ich bin der Ansicht, daß die Kraft Gottes, der Göttin, der Natur, die die Sexualität des Menschen erschaffen hat, diese aus gutem Grund zu einer lustvollen Angelegenheit gemacht hat. Diese Kraft dient nicht nur dem Gebot »Seid fruchtbar und mehret euch«[7], sondern soll auch unseren Schmerz heilen und auf dem Weg des Körpers eine geistige Einheit zum Ausdruck bringen. Warum hätte Gott sonst die Klitoris geschaffen, diesen Körperteil der Frau, der überhaupt nur eine Aufgabe erfüllt – nämlich, daß die Frau Lust empfindet? Wer im Namen Gottes behauptet, »Sex sei schmutzig«, legitimiert Jahrhunderte religiös motivierten sexuellen Mißbrauchs in Privathäusern, Kirchen und Tempeln. Er erzeugt eine heftige Scham wegen unserer Wünsche, schürt den Glauben, bestimmte Körperteile seien schmutzig, und fördert Hab und Verwirrung, was die Lust betrifft. Natürlich entsteht ein Paradoxon, wenn man etwas mit einem Tabu belegt; denn was verboten ist, weckt oft unser besonderes großes Interesse. Die Vorstellung, wir tun etwas »Schlimmes«, »hinter dem

---

[7] Aus Noahs Erzählung, Erstes Buch Mose, 9,1.

Rücken« des Herrn, sorgt dafür, daß wir es aufregend –*scharf* – finden.

Das ununterdrückbare Bedürfnis nach Erotik findet – so, wie Mutter Natur – immer einen Weg, sich durchzusetzen.

Die Sexualität hat nichts Unheiliges!

Und dennoch haftet der Sexualität seit jeher etwas an, das die institutionalisierte Religion untergräbt. Im Mittelalter wurde die erotische Liebe zwischen dem Ritter und der Edelfrau in den Liedern der Minnesänger buchstäblich vergöttlicht. In dieser starken, leidenschaftlichen Liebe erblickte die römisch-katholische Kirche bald einen Widersacher im Kampf um die Zuneigung der Menschen. Wenn die erotische Liebe keine Sünde war, sondern entscheidend zur Erklärung des Sinns des Lebens beitrug, wenn höfische Edelleute der Angebeteten in ihren Liedern huldigten, wer würde dann noch Gott in der Kirche ehren? Der Konflikt zwischen Liebe und Gott[8] reichte so tief, daß man seinetwegen Kreuzzüge ausfocht. Während der Albingeserkriege im Jahre 1208[9], einem der gewalttätigsten Kreuzzüge in Europa, hatte Papst Innozenz III. zum Kampf gegen die Troubadour-Kultur in Südfrankreich aufgerufen. Auch wenn die Kirche die Freuden der Liebe gnadenlos verdammte, so hat die Erbschaft der Troubadoure und Troubadoras[10] die Zeiten überdauert. Der Geist ihrer geistig-seelischen, höfischen, leidenschaftlichen Auffassung von Liebe und Sexualität durchdringt die hier vorgelegten Gebote der Lust.

---

[8] Das französische Wort für Liebe, *amor,* ergibt rückwärts buchstabiert *roma*: die römisch-katholische Kirche.

[9] Der einzige Kreuzzug, den Christen gegen Christen geführt haben.

[10] Adlige Damen, die ebenfalls Liebeslieder im Stil der Troubadoure verfaßten.

Die Lüste des Mannes und der Frau

Meine Gebote stellen eine Art Rezept dar, eine Sammlung von Vorschriften, damit die müden Krieger des Geschlechterkampfes die Waffen niederlegen. Wenn man die Gebote befolgt, verwandelt sich das Schlachtfeld in einen Platz zum Spielen. Ich habe mir die Gebote nicht ausgedacht, um mit Max »Sandkastenspiele« zu veranstalten, sondern um Klienten, Anrufern und Freunden zu antworten, die mich oft um Richtlinien bitten, wie man einem anderen Menschen, insbesondere einem Angehörigen des »anderen« Geschlechts, Lust schenken kann.

Im Grunde bilden die Geschlechter gar keine Gegensätze. Männer sind nicht vom Mars, und Frauen sind nicht von der Venus. Beide kommen von diesem schönen, wilden, sexuellen Planeten – der Erde. Überdies ähneln wir uns viel stärker – hinsichtlich Körper, Geist und Seele –, als wir uns unterscheiden. Schon Aristoteles wies in seiner *Poetik*, lange vor dem Aufkommen der Frauenbewegung, darauf hin, daß Männer und Frauen »im großen und ganzen gleich« sind.[11]

Warum also zweimal Zehn Gebote, eine Gruppe für die Frau und eine für den Mann? Weil es gerade die kleinen verflixten Unterschiede sind, die Verwirrung stiften![12] Auf Grundlage dieser wenigen, aber tiefreichenden Unterschiede hinsichtlich der Geschlechtsorgane, der biologischen, sozialen und hormonellen Gegebenheiten müssen wir lernen, dem »anderen *nicht* das anzutun«, was wir als seinen Wunsch annehmen, sondern unser Tun danach auszurichten,

---

[11] Aristoteles, *Poetik*, Stuttgart 1961.

[12] Apropos Verwirrung – es gibt einen ganz praktischen Grund, warum ich die Gebote nach Lesern und Leserinnen getrennt habe. Ich muß dann nämlich im Text nicht so oft die Pronomen wechseln und »er bzw. sie« oder »seine bzw. ihre« schreiben.

was der andere *wirklich* von uns erhofft. Obgleich sich Männer und Frauen hinsichtlich ihres Grundbedürfnisses nach Sexualität und Liebe, Leidenschaft und Lust nicht unterscheiden, gibt es doch Unterschiede, wie die Geschlechter diese Bedürfnisse ausdrücken und erleben. Deshalb habe ich zwei Gruppen geschrieben, wobei jede einzelne Gruppe jedem Geschlecht helfen soll zu verstehen, was das andere tatsächlich wünscht und braucht, wenn es darum geht, Lust zu empfangen.

Die Geschlechter brauchen einander!

Man erlebt es doch immer wieder – oder? Ohne einander haben Männer und Frauen nicht viel vom Leben, und deshalb sollten wir lieber lernen, miteinander auszukommen. Wenn wir lernen, einander Lust zu schenken, haben wir schon viel getan, damit wir einander besser verstehen. Für heterosexuelle Paare sind die Gebote grundlegenden wenngleich flexible Regeln für die Liebe. Auch homosexuelle Männer und Frauen müssen lernen, mit dem anderen Geschlecht zurechtzukommen (sie können allerdings, wenn sie wollen, einfach den Geboten für das eigene Geschlecht folgen). Die Geschlechter sind aufeinander angewiesen, doch häufig schadet es nicht, wenn wir ein wenig Hilfe in Anspruch nehmen, damit wir lernen, einander zu erfreuen. Die Gebote bieten ein bißchen Hilfe, ein wenig Ermutigung und jede Menge gute, saubere (sogar etwas verwegene) Sinnenlust.

Alle Menschen haben eine männliche und eine weibliche Seite!

Die Weisheit zahlreicher Kulturen lehrt uns, daß wir zumindest teilweise androgyn sind. Das taoistische Symbol von Yin und Yang ist ein schwarz-weißer Kreis – das Schwarz symbolisiert das Weibliche, und das Weiß steht für das Männliche. Innerhalb der weißen Hälfte des Kreises befindet sich ein schwarzer Punkt, innerhalb der schwarzen Hälfte ein weißer Punkte und das heißt, daß jeder Mann etwas Weibliches in sich trägt (und umgekehrt). C. G. Jung, der Begründer der »Analytischen Psychologie«, bezeichnete die weibliche Seite des Mannes als seine »Anima«, die männliche Seite der Frau als ihren »Animus«.[13]

Die meisten Menschen sind bisexuell, wenn nicht im Hinblick auf ihre sexuelle Präferenz, so doch zumindest hinsichtlich ihrer Persönlichkeit. Männlichkeit und Weiblichkeit sind in vielerlei Hinsicht keine starr fixierten Rollen, an die wir auf ewig gebunden sind. Sie stellen vielmehr erotische Möglichkeiten dar, mit denen wir das Leben erfahren und uns ausdrücken.

Zudem wandeln sich die Vorstellungen in unserer Kultur über männliches und weibliches Verhalten beziehungsweise »Stil« in dem Maße, wie sich die Gesellschaft ändert. Im 18. Jahrhundert trugen Adlige in Westeuropa Seidenstrümpfe mit Rüschen, hochhackige Schuhe und versahen sich mit Schönheitspflästerchen. Bei vielen der sogenannten Geschlechtsunterschiede handelt es sich in Wahrheit um recht willkürliche Unterscheidungen. Man hat uns aber so sehr dazu erzogen, die Unterschiede für »natürlich« zu halten, daß sie Teil unseres Wesens geworden sind.

---

[13] C. G. Jung, »Die Ehe als psychologische Beziehung«, in: *C. G. Jung Grundwerk*, Bd. 9, Olten 1985, S. 57.

Dennoch: Wenn Sie die *Unterschiede* zwischen Männern und Frauen untersuchen, auf denen meine Gebote beruhen, dann werden Sie, wie ich glaube, feststellen, daß zwischen den Zeilen immer wieder Ähnlichkeiten aufscheinen. So lassen sich zum Beispiel die Angehörigen beiderlei Geschlechts gern sexuell erregen, eine Tatsache, die sich unter dem zweiten Gebot der weiblichen Lust (Du sollst ihre Sinne reizen) und dem fünften Gebot der männlichen Lust (Du sollst ihn erregen) finden. Männer wie Frauen sind auf positives »Feedback« angewiesen, und das finden wir im dritten Gebot der Lust (für den Mann): Du sollst ihr oft bedeutungsvolle Komplimente machen, und im neunten Gebot der Lust (für die Frau). Du sollst ihn als Helden betrachten.

Mit welchen Geboten identifizieren Sie sich am stärksten?
Welche Formen der Lust begehren Sie am stärksten?

Manche Männer identifizieren sich vielleicht stärker mit den Geboten für die Frau, und einige Frauen möglicherweise stärker mit denen für den Mann. Wenn das auf Sie zutrifft, dann scheuen Sie sich nicht, sich die Gebote entsprechend zusammenzustellen. Sie erheben keinen Absolutheitsanspruch, der im Reich der Geschlechterunterschiede ohnehin nicht gelten kann.

Die Freude des Verallgemeinerns

Wenn wir, die wir auf dem Gebiet der der Pop-Philosophie (nicht zu verwechseln mit der populären Psychologie)[14]

---

[14] Wie der inzwischen verstorbene große Rocksänger Jim Morrison, der den Begriff prägte, definiere auch ich mich als »erotischer Philosoph«.

schreiben, uns nicht einige (oder viele) Verallgemeinerungen erlauben würden, dann gäbe es nichts mehr, worüber wir schreiben könnten![15]

Folglich beruhen die Gebote auf den allgemeinen Tendenzen im Verhalten von Frauen und Männern und nicht auf den unvermeidlichen Ausnahmen von der Regel.

Dennoch: Da ich in meinem Leben als »Ausnahme« vieler Regeln gelebt habe, muß ich die »außer-gewöhnlichen« Leser und Leserinnen ansprechen: Es kann durchaus sein, daß Sie ein Leser sind, der ein intensiveres Vorspiel braucht als Ihre Partnerin; und Ihre Partnerin ist möglicherweise eine Frau, die »ejakuliert« und der es Lust bereitet, wenn Sie das Ejakulat schlucken.

Es gibt in jedem Mann und in jeder Frau einen Gott und eine Göttin. Am besten ist es, wenn Sie beide Gruppen der Gebote lesen, damit Sie sowohl der männlichen als auch der weiblichen Seite Ihres Partner oder Ihrer Partnerin dienen können.

Historischer Ursprung der Gebote

Der Ursprung dieser Gebote findet sich im Ideal der romantische Liebe, das in der Epoche der Minnesänger entstand. Es war eine ausgesprochen gewalttätige Zeit, in der es in mancher Hinsicht erbarmungsloser zuging als in der Gegenwart, auch wenn heute sehr viel mehr Tote und Verletzte zu beklagen sind, da man inzwischen mit Schußwaffen statt mit Schwertern kämpft.

---

[15] Nicht nur Pop-Philosophen treffen verallgemeinernde Aussagen und erlassen Gesetze. »Die eigentlichen Philosophen«, schrieb Friedrich Nietzsche in *Jenseits von Gut und Böse* (1886), »aber sind Befehlende und Gesetzgeber; sie sagen, ›so soll es sein!‹«

Die Minnesänger und Minnesängerinnen waren die »Protestler« jener Epoche. Sie besangen den idealen Mann, den »gentillehomme«, also einen sanften, zärtlichen Mann, der tapfer war, aber kein Rohling, und der die adlige Dame seines Herzens achtete, glühend verehrte, ja im Grunde anbetete. Überdies feierten sie in ihren Liedern eine Frau, die nicht nur schön war, sondern auch von spirituellem Wesen, erotisch reizvoll und einflußreich. Die Herzensdame verfügte im höfischen Liebesverhältnis zu ihrem Ritter über weitaus mehr Macht als andere Frauen, die in jener ungeheuer frauenfeindlichen Zeit von ihren Familien quasi als Leibeigene betrachtet, von ihren Ehemännern verprügelt und von den Rittern, die durch die Städte zogen, vergewaltigt wurden. Demnach waren der ritterliche Mann und seine geliebte »Edelfrau« ganz außergewöhnliche Menschen, die Liebe, Leidenschaft und Höflichkeit kannten – hell strahlende Leitsterne in finsteren Zeiten.

Dienen Sie den Lüsten des anderen!

Wenn unser archaisches Selbst im Leben der Bonobo-Schimpansen Ausdruck findet, die sich glücklich und zufrieden paaren, dann gründet sich das sexuelle Selbst der Menschen vielleicht im Verhalten kultivierter Männer und Frauen, die die Begierde des anderen mit erlesenen, erotischen Umgangsformen befriedigen.

Schenken sie einander Milch und Honig, nähren und erregen sie einander, leidenschaftlich und voll Höflichkeit.

Die Bedeutung einer guten (Sexual-)Erziehung

Wer mich kennt, der weiß, daß ich eine Sexualtherapeutin mit einer »Mission« bin: Ich will Unwissenheit in puncto Sexualität beseitigen. Die sexuelle Dummheit ist die Wurzel zahlreicher Probleme des Menschen. Ich meine damit nicht nur die Frage, ob man Safer Sex praktizieren soll, auch wenn es hier ein Problem geben mag. Die Unkenntnis, was sexuelle Themen betrifft, ist jedoch größer und reicht viel tiefer. Aus ihr entspringen Vorurteile und Intoleranz, Frömmelei, Liebeskummer und seelisches Leid, Einsamkeit und Gewalt.

Üben Sie also Lesen und Schreiben, lernen Sie alles über Computer, studieren Sie Geschichte, gehen Sie zur Universität und machen Sie Ihren Doktor – das alles ist wichtig. Aber Sie müssen sich auch »schlau machen« über das Thema Sex.

Die Intelligentesten in jeder Klasse sind diejenigen, die die Fragen stellen. Haben Sie also keine Angst, Ihrem Gynäkologen, Urologen, Endokrinologen, Kardiologen oder Sexualtherapeuten eine fachliche Frage oder Ihrem Partner eine persönliche Frage zu stellen.

Wie sonst soll man etwas über die körperliche Liebe lernen? Die meisten Eltern haben uns nur auf ganz vage oder allzu moralische Weise etwas darüber gelehrt. Im Sexualunterricht geht es meist nur um Fragen der Empfängnis und der Empfängnisverhütung, nie darum, wie man die Liebe lebendig hält oder wie man großartigen Fellatio praktiziert. Die Erziehung, die man in der Jugend vielleicht auf der sprichwörtlichen »Straße« erhalten hat, war auch nicht viel besser, denn sie hat uns nur den Eindruck vermittelt, Sex sei etwas Schmutziges und Verwirrendes. Zum Glück kann man etwas über das Thema lernen, wenn man weiß, wo man nachsehen kann – zum Beispiel in diesem Buch, in anderen Sexualratgebern, Aufklärungsvideos und auch in der einen oder anderen Erotiksendung im Fernsehen oder Radio. Es gibt sogar Institute (ich betreibe eines), in denen man Sexualwissenschaft studieren kann. Doch am schönsten ist es natürlich, etwas von dem erotischsten Lehrmeister beziehungsweise von der erotischsten Lehrmeisterin zu lernen: dem geliebten Partner.

Und es gibt tatsächlich viel zu lernen. Sicherlich ist Sex etwas ganz Natürliches – wenn es Ihnen nichts ausmacht, als Mann unter vorzeitigem Samenerguß zu leiden, als Frau anorgasmisch zu sein oder in einer Beziehung zu leben, in der die Partner nach der ersten Phase der Verliebtheit nicht mehr miteinander schlafen. Aber wenn Sie guten Sex haben wollen, müssen Sie das eine oder andere lernen. Der römische Dichter Ovid schrieb dazu: »Geschick macht die Liebe endlos.«[16]

Verdrängung und Unterdrückung beruhen auf Unkenntnis!

Wir brauchen eine wissenschaftliche Sexualerziehung, damit die schädigenden, zuweilen fatalen abergläubischen Vorstellungen und Fehlinformationen endgültig aus dem Wege geräumt werden. Wir brauchen eine Erziehung in der Kunst der Sexualität, damit sich unser Liebesleben bessert und damit unsere Familien intakt bleiben. Wir brauchen eine Erziehung auf den Gebieten der Psychologie und Philosophie der Sexualität, damit wir leichter unser wahres sexuelles Wesen erkennen und es auf erfüllende, ethische Weise kultivieren können.

---

[16] Ovid, *Die Liebeskunst,* Buch 3.

Ihre neue Sexualerziehung beginnt mit dem »Chemie«-Unterricht!

Im Zuge der Evolution hat uns die Natur mit starken chemischen »Belohnungen« versorgt, die uns Lustgefühle bescheren, wenn wir Liebe geben und nehmen. Die intensive, ekstatische Stimmung, in die wir geraten, wenn wir uns verlieben, findet also nicht nur im Kopf statt, sondern auch in unseren *Genen.* Dieses Gefühl währt aber nicht ewig, und es richtet sich auch nicht ausschließlich auf einen Menschen. Eine langfristige monogame Liebesbeziehung ist nicht natürlich.

Wenn die Liebe also dauern soll, stellt sich uns die Aufgabe, die *Natur zu überlisten.*

Wenn wir uns verlieben, wird der Körper mit amphetaminähnlichen chemischen Stoffen überflutet – unter anderem mit Phenylethylamin (PEA) –, die im Gehirn ihren Ursprung haben und die Nervenbahnen entlangjagen. Diese Wirkstoffe der Lust sind im wahrsten Sinne des Wortes Schmerzmittel. Deshalb können Orgasmen Krämpfe und Umarmungen Verspannungen lösen und Küsse jede depressive Verstimmung viel besser verscheuchen als jedes Medikament. Ja, die Liebe macht uns auf natürlichem Wege »high«. Doch das durch Phenylethylamin erzeugte Hoch währt nicht ewig. Der Körper entwickelt eine Verträglichkeit für das PEA, wodurch das euphorische Gefühl der Verliebtheit langsam nachläßt, so daß gar nicht selten das Ende der Romanze folgt.

Aber keine Angst! Es ist noch nicht alles verloren – chemisch gesprochen. Nun kommen andere biochemische Stoffe, die Endorphine, ins Spiel; sie liefern das behagliche, vertraute Gefühl der Liebe. Anders als das sprudelnd heiße Phenylethylamin schenken die Endorphine einem Paar, das lange zusammen bleibt, ein beruhigendes Gefühl der Sicherheit. Während dieser Phase strömt ein weiterer Stoff, das Oxytozin, in den Körper. Dieses Hormon sensibilisiert die Nerven, stimuliert die Kontraktion der Muskeln, verstärkt den Orgasmus – und sorgt dafür, daß wir uns beim Schmusen rundum wohl fühlen. Die Natur »weiß«, daß eine komplizierte Spezies wie der Mensch – ob wir nun jemanden lieben oder nicht – zum Überleben auf fürsorgliche Berührungen angewiesen ist.

Nun wissen Sie auch, warum Sie so gern so viel schmusen!

Wenn sich das romantische PEA-Hochgefühl gelegt hat, meinen viele Menschen, sie hätten die Liebe verloren. Vom Standpunkt der Natur aus betrachtet, dienen Romantik und Leidenschaft allein einem Zweck: Sie sollen eine so starke Anziehungskraft auf Menschen ausüben, daß sie alles Nötige zur Fortpflanzung unternehmen. Aber die Natur sorgt bestenfalls dafür, daß dieses Gefühl Jahre währt. Ein ausreichend langer Zeitraum, ein Kind großzuziehen, bis es aus den Kinderschuhen herausgewachsen ist. (Zu diesem Zeitpunkt würde dann, wie man sich vorstellen kann, der »Stamm« die Aufzucht des nun weniger hilflosen Kindes übernehmen. Dem wahrscheinlichen Plan der Natur zufolge würde sich demnach jeder Erwachsene einen neuen Partner suchen und einen Neuanfang wagen. Nun kommt es es zum »verflixten siebten Jahr«, oder, wie manche Forscher meinen, zum »verflixten vierten Jahr«[17], da in den meisten Kulturen die Scheidungsrate im vierten Jahr ihren Höhepunkt erreicht.

---

[17] Siehe Helen Fisher, *Anatomie der Liebe. Warum Paare sich finden, sich binden und auseinandergehen.* München 1993, S. 138.

So überlisten Sie die Natur!

Dennoch bleiben viele Paare, der Natur zum Trotz, zusammen und halten die Liebe sogar am Lodern. Wie gelingt ihnen das? Das »Geheimnis«, die Freuden der Liebe langfristig lebendig zu halten, lautet: Kultivieren Sie die körpereigenen Endorphine und das Oxytozin. Tun Sie alles in Ihrer Macht Stehende, damit sie einander angenehme Gefühle bereiten und der Partner zufrieden ist und sich behaglich, umschmust und umsorgt fühlt. Und *überlisten* Sie die amphetaminähnlichen PEA-Stoffe, damit sie sich von Zeit zu Zeit regen, und Sie einander herausfordern, überraschen, liebkosen, gemeinsam schöpferisch werden und ihre Phantasien austauschen. Und wie gelingt uns das? Befolgen Sie die Gebote im vorliegenden Buch. Damit halten Sie nämlich nicht nur die Endorphine und das Oxytozin am Köcheln. Sie bringen auch das PEA mit einer List dazu, oft genug zu explodieren, so daß Sie das Gefühl haben, Sie befänden sich auf Ihrem ersten heißen Rendezvous, obwohl Sie seit zwanzig Jahren verheiratet sind, drei Kinder, zwei Hypotheken und einmal bankrott gemacht haben!

Vorbemerkung: Hinweise für die Leser und Leserinnen

Hinweis für Skeptiker

Rümpfen Sie die Nase über derartige Behauptungen, liebe Leser? Es ist leicht, die Macht der Lust mit Skepsis zu betrachten, zu sagen, daß die Liebe nicht dauert und das verflixte siebte Jahr, die Halbjahres-Verliebtheit oder den Zwei-

Wochen-Kitzel nicht zu überdauern vermag. Schwierig ist es dagegen, sich für die Liebe einzusetzen – für eine wahre, leidenschaftliche Liebe, die lust- und liebevoll ist –, ohne daß es so erscheint, als sei man eine irregeleitete, ewig gestrige liebes*tolle* Person.

Doch selbst Skeptiker verlieben sich. Manche bleiben sogar verliebt – entweder mit einem ebenso skeptischen Partner oder mit einem unerschütterlichen Optimisten, der einen prächtigen Sinn für Humor hat. Manche Menschen bleiben hingegen nicht zusammen oder können es nicht, und damit tun sie weiß Gott recht: Es gibt in der Tat viele verlogene Leute in unserer Gesellschaft, jede Menge schlimmes Unglück für gute Menschen und viele Hindernisse auf der Straße eines langen und lustvollen gemeinsamen Lebens. Aber lassen Sie sich dadurch nicht entmutigen. Denken Sie an die weisen Worte des englischen Schriftstellers William Thakkeray (1811 – 1863):

Das Beste ist, zu lieben und zu gewinnen:
Das Nächstbeste ist, zu lieben und zu verlieren.

Und, lieber Skeptiker, bedenken Sie auch dies: Es nie zu spät, die Lust im Leben mit einem anderen Menschen zu teilen.

Hinweis für wahre Liebende

Die gute Nachricht lautet: Es gibt die wahre Liebe. Und sie ist gar nicht übel. Vielmehr ist sie das Größte. Sie können die wahre Liebe erleben – die Liebe, die heiß und sexy ist, die die Lippen verschließt, die uns schlägt, die die Brustwarzen zwickt, die den Liebesknopf drückt, in der man die Lust teilt, die den Schmerz heilt, die leidenschaftlich und mitfühlend ist, rund um die Uhr, sieben Tage die Woche, zweiundfünfzig Wochen im Jahr, jedes Jahr, Jahr um Jahr – trotz allem, was die Skeptiker sagen.

Aber wenn es eine wahre Liebe in Ihrem Leben gibt, dürfen Sie nichts anderes haben neben ihr. Darum sind viele von uns nicht in der Lage, an ihr festzuhalten. Die wahre Liebe ist wie ein Gott oder eine Göttin, etwas in uns, dem man huldigen muß. Wie die meisten Götter, so duldet auch sie keine anderen Götter neben sich. Sie fordert Ihre Hingabe. Bei der wahren Liebe gibt es keine »halben Sachen«. Wer das versucht, den wird sie verlassen, dem wird sie ins Gesicht schlagen, dessen Leben wird sie zerstören oder nur gelangweilt und einsam zurücklassen, so daß er sich fragt: Wo ist die Liebe nur geblieben? Was ist aus der Romantik und Leidenschaft geworden? Wenn Sie im Leben wahre Liebe finden wollen, dann müssen Sie ihr den Vorrang einräumen. Kein »Wenn« und »Aber«, keine Zweifel. Wer will, daß die Liebe dauert, muß sie an die erste Stelle im Leben rücken. Mehr ist gar nicht nötig, aber wenig ist es auch nicht. Für die meisten Menschen ist es zuviel.

Klingt Ihnen das alles nach Liebeswahn? Nach *Koabhängigkeit?* »Koabhängigkeit«, ein völlig akzeptabler Begriff, ist im begrenzten Wortschatz der »Psycho-Sprache« nicht nur zum geradezu obszönen Begriff geworden, sondern bezeichnet buchstäblich ein Verbrechen, eine Sünde, eine Schwäche, einen Fehler, ein *Problem.* Geschäftstüchtige Psychoschwätzer mit einer schwierigen Vergangenheit verheizen uns Heilverfahren gegen die Koabhängigkeit: Sie ähneln Quacksalbern, die Mittel gegen jedes Wehwehchen haben, und kriegswütigen Generälen, die versprechen, den Krieg zu gewinnen, und dabei das Land vernichten. Der »Krieg gegen die Koabhängigkeit« und gegen Paare, die »zu sehr lieben«, richtet sich gegen Leidenschaftlichkeit, Lust und

Liebe. Der englische Schriftsteller und Arzt W. Somerset Maugham schrieb:

»Die größte Tragödie im Leben ist nicht, daß Menschen sterben, sondern daß sie aufhören zu lieben.«

Mit dem »Krieg gegen die Koabhängigkeit« werden große Geschäfte gemacht, denn wer könnte von sich behaupten, er zeige keine Symptome dieser »Krankheit«? Wer hat denn nicht zu irgendeinem Zeitpunkt in seinem Leben unter der tiefen, süßen Qual und Verzückung der süchtigen Liebe gelitten? Natürlich kann jedes suchtartige Verlangen – nach Liebe oder nach irgend etwas anderem – negative Folgen haben, die von Trennungsangst bis zum Mord reichen, wenn eine toxische Kombination von Charakter und Umwelt ins Spiel kommt. Aber an sich ist Koabhängigkeit nichts Schlechtes. Sie ist nicht »dysfunktional«. Es ist nichts Verkehrtes daran, wenn man von der Liebe nicht mehr loskommt.

Achten Sie aber darauf, daß Sie nicht süchtig nach der Liebe zu einer »Niete« werden!

Daß man andere Menschen liebt, sie braucht und sich auf sie verläßt und daß diese uns lieben, brauchen und sich auf uns verlassen können, ist etwas Gutes, Heilendes. Etwas Besseres gibt es nicht. Alles daran zu setzen, einem anderen Menschen, der einem am Herzen liegt, Lust und Vergnügen zu bereiten, schadet nicht. Man wird deshalb nicht gleich zum Schwächling. Vielmehr werden Sie und Ihre Beziehung dadurch stärker.

Liebe kommt in Taten zum Ausdruck

Die Liebe ist nicht nur etwas, was wir spüren, sondern etwas, das wir tun. Was spielt es denn für eine Rolle, wenn jemand Sie »liebt«, zugleich aber schlecht behandelt? *Wahre Liebe kommt in Handlungen zum Ausdruck.* Die Gebote im vorliegenden Buch sollen Ihnen helfen, daß Sie dem Partner innerhalb und außerhalb des Schlafzimmers glücklich machen und ein *gesundes* obsessives Verlangen kultivieren. Bedenken Sie: Alle Gebote sind positiv formuliert. Es finden sich darin keine »Du-sollst-nicht«-Vorschriften. Alle diese Regeln verweisen auf positive Handlungen, mit denen Sie Ihrer Liebe Ausdruck verleihen können.

Es gibt eine Möglichkeit, jemanden aktiv zu lieben: Wir müssen dazu beitragen, daß es ihm gelingt, uns zu lieben. Streichen Sie die Gebote an, die Ihnen wirklich wichtig sind, ehe Sie dieses Buch Ihrem Partner geben. Helfen Sie ihm beziehungsweise ihr, daß er beziehungsweise sie Sie liebt und Ihnen Lust beschert. Wenn er oder sie aus irgendeinem Grund noch nicht bereit ist, das Buch zu lesen, lassen Sie es einfach im Schlafzimmer oder Badezimmer herumliegen: Ihr neugieriger Partner wird ganz bestimmt einen Blick hineinwerfen.

Die Liebe bildet keine Grundvoraussetzung, den Geboten in diesem Buch zu folgen. Man muß nicht verliebt sein, um Lust und Genuß geben und nehmen zu können. Aber Ihre Beziehung wird bestimmt lohnender, wenn Sie Ihren Partner lieben.

Liebe ist das Dressing auf dem Salat der sexuellen Freuden

Wenn Sie die wahre Liebe noch nicht gefunden haben, helfen Ihnen diese Gebote, den Weg dorthin zu finden. Sollten Sie die Liebe gefunden haben, so helfen Ihnen die Gebote, daran festzuhalten. »Wir haben nichts außer der Liebe«, schrieb Euripides im alten Griechenland, »sie ist der einzige Weg, wie wir uns gegenseitig helfen können.«

»Die Liebe ist das Größte, sie stellt keine Bedingungen«, sagte der große Jazzmusiker Duke Ellington. »Jemanden zu *mögen,* ist eine schöne, aber begrenzte Erfahrung.« Schränken Sie Ihre Möglichkeiten nicht ein ... Öffnen Sie sich der Liebe – nur auf diese Weise kann sie in Ihr Leben kommen. Und das kann *tatsächlich* geschehen.

Hinweis für monogame Paare

In der Natur kommt die Monogamie (Einehe) selten vor. Das Nil-Krokodil, die amerikanische Kröte, der Riedbock, die Bisamratte, die meisten Vögel, manche Fledermausarten, Biber, einige Affenarten, manche herrenlose Hunde und die Windspielantilope – sie alle sind monogame Geschöpfe oder verhalten sich zumindest periodisch monogam. Die Monogamie ist in der Natur nicht die Norm, weil es dem Männchen normalerweise keinen genetischen Vorteil einbringt, bei einem Weibchen zu bleiben, wenn er es mit mehreren »treibt« und so der Nachwelt einen größeren Teil seiner Gene vererben kann. Bei den meisten Arten versucht daher das Männchen entweder (1), einen Harem um sich zu versammeln, wie zum Beispiel bei den Gorillas; oder es zieht (2), beispielsweise bei den Orang-Utans, in seinem Territorium von Weibchen zu Weibchen – was an Handlungsreisende von annodazumal erinnert, die bei unbefriedigten Hausfrauen ihre Runden machten.

Auch beim Weibchen ist die Monogamie nicht sehr weit verbreitet. Es wird zwar immer wieder behauptet, Männer seien polygam und Frauen monogam, aber das entspricht einfach nicht den Tatsachen. Untersuchungen zeigen, daß sich

Frauen kaum monogamer verhalten als Männer. In fast allen Gesellschaften wird die Frau allerdings für Untreue härter bestraft als der Mann.

Die Natur bestätigt diese Fakten. Bei vielen Arten zieht das Weibchen es vor, bei den weiblichen Verwandten zu leben und sich mit den männlichen Besuchern zu paaren; Elefantendamen tun es. Wenn das Weibchen den Schutz des Männchens braucht, wandert es in einer gemischten Gruppe und hat Verkehr mit mehreren Männchen. So machen es die Schimpansenweibchen, ganz zu schweigen von den weiblichen »Swingern«.

Wie hat sich also die Einehe beim Menschen entwickelt? Sehr langsam. Im Grunde stellt die Monogamie die beste Methode dar, wenn Geschöpfe wie Füchse, Bisamratten und Menschen ihr hilfloses »Junges« zur Welt bringen. Beim Menschen ist das Neugeborene bei der Geburt noch so unreif, daß es mindestens vier Jahre ständig überwacht werden muß.[1] Natürlich bleiben manche Menschen so unreif, daß man sie noch im Alter von vierzig Jahren überwachen muß, doch das Minimum sind vier Jahre. Beim Menschen hat sich das monogame Paar allem Anschein nach zum Schutz und zur Fürsorge des hilflosen Babys und Kleinkindes entwikkelt. Folgt man aber der Natur – wie wir es im »Chemie-Unterricht« gelernt haben –, dann bleiben diese Paare nicht zwangsläufig auf Dauer zusammen. Vor allem in der stürmischen Zeit, in der wir uns fortpflanzen können, besitzen wir die Anlage, uns häufig und mit verschiedenen Geschlechtspartnern zu verbinden.

Heutzutage werden die Beziehungen zwischen den Menschen – neben dem Einfluß der Natur – von Belastungen durch Kindererziehung, Karriere, getrennte Arbeitsplätze,

---

[1] Fisher, *Anatomie der Liebe*, a. a. O., S. 196.

Angst, ob man die Miete zahlen kann, Umzüge von einer Stadt in die andere, Medien, die alles »Neue« verherrlichen, eine umfassende Selbsthilfe-Bewegung, die den Paaren den Mut nimmt, sich allzu sehr aufeinander einzulassen sowie einer Vielzahl von anderen, der Liebe und der Lust entgegen wirkenden Kräften arg in Mitleidenschaft gezogen.

Wie soll man also zusammenbleiben, wenn uns soviel auseinanderbringt?

Die meisten Menschen sind sexuelle Abenteurer, wobei der Sex zu den größten Abenteuern im Leben zählt. Deshalb empfinden sie es als ermüdend, wenn nicht unmöglich, Abend für Abend, Jahr für Jahr mit ein und derselben Person zu schlafen. Dabei haben sie nicht gelernt (und man muß dafür wirklich etwas dazu lernen), daß der monogame Sex das vermutlich größte erotische Abenteuer überhaupt darstellt. Monogamie muß nicht unbedingt gleichbedeutend mit Monotonie sein, und sie ist auch nicht zwangsläufig eine bedrückende, langweilige Angelegenheit. Die Einehe kann ebenso erregend und schöpferisch sein wie ein bedeutendes Kunstwerk. Natürlich erfordert es ein wenig Arbeit, wenn man ein Kunstwerk erschaffen will; das gleiche gilt für die monogame Beziehung.

Während die Monogamie einem Garten gleicht, ähnelt die natürliche Sexualität des Menschen einem Dschungel.

Gärten und Urwälder sind beide auf ihre Art schön. Ein Dschungel ist wild, voller Gefahren und ungezähmt. Ein Garten ist sicher und ordentlich und erstrahlt zugleich in einer natürlichen Schönheit. Niemand verlangt, daß Sie einen Dschungel kultivieren, er ist ja Natur. Aber einen Garten muß man pflegen, und die meisten Menschen müssen die Monogamie kultivieren, *wenn* sie Gefallen daran finden wollen. Aber einen Garten zu pflegen ist gar nicht leicht. Die meisten Gärten gehen wieder ein. Die meisten Beziehungen – selbst die liebevollsten – verlieren ihren erotischen Glanz. Die Gebote in diesem Buch zeigen, wie Sie den Garten der Monogamie pflegen können, wenn Sie dies denn wollen – das heißt, wie sie zum *sinnlichen Monogamisten* werden können.

Die Kultivierung der Monogamie erfordert vollkommene Hingabe.

Das soll nun nicht heißen, daß Sie sich an einen Menschen »gebunden« oder ihm »verpflichtet« fühlen sollen. Das würde sich ja auch so anhören, als hätte man eine Art Zwang auf Sie ausgeübt. Ich meine damit vielmehr, daß Sie ihn innig lieben sollen – mit Leib und Seele, mit Hirn, Herz und Keimdrüsen. So, wie Mönche und Nonnen ihr Leben Gott widmen, müssen auch Sie dem Partner innig zugetan sein, wenn die Liebe überdauern soll. Etwas knifflig ist es natürlich, einen Menschen zu finden, dem Sie ergeben sein wollen und der sich Ihnen bedingungslos hingeben will. Ich behaupte wirklich nicht, daß das leicht ist, sondern nur, daß es möglich ist und ganz außerordentlich lohnend.

Hinweis für nichtmonogame Paare

Es bedeutet zwar eine ungeheure Hilfe für eine monogame Beziehung, wenn sich die Partner nach den Geboten in diesem Buch richten. Das heißt aber nicht, daß man sich nicht auch mit vollem Recht für einen nichtmonogamen Lebensstil entscheiden darf. Viele »ethische Hedonisten« sind nichtmonogam. Die meisten Menschen, die an der Wende zum 21. Jahrhundert leben, praktizieren eine Art »Serien-Monogamie«, häufig mit einem Anflug von Bisexualität. Wenn Sie sich in dieser Lage befinden, oder wenn Sie Interesse am »Swingen«, an Liebe zu dritt, an erweiterten Familien, dem Leben als *Playcouple*[2] oder anderen alternativen Lebensstilen haben, zeigen Ihnen die Gebote Wege auf, wie Sie dem Partner und den weiteren Männern und Frauen in Ihrem Kreis der »Spielgefährten« Liebe und Lust schenken können.

Hinweis für gleichgeschlechtliche Paare

Ob Sie sich nun in einer heterosexuellen oder in einer homosexuellen Beziehung befinden – jeder Mensch hat eine männliche und eine weibliche Seite. Vielleicht entspricht der eine nach außen hin eher dem Bild des männlichen oder weiblichen Bild als der andere, vielleicht wechseln Sie hin und her, vielleicht leben Sie beide auch nur wie sich liebende Schwestern oder Brüder. Da gleichgeschlechtliche Paare zumeist eine engere Beziehung sowohl zum männlichen als auch zum weiblichen Anteil in sich unterhalten, schlage ich vor, daß Sie beide Gebots-Gruppen lesen (mit einigen offenkundigen Ausnahmen); zum Beispiel können Lesbierinnen das Gebot Nr. 2 (für die Frau): Du sollst seinen Penis anbeten, überspringen. Vielleicht können sie ja einiges von dem Gesagtem auf »ihre Klitoris« oder »ihre Peitsche« übertragen. Wenn Sie irgendwelche Fragen haben, fragen Sie den Experten, Ihren Partner.

Ich entschuldige mich im voraus bei den gleichgeschlecht-

---

[2] Diesen Begriff hat Dr. Robert McCinley von der Lifestyles Organization geprägt. Er bezeichnet Paare, die die sinnlichen Freuden mit anderen Paaren erforschen.

lichen Paaren dafür, daß sich der Gebrauch der Pronomen in diesem Buch nach dem typischen heterosexuellen Paar richtet, das aus einer Frau und einem Mann besteht; aber an dieser Stelle hat der einfache Gebrauch über die politische Korrektheit den Sieg davon getragen. Es käme mir recht unbeholfen und ermüdend vor, wenn ich jede erdenkliche sexuelle Orientierung unter jedem Gebot ansprechen würde.

Hinweis für Singles

Daß ich immer wieder von »Ihrem Partner« oder »Ihrer Partnerin« spreche, heißt nicht, daß Sie mit jemandem zusammenleben müssen, damit Sie aus den Geboten Nutzen ziehen können. Viele Vorschläge wenden sich zwar an die Partner in einer langfristigen Beziehung, doch vieles von dem Gesagten handelt vom Sich-Kennenlernen. Wenn Sie auf der Suche nach einem Partner sind, dann können Ihnen die Gebote zeigen, wie Sie einen Menschen, der Ihrer wert ist, finden, gewinnen und behalten. Wollen Sie es lieber den Orang-Utans nachtun und »nichts anbrennen lassen«, so erhöht sich durch die Befolgung der Gebote die Wahrscheinlichkeit, bei deren Partner oder der Partnerin, für die Sie sich interessieren, zu »landen«. Wenn Sie jemanden suchen, der *Ihnen zuliebe* die Gebote befolgt, finden Sie vielleicht einen Partner/eine Partnerin per Kontaktanzeige. Oder Sie schenken ihm oder ihr beim nächsten Rendezvous einfach dieses Buch.

Daß Sie derzeit keinen Partner haben, heißt im übrigen nicht, daß Sie keinem Menschen besonderes erotisches Vergnügen bescheren können. Verschaffen Sie sich Lust, wenn Sie keinen Partner haben. Es ist wichtig, daß es jemand tut – schließlich hat die Natur nicht beabsichtigt, daß der Mensch allein und ungekuschelt schläft! Wenn Sie also zufällig ein Produkt der zunehmenden Bindungsschwäche in unserer

Gesellschaft sind, Sie allein und ganz für sich leben, dann kümmern Sie sich um sich: Nehmen Sie ein Schaumbad, reiben Sie sich die Füße mit parfümiertem Öl ein, lesen Sie eine erotische Geschichte, befriedigen und lieben Sie sich selbst. Gewiß, es ist viel schöner, wenn das alles ein anderer macht, aber der Troubadour der siebziger Jahre, Stephen Stills, hatte recht, als er sang: »Kannst du nicht mit dem geliebten Menschen zusammen sein, dann liebe den, mit dem du zusammen bist.« *Lieben Sie Ihr liebliches, liebenswertes Selbst.* So komisch es klingen mag: Sich zu lieben, sich zu achten, sich um sich zu kümmern und sich Lust zu schenken – das alles sind wichtige Bestandteile, wenn Sie sich in Form bringen wollen, um das alles für einen anderen Menschen zu tun.

Hinweise zum »Safer Sex«

Sex kann eine gefährliche Sache sein – obwohl es gefährlicher ist, nachts auf der Strafe zu gehen, ja sogar bei hellichtem Tag auf manchen Straßen zu fahren! Dennoch: Safer Sex ist sehr wichtig. Und dabei geht es um mehr als nur um spermizide Latexüberzieher: Safe Sex ist Telefonsex, Massage, gegenseitige Selbstbefriedigung, leichtes Schlagen, wechselseitiges Liebkosen, Händchen halten, enges Tanzen, sich mit den Körpern gegenseitig umschlingen. Sicher, diese Betätigungen sind nicht *genauso* lustvoll wie die sogenannte »eigentliche Sache«. Aber man muß ja nicht immer die »maximale Lust« erreichen, sofern man ein wenig Sinnenlust empfindet. Lassen Sie sich immer Zeit beim Sex, versuchen Sie, diese Zeit nach Kräften zu genießen.

Da ich vermeiden wollte, jedem zweiten Gebot weitere Absätze über Kondome und Spermizide hinzuzufügen, gehe ich davon aus, daß sich die Partner, die an einem sexuellen

Akt teilnehmen, der den Austausch von Körperflüssigkeiten mit sich bringt, entweder in einer festen Zweierbeziehung befinden oder aber Safer-Sex-Techniken und -Utensilien bei der jeweiligen Aktivität verwenden.

Wenn Sie in Zweifel sind, was Ihren Gesundheitszustand oder den Ihres Partners betrifft, müssen Sie irgendeine Form des Safer Sex praktizieren. Vermeiden Sie den Austausch von Körperflüssigkeiten, vor allem von Blut und Samenflüssigkeit. Verwenden Sie spermizide Cremes, Kondome und Dentaldämme, aber lassen Sie es nicht dabei bewenden. Ersinnen Sie mit Hilfe Ihrer erotischen Phantasie Möglichkeiten, »Liebe zu machen«, die keinen Austausch von Körperflüssigkeiten beinhalten. Probieren Sie es mit den oben genannten Safer-Sex-Spielen oder mit »Trockenübungen« (Sex mit Kleidung), extragenitaler Stimulation (erotische Spiele mit Händen, Füßen, Ohren und anderen nichtgenitalen Körperteilen) und allem, was Ihnen sonst noch einfällt, wodurch man sexuellen Genuß hat, ohne daß es zur Übertragung von Geschlechtskeimen kommt.

Rettet den Sex!

Denken Sie aber immer daran: Aids stellt *keine* Vergeltung für die »Sünden« der sexuellen Revolution dar. Der ungeschützte Geschlechtsverkehr mit wechselnden Partner barg schon immer Gefahren. Das Leben ist gefährlich, und die Sexualität ist dessen Essenz.[3] Da es das Aidsvirus gibt, kann man am Sex sterben. Es ist noch gar nicht so lange her, daß

---

[3] Auch Nahrung, eine weitere »Essenz« des Lebens, ist gefährlich. Bedenken Sie, wie viele Menschen an minderwertigem Essen sterben, ob plötzlich an einer Nahrungsmittelvergiftung oder langsamer an einer Herzerkrankung, weil sie sich von minderwertigen Nahrungsmitteln ernähren.

sexuelle Handlungen immer die Gefahr in sich bargen, daran zu sterben. Während langer Zeiträume der Menschheitsgeschichte war die Syphilis ebenso tödlich wie verbreitet, und jede Geburt war äußerst gefahrvoll.

Praktizieren Sie also Safer Sex, aber schieben Sie die Angst vor Aids nicht als Ausrede für Ihre Sexophobie, Homophobie oder Heterophophie vor. Daß wir im Zeitalter von Aids leben, heißt noch lange nicht, daß Sex die Wurzel allen Übels ist. Die Sexualität ist der Urgrund des Lebens, und mitunter beschert uns das Leben den Tod durch Sex, allerdings nicht sehr häufig. *Die Sexualität bringt sehr viel häufiger Leben statt den Tod hervor,* und zwar alle Arten von Leben.

Safer Sex ist wichtig, ist es immer gewesen und wird es immer bleiben. Viel wichtiger ist jedoch, die Sexualität zu *retten,* weil sie milliardenfach häufiger heilt als tötet.

Die Verbindung von Arbeit und Vergnügen – einige Hinweise

Ich halte viel von der Verbindung von Arbeit und Vergnügen, zumal, wenn der Beruf im Leben einen großen Stellenwert einnimmt. Man kann an seiner Arbeit Vergnügen haben, indem man am Arbeitsplatz anderen, nämlich denen, mit denen man zusammenarbeitet, eine Freude macht. Wenn Ihnen der Sinn danach steht, dann können Sie mit Hilfe der Gebote (natürlich muß man sie abändern) Ihre Beliebtheit bei Arbeitskollegen und -kolleginnen, Angestellten und natürlich auch beim Chef erhöhen. Genaugenommen können Sie mit ihrer Hilfe auch die Beziehungen mit allen Menschen in Ihrem Leben verbessern – vom angeheirateten Verwandten bis hin zum Gärtner.

Bitte verstehen Sie mich nicht falsch. Ich schlage hier nicht vor, daß Sie mit Ihrem Chef, einem angeheirateten Verwandten oder dem Gärtner eine Affäre beginnen sollen (wenn Sie es bereits getan haben, sollten Sie sich allerdings nach meinen Geboten richten, damit Sie sich wenigstens gentleman- beziehungsweise ladylike benehmen). Dabei werden Sie feststellen, daß die Gebote einiges enthalten, was sich auf Situationen und Beziehungen anwenden läßt, bei denen es auf den ersten Blick gar nicht um Sexuelles geht.

Hinweise zur Sprache

Reden ist silber ... aber sehr, sehr wertvoll. Die Grundlage eines großartigen Liebeslebens bildet die Fähigkeit, sich verständigen zu können. Der Mensch ist zum großen Teil ein verbales Lebewesen, ein »sprechendes Tier«, und das heißt, er muß reden. Wenn Menschen über ihre sexuellen Interessen und Sehnsüchte ebenso wie über ihre Ängste und Unsicherheiten sprechen können, schaffen sie eine soziale Umwelt, die dem Geben und Nehmen der Lust förderlich ist. Da in unserer Gesellschaft schon seit langem eine repressive Einstellung zur Sexualität vorherrscht, verschlägt es leider auch den Wortgewandtesten unter uns die Sprache, wenn es um die einfachsten sexuellen Themen geht.

Im Radio, im Fernsehen und in meinem Institut veranstalte ich Gesprächsrunden, in denen ich Menschen zu helfen versuche, einen Wortschatz zu entwickeln, mit dem sie über Sex *sprechen* können, der weder zu vulgär noch allzu klinisch ist, sondern intelligent, erotisch, einfühlsam, humorvoll und – auch wenn das nicht immer leicht ist – zumindest verständlich.

In vielen gesellschaftlichen Kreisen ist Sexualität etwas, worüber man einfach nicht spricht.

Natürlich gehört zum *Reden* der Tonfall, mit dem wir die Bedeutung der Wörter übermitteln, die sich allein nicht angemessen verstehen lassen. Leider läßt sich das hilfreiche Verständigungsmittel des Tonfalls nicht anwenden, wenn man ein Buch schreibt, doch zumindest habe ich das Recht, hin und wieder Kursivschrift oder Anführungszeichen zu verwenden. Deshalb bin ich auf die recht sexualfeindlichen Extravaganzen der Sprache angewiesen.

Nachdem ich jahrelang versucht habe, mich mittels des gesprochenen und geschriebenen Wortes zum Thema Sex zu äußern, bin ich zu dem Schluß gekommen, daß es für bestimmte sexuelle Handlungen, Gefühle und Körperteile keine »braven« Wörter gibt. Der eigentliche Liebesakt ist wohl am schwersten zu benennen. Der höfliche Begriff Verkehr klingt zu klinisch. Der Fachausdrücke Koitus, Kohabitation und Kopulation lassen an eine Labortätigkeit denken, bei deren Ausführung Überwachungsinstrumente an den Genitalien befestigt sind. Der biblische Ausdruck Unzucht klingt so, als würden so was nur Heiden tun. Die romantischen Ausdrücke Liebe machen, miteinander schlafen, make love sind in Ordnung, aber für viele Verwendungszusammenhänge allzu belastet mit emotionsgeladenen Nebenbedeutungen. Und die Vulgärausdrücke ficken und vögeln gelten als grobe, rüde Worte.

Daneben gibt es die Körperteile, die sich kaum bezeichnen lassen, ohne daß man Erschrecken und Gekicher erntet. Beim Schreiben dieses Buchs habe ich mich dafür entschieden, die Verwendung von klinischen Wörtern wie etwa Penis und Vulva abwechselnd mit nicht herabsetzenden Begriffen der Umgangssprache zu mischen, etwa Schwanz und Muschi zu verwenden. Wenn ich mich der Umgangssprache bediene, möchte ich niemanden beleidigen oder die Aussage des Buchs ordinär erscheinen lassen. Ich glaube aber, daß die klinischen Begriffe in bestimmten Zusammenhängen die Gefühle der Lust oder der Erregung weniger wirksam zum Ausdruck bringen als die Begriffe der Umgangssprache (es sei denn, Sie haben Gefallen an Doktor- oder Krankenschwester-Spielen).

Das System der Lustpunkte

Nun sind Sie fast soweit, sich den Geboten zuzuwenden! Aber zunächst müssen Sie ungefähr verstehen, worum es bei meinem »System der Lustpunkte« geht. Wenn Sie sich ein wenig in der Akkupressurmassage auskennen, wissen Sie, daß sich am ganzen Körper »Druckpunkte« befinden. Diese Punkte kann man zu Heilungszwecken drücken oder man kann in sie eindringen. Es gibt im menschlichen Körper und Geist aber auch das, was ich als »Lustpunkte« bezeichne. Die Gebote zeigen Ihnen, wie Sie die allgemeinen und einzigartigen Lustpunkte des Menschen, den Sie beglücken wollen, »drücken« und in sie »eindringen« können.

Lustpunkte ähneln den Druckpunkten – es bereitet Vergnügen, wenn man sie aktiviert.

Mein »Lustpunkte-System« ist überhaupt nicht kompliziert. Vielmehr lassen sich mit seiner Hilfe die emotionalen und körperlichen »heißen Stellen« eines Menschen entdecken und »bearbeiten«. So besitzen Sie vielleicht einen Lustpunkt im linken großen Zeh, der es gern hat, wenn man an ihm saugt, oder am Po, der es liebt, wenn man ihn versohlt, oder im Geist, der sich danach sehnt, daß man ihm leidenschaftliche Bekenntnisse, Schwüre der absoluten Liebe oder intensive, orgiastische Phantasien zuflüstert.

Die Lustpunkte ändern sich natürlich je nach Tageszeit und Zeitpunkt im Leben. Wenn Sie eine Frau sind, dann ändern sie sich auch im Laufe eines Monats. Aber sie sind immer vorhanden, diese kleinen erotischen Öffnungen in unserem Panzer, die uns erlauben, Lust zu empfangen. Warum tragen wir diese »Rüstung«, hinter der wir die Lustpunkte – sogar vor uns selbst – verbergen? Weil viele Lustpunkte zugleich auch Punkte des Schmerzes, der Furcht, der Schuld und der Scham sind. Der Weg zur Lust führt durch ein Minenfeld – man weiß nie, wann man etwas Explosives berührt.

Jeder Mensch ist ein besonderes erotisches Lebewesen, ein bunter Teppich zahlreicher Einflüsse. Dazu gehört auch, was in unseren Genen ist und wie wir unsere Jeans füllen, unser kultureller Hintergrund, die Ereignisse in der Kindheit und Jugend sowie die Erfahrungen jüngeren Datums, die wir als Erwachsene gemacht haben. So liegen die Lustpunkte bei keinem Menschen an genau der gleichen Stelle. Also gibt auch es keine »Antwort« auf die Frage, wie man einander Vergnügen bereiten soll, und jeder, der Ihnen sagt, er habe die allein seligmachende Antwort gefunden, ist einer völlig törichten Ratgebermentalität verfallen.

Es gibt nur einen Weg, nämlich einen Lustpunkt nach dem anderen zu erforschen.

Bis zu einem gewissen Grade können Sie die individuellen Lustpunkte Ihres Partners mit Hilfe der Intuition aufspüren und berühren, ohne ihm Schmerzen zuzufügen. Doch sollten Sie nicht erwarten, daß man das rein »instinktiv« erlernen kann. Stellen Sie viele Fragen und beachten Sie die Antworten. Die folgenden Gebote sollen Ihnen helfen, die richtigen Fragen – verbal wie nonverbal – zu stellen und sich mit den Antworten auseinanderzusetzen. Die Gebote tragen somit zur Schärfung Ihrer »Instinkte« bei.

Blättern Sie nun um – vor Ihnen liegt das Paradies.

Die zehn Gebote der Lust
(für den Mann)

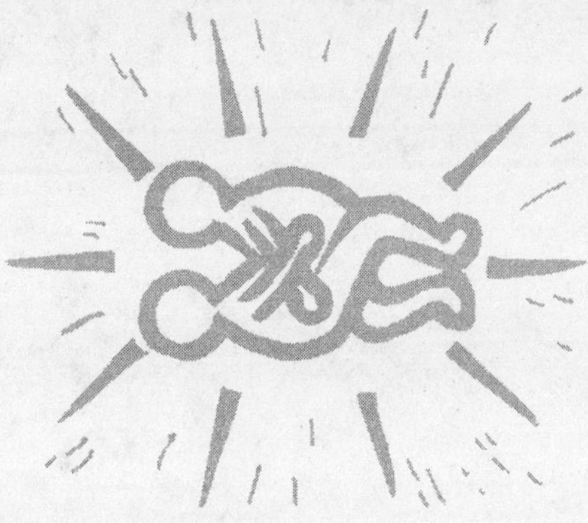

1
Du sollst den Details ihres Verlangens Aufmerksamkeit schenken!

Ihr Heiliger Gral

Stellen Sie sich vor, Sie seien ein *gentilhomme,* ein moderner Ritter, würdevoll, couragiert und von Adel, der sich auf die Suche nach dem Heiligen Gral begibt.[1]

Im Zeitalter der Troubadoure galt der »Heilige Gral« als ganz besonderes Symbol für die Macht der Liebe. In jener Epoche war das wichtigste Machtsymbol das Schwert, doch der Gral war keine Waffe, sondern das heilige Gefäß, das dem Ritter, der es in Händen hielt, enorme Macht verlieh. Der Gral, den Sie suchen, ist ein anderer besonderer symbolischer Kelch. Er enthält die Liebe Ihrer Angebeteten.

Sie müssen den Weg der Lustpunkte Ihrer Partnerin beschreiten, wenn Sie den Kelch gewinnen wollen, der von Liebe überfließt.

Es nicht nicht leicht, diesen Weg zu beschreiten – weder in den Liedern der Troubadoure des Mittelalters noch bei der heutigen Suche nach den Freuden einer Frau. Wie jeder schwierige, aber lohnende Weg fordert er unsere ungeteilte Aufmerksamkeit. An seinem Rand wächst das dornige Ge-

[1] Eine abweichende, doch sehr erhellende psychologische Deutung der Frage, welche Rolle der Heilige Gral im Kampf des Mannes um »Selbstfindung« und um die Vereinigung mit seinen weiblichen Anteilen spielt, gibt Robert A. Johnson in seinem grundlegenden Buch: *He: Understanding Masculine Psychology,* New York 1977.

strüpp der sexuellen Seele der Frau; das sind ihre Hoffnungen und Ängste, Phantasien und Alpträume. Ihre Lustpunkte sind ja auch Schmerzpunkte. Wolken der gesellschaftlichen Unterdrückung der Sexualität verdunkeln ihren Blick. Wilde, aus ihrer Vergangenheit stammende Tiere springen auf den Weg oder greifen sie an. Aber wenn Sie sich ihr als Mann zuwenden, der ihr Lust zu schenken vermag, dann werden Sie alles Erforderliche tun, damit Sie die Hindernisse überwinden und zum Heiligen Gral gelangen. Benutzen Sie diese Gebote als eine Art Landkarte.

»Heiße« Hausfrauen

Viele meiner männlichen Klienten und Anrufer fragen mich, wie man eine Frau »anmachen« kann (als wäre sie ein Fernsehapparat!). Im Grunde kann ich immer wieder nur einen Rat geben: Geben Sie acht! Zwar wenden die Männer rasch ein, daß sie das ja täten, aber nach einigen sanften Nachfragen erweist sich diese Behauptung oft als falsch oder übertrieben.

Meistens beklagen sich die Männer erst darüber, daß ihre Ehefrauen nicht mit ihnen schlafen wollen, und dann beschuldigen sie sie, mannstoll und pervers zu sein, weil sie sich nach Sex sehnen ...

Sind alle diese Frauen wirklich so kalte, lustlose Luder?

Dave, ein Angestellter, sechzehn Jahre verheiratet, zwei Kinder im Teenageralter, hat einmal alle zwei Wochen mit seiner Frau zehn Minuten lang das, was er als »langweiligen Sex« bezeichnet. Er sagt, seine Frau wolle es nicht öfter tun und habe offenbar auch keinen *besonders* großen Spaß daran. Nun hat Dave aber ganz präzise sexuelle Phantasien. Er stellt sich vor, daß er sich »aufdonnert« und dann gefesselt, geknebelt und geschlagen wird, man an ihm lutscht und ihn kitzelt. Doch wenn er versucht, seine Frau zu diesen Dingen zu überreden, lautet die Antwort stets: nie und nimmer.

»Warum möchte Ihre Frau das nicht tun?« frage ich.

»Weil Sie keine Lust am Sex hat.«

Aber *warum* hat sie keine Lust? Dave weiß es nicht. Er beharrt darauf, seine Frau habe – im Gegensatz zu ihm – kein Interesse am Sex. Aber die körperliche Liebe ist nicht so etwas wie Golf oder Vögel beobachten, an denen manche Leute Interesse haben und andere nicht. Wir sind sexuelle Geschöpfe und von Natur aus, wenngleich mitunter unbewußt, am Sex interessiert. Wir haben unterschiedliche Persönlichkeiten und Lebensläufe, unsere Sehnsüchte setzen sich aus unterschiedlichen Details zusammen, doch nicht *alle* Menschen haben an der gleichen Art von Sex Interesse.

Und sicher haben wir nicht alle Gefallen an der *Art* von Liebesspiel, die Dave sich wünscht.

Ich stelle ihm also ein paar simple Fragen. Zum Beispiel: »An welcher Art Sex hat Ihre Frau Gefallen?« Raten Sie mal? Dave hat keine Ahnung. Ich gehe eine Liste mit den Dingen durch, die er ausprobieren könnte, damit er erfährt, an welchen Arten der geschlechtlichen Lust seine Frau vielleicht Gefallen findet. Es sind überwiegend ganz einfache Dinge. Aber Dave hat sich keine Gedanken gemacht. Er war nämlich viel zu beschäftigt und malte sich aus, was ihn selbst erregt. Es ist zwar schön, daß Dave die Details seiner Wünsche so bewußt wahrnimmt, doch wenn er mit seiner Frau ein erfülltes Liebesleben führen will, *muß er auch die Einzelheiten der Wünsche* seiner Frau *beachten.*

Männer wie Dave gehen davon aus, daß sie viel »geiler« sind als ihre Frauen. Doch hat ein solcher Mann keine Ahnung, wie »mannstoll« seine Frau wäre, wenn sie die Art Sex haben könnte, die sie wirklich erregend findet.

Sind Sie vielleicht wie Dave?

Wenn ich Daves Ehefrau wäre und der Sex hätte sich seit sechzehn Jahren ausschließlich nach *seinen* Wünschen und *nie nach meinen* gerichtet, dann wäre ich auch nicht besonders »scharf«. Bestimmt könnte ich diese schrecklich kurze, zehnminütige, alle zwei Wochen stattfindende »Bumserei« nicht mehr ausstehen. Und wenn ich keine Affäre mit jemandem hätte, der sich detailliert um mein Verlangen kümmert, wäre meine sexuelle Empfindungsfähigkeit vermutlich völlig verloren gegangen.

Eben dies widerfährt vielen Frauen. Man hat ihre Sexualität so sehr unterdrückt, verdrängt und verunglimpft, zensiert und herabgesetzt, ignoriert und mißbraucht, daß ihre sexuellen Gefühle allmählich abgestorben sind. Die Frauen lenken ihre erotischen Gefühle in »akzeptablere« Betätigungsfelder, zum Beispiel die Kindererziehung (ein klassischer Gegenstand der Sublimierung für die Liebesgefühle einer sexuell frustrierten Frau, die ein Kind *tatsächlich* verkorksen können!), den Beruf, die Hobbys, die Gartenarbeit, die Aerobic-Kurse, das zwanghafte Einkaufen, das unmäßige Trinken, die Eßstörungen.

Möchten Sie, daß Ihre Partnerin eine »mannstolle Hausfrau« ist oder lieber eine »machtbesessene« Konzernchefin oder »scharfe« Neurochirurgin? Wollen Sie, daß sie ihren Liebestrieb zumindest teilweise auf den Sex lenkt? Wenn ja, dann müssen Sie ihr sexuelles Wesen als Frau ehren, alle ihre Lustpunkte im Körper und im Geist entdecken, ihre Phantasien teilen, an ihren tiefsten, dunkelsten sexuellen Psychodramen teilnehmen und dabei *die Details ihres Verlangens beachten.*

Das ist kein leichtes Unterfangen. Die amerikanische Schriftstellerin Irma Kurtz schrieb: »Es wäre für einen gesunden Mann weniger herausfordernd, versklavend, verblüffend und anstrengend, in seinem Leben mit tausend Frauen zu vögeln, als zu versuchen, eine Frau glücklich zu machen. Außerdem ist die Möglichkeit des Scheiterns geringer.«[2] Dennoch gibt es nichts Erfüllenderes.

Beachten Sie die Worte des romantischsten aller englischen Romanschriftsteller, D. H. Lawrence:

Das größte Erlebnis für jeden Mann ist das Abenteuer des Zusammenseins mit einer Frau.[3]

Nehmen Sie sich diesen Gedanken zu Herzen und behalten Sie ihn dort, während Sie den zehn Geboten der weiblichen Lust auf Ihrer Suche nach dem Heiligen Gral folgen.

Und wenn sie sagt, sie möchte nur, daß Sie zufrieden sind?

Was sollen Sie machen, wenn Sie Ihre Partnerin nach ihren Wünschen fragen, und sie antwortet: »Was immer du willst!« Dann fragen Sie weiter.

Es gibt kein Geschöpf auf Erden, das ausschließlich *Freude daran hat, anderen Genuß zu verschaffen.*

---

[2] Irina Kurtz, *Nantalk: A Book for Women Only*, New York 1987.

[3] Brief von D. H. Lawrence an Bertrand Russell vom 24. Januar 1915. Abgedruckt in *The Letters of D. H. Lawrence*, Vol. 2, hrsg. von George J. Zytaruk und James T. Boulton, New York 1979.

Da unsere Gesellschaft aber den Ausdruck der weiblichen Liebeslust so sehr verdammt, hält sich eine Frau sehr viel stärker zurück, ehe sie einem Mann ihre Wünsche anvertraut. Das bedeutet aber noch lange nicht, daß sie keine Begierden hat.

Kürzlich fragte ich zur Vorbereitung einer TV-Show mehrere junge Frauen, was sie als lustvoll empfänden. Zunächst behaupteten sie, ihr einziges Vergnügen sei es, einem anderen Menschen Lust zu schenken. »Gut«, sagte ich, »aber wenn nun jemand *Ihnen* Lust bescheren möchte? Was müßte der Betreffende tun?« Zunächst verschlug es den jungen Damen buchstäblich die Sprache. Sie kicherten und drucksten herum, wichen plötzlich vom Thema ab und gaben immer wieder Antworten nach dem Motto: »Was immer er möchte.« Nach einigen unerbittlichen, aber auch sanften und ziemlich verführerischen Sondierungen meinerseits sprudelten die Antworten nur so aus ihnen heraus: »Meine Füße massieren ... Den Abwasch erledigen ... Mich in den Arm nehmen. Meine Rechnungen bezahlen ... Mein Ohr küssen ... Mich bei meiner Karriere unterstützen ... Mich zärtlich küssen ... An meiner Klitoris saugen ... Ohrringe, ich liebe Ohrringe ... Mich respektieren ... Meinen Körper vergöttern ... Mir den Hintern versohlen ... Mir den Rücken massieren ... Mit mir auf dem Motorrad umherfahren ... Meine Brüste streicheln ... Mit mir nach Paris fahren ... Mich bedingungslos lieben ...«

Natürlich bereitete es den Frauen ein unbändiges Vergnügen, jemandem die wahren Einzelheiten ihrer Wünsche zu enthüllen, der diese Sehnsüchte aufrichtig kennenlernen wollte. Apropos – »Du sollst die Details ihres Verlangens beachten« heißt nicht, daß Sie Ihrer Partnerin alle Wünsche erfüllen müssen; Sie sollen sich lediglich mit ihnen auseinandersetzen, sie ernst nehmen. Die Frauen in der Talk-Show freuten sich riesig und amüsierten sich köstlich – einfach deshalb, weil man ihren tatsächlichen Wünschen endlich einmal Beachtung geschenkt hatte.

Erledigen Sie den Abwasch, massieren Sie Ihrer Partnerin die Füße!

Das Geheimnis einer Frau ist etwas Aufregendes. Aber die Kunst, eine Frau glücklich zu machen, liegt darin, hinter ihre Geheimnisse zu kommen und die Details ihrer Vorlieben zu entdecken, so banal sie auch sein mögen. Auch wenn es Ihnen wie eine Ironie des Schicksals vorkommt, daß der Weg zum Herzen und zu den Geschlechtsorganen einer Frau darin besteht, abzuwaschen und ihr die Füße zu massieren – manchmal ist es schlicht die Wahrheit!

Zurück zur Schule

Und wenn Sie nun unglaublich selbstsüchtig sind und kein echtes Interesse an den Wünschen Ihrer Partnerin haben, von den Details ganz zu schweigen? Auch dann sollten Sie meinen Geboten folgen. Stellen Sie sich das Ganze als »fair play« vor. Das heißt, wenn Sie möchten, daß sich Ihre Partnerin für Ihre Sehnsüchte stärker interessiert beziehungsweise diese zumindest duldet, dann ist es das Klügste, sie sehr zu beachten. Vielleicht ist sie leicht zufriedenzustellen; vielleicht kommen Sie günstig davon, müssen ihr nur die Brüste streicheln und die Rechnungen bezahlen. Aber es kann auch geschehen, daß sie bedingungslose Liebe und eine Reise nach Paris verlangt.

Wenn Sie zu den Menschen gehören, die sich nicht lange auf etwas konzentrieren können, sollten Sie sich das Ganze folgendermaßen vorstellen: Ihre Partnerin ist die erotischste Lehrerin, die Sie je hatten. Selbst wenn Sie erfahrener sind, müssen Sie noch eine Menge über die Einzelheiten ihrer einzigartigen Sexualität lernen. Ihre Partnerin ist die einzige, die Ihnen diese Details zeigen kann. Und dann werden Sie eine Prüfung ablegen müssen.

Und – wollen Sie nun gut aufpassen?

Noch ein Grund, eine Frau zu erfreuen

Dies alles macht nicht nur Ihre Partnerin glücklich und ist für Sie ein aufregendes Erlebnis, es nützt auch noch der Gesellschaft. Riane Eisler, die Fragen der Evolution der Gesellschaft wissenschaftlich erforscht, schreibt: »Die Zeiten und Orte, seien sie nun säkular oder religiös geprägt, christlich oder muslimisch, alt oder modern, östlich oder westlich, in denen die Frauen sexuell besonders stark unterdrückt werden, sind im allgemeinen diejenigen, in denen die größte politische Unterdrückung herrscht.«[4] Umgekehrt gilt: Wenn Frauen besonders große sexuelle Freiheit genießen, gilt das für alle Mitglieder der Gesellschaft. Die Forschungen des Neuropsychologen James Prescott, der die Phämome Gewalt und Sex in neunundvierzig Kulturen untersucht hat, stützen diese Aussage. Prescott fand heraus: »Je größer die Einschränkungen der Sexualität der Frau sind, desto größer ist die Gewalt in der betreffenden Kultur.«[5] Alles in allem hat

[4] Riane T. Eisler, *Sacred Pleasure*, New York 1995, S. 214.

[5] Lyn Ehrenstein, »A Brain-Mind Theory of Culture, Sexuality and Moral Behavior: An Interview with Dr. James Prescott«, *Floodtide*. Bd. 3, Nr. 4 (Sommer 1992), S. 2.

es den Anschein: Wenn man den Details der weiblichen Lust Beachtung schenkt, geht es nicht nur darum, sich gut zu amüsieren, sondern auch darum, den sozialen Frieden zu wahren. Dies zählt auch zu den Grundprinzipien der Lebensweise der Bonobos.

Eine Gesellschaft der Unwissenden im Reich des sexuellen Begehrens der Frau

Der Mann wird auf Grund erblicher und gesellschaftlicher Faktoren in der Regel meistens rascher sexueller erregt als die Frau, das heißt, er wird schneller »geil«. Dadurch hat ein durchschnittlicher Mann Schwierigkeiten, richtig zu verstehen, um wie *viele* Details des Verlangens seiner Partnerin er sich kümmern muß, ehe sie ihre Sehnsüchte überhaupt spüren kann.

Sie brauchen kein schlechtes Gewissen zu haben, wenn Sie »das alles« im Augenblick »nicht begreifen«. Es gibt nur sehr wenige Gesellschaften, in denen man die Männer tatsächlich lehrt, wie man eine Frau sexuell glücklich macht. In *unserer* Gesellschaft bringt man den Männern nicht einmal bei, wie man mit einer Frau schläft, und erst recht nicht, wie man den Details ihres Verlangens auf die Spur kommt. Von einem Mann wird einfach erwartet, daß er sich in diesen Dingen »auskennt«. Das ist eine irrige Annahme.

Im Laufe der letzten zehn Jahre habe ich mich privat und in der Öffentlichkeit mit mehreren tausend Männern über Sex unterhalten. Es tut mir aufrichtig leid, berichten zu müssen, daß die meisten, was das Begehren der Frau betrifft, in völliger Unkenntnis leben. Viele glauben, sie wüßten alles über die weibliche Lust, wobei sie entweder davon ausgehen, diese sei mit der männlichen identisch, oder aber sie setzen wie selbstverständlich voraus, daß das genaue Gegenteil zutrifft. Beide Einstellungen können katastrophale Folgen haben.

Wenn Sie *wissen*, wie man die Lustpunkte einer Frau berührt, können Sie sie sexuell erregen, ja sogar ihren seelischen Schmerz heilen. Wenn Sie diese Kenntnis *nicht besitzen*, machen Sie sie höchstwahrscheinlich krank.

Wozu das ganze Getue?

Frauen mögen Sex ebenso sehr wie Männer. Es trifft zwar nicht in allen Fällen zu, daß »Männer Sex wollen und Frauen Sex haben«, aber vielleicht könnte man sagen, daß der Mann »es« häufiger und *mit weniger Getue* haben will. Die Frau liebt es, wenn viel Aufhebens davon gemacht wird. Die Troubadoure des Mittelalters verehrten die Hofdame, die sie anbeteten, und dienten ihr. Keine noch so groben Umstände waren ihnen zuviel. Frauen sind ganz begierig nach solchen Gunstbezeugungen.

Sorgen Sie dafür, daß die Frau sich frei für Sie entscheidet!

Die Troubadoure besangen in ihren Liedern adlige Damen, die die von ihnen *begehrten* Edelmänner *wählten*. Das war eine recht revolutionäre Aussage in einer Zeit, da Frauen häufig von Männern vergewaltigt wurden und die Väter ihre Töchter einem Mann »versprachen«, wobei ihnen genaugenommen keine Wahl blieb. Ein kluger Mann lernte, daß er die Liebe seiner »fair lady« gewann, wenn er ihrem Begehren Aufmerksamkeit schenkte. In der Gegenwart bestimmt die Mehrzahl der Frauen – wie in der Natur – die Wahl des Partners.[6]

Schenken Sie der Dame Ihres Herzens Beachtung, und sie wird Sie immer wieder erwählen!

Sicherheit vor Vergnügen

Ein richtiger Mann beschützt seine Frau. Das klingt abgedroschen, und manche Feministinnen werden mich deshalb lauthals kritisieren, aber Frauen müssen sich geborgen fühlen, damit sie Lust verspüren können. Um Lust und Freude zu empfinden, muß ein Fundament des Wohlbehagens und der Unterstützung vorhanden sein.

Das Fenster zu den tiefen Sehnsüchten der Frau öffnet sich nur in dem Maße, in dem sie sich geborgen fühlt.

Solche Erkenntnisse waren den Troubadouren zur »zweiten Natur« geworden, aber die Männer von heute, die starken, berufstätigen Frauen den Hof machen, vergessen nicht selten dieses alles entscheidende Detail. Seien Sie kein Chauvinist – seien Sie ein Kavalier.

Unterstützen Sie Ihre Partnerin, indem Sie ihr dabei helfen, sich um die Details in ihrem *Leben* zu kümmern, ehe Sie zu den Einzelheiten ihres Verlangens kommen (siehe das Gebot Nr. 7 (für den Mann): Du sollst sie beschenken, Seite 140). Es heißt, Frauen seien das romantischere Geschlecht, aber was den Sex angeht, sind sie manchmal sehr praktisch

---

[6] Lesen Sie Mary Battens Buch, *Natürlich Damenwahl: Die Paarungsstrategien in der Natur*, München 1994. Dort finden sich weitere Auskünfte, die zeigen, daß in den meisten Arten das Weibchen das Männchen wählt.

eingestellt. Manche Frauen können sich nicht entspannen, wenn der Teppich gesaugt werden muß, sie aber zu erschöpft sind. Es kann ein tolles Vorspiel für Ihre überarbeitete, überforderte Partnerin sein, wenn Sie für sie staubsaugen (das Kind baden, bei der Vorbereitung für die geschäftliche Besprechung am nächsten Morgen helfen oder bei irgend etwas, was sonst noch erledigt werden muß).

Im Ernst – das Gefühl der Erleichterung und Dankbarkeit verwandelt sich manchmal in »Geilheit«!

Die praktische Gesinnung der Frau hat sowohl biologische als auch gesellschaftliche Ursachen. Da die Gesellschaft die Frauen nicht dazu ermuntert, Sex als reines Vergnügen zu betrachten, neigen sie dazu, praktisch an die Sache heranzugehen. Weil Frauen schwanger werden können und anfälliger für die meisten Geschlechtskrankheiten sind als Männer, müssen sie zudem, wenn ihnen ihr Leben wert ist, praktischer *denken und handeln.*

Was den Sex angeht, ist die Frau mit unübertroffen praktischem Verstand die sogenannte »Goldgräberin«. Übertreiben Sie es nicht, wenn Sie ihre Bedürfnisse befriedigen – es sei denn, Sie sind bereits eine festere Beziehung eingegangen. Sonst stellen Sie möglicherweise fest, man hat Sie ausgenutzt.

Die Liebe ist der liebste »Fetisch« einer Frau!

Wenn eine Frau Lust empfinden soll, muß sie sich geliebt und umsorgt fühlen. Die meisten Frauen legen großen Wert darauf, sich um andere Menschen zu kümmern und sie glücklich zu machen.

Dadurch entfernen sie sich zwangsläufig immer weiter von den Einzelheiten ihres Begehrens. Wird eine Frau vorübergehend von ihren Pflichten anderen Menschen gegenüber befreit, kann sie nach und nach ihren Wunsch nach Lust verspüren.

Damit eine Frau Lust verspürt, muß sie sich geliebt fühlen!

Ein Mann könnte darauf erwidern: »Wir müssen Liebe *machen*, ehe wir die Liebe erleben können.« Aber die meisten Frauen brauchen das *Gefühl*, geliebt zu werden, oder müssen zumindest glauben, daß man sie lieben wird, bevor sie freudig mit ihrem Partner schlafen können.

Überlegen Sie schnell ... und gehen Sie langsam vor!

Bei einer Frau baut sich die sexuelle Erregung langsam auf. Also haben Sie viel Zeit, die Details ihres Verlangens kennenzulernen. Denken Sie daran, daß Ihre hormonell bedingte Ungeduld alles vermasseln kann. Der im 19. Jahrhundert lebende dänische Philosoph Sören Kierkegaard schrieb: »Die meisten Männer jagen dem Vergnügen mit solch atemloser Hast hinterher, daß sie daran vorbeieilen.«[7] Nutzen Sie die Zeit, die eine Frau braucht. Und vergessen Sie nicht:

Auch die aufwendigsten Pläne bieten keine Garantie, daß man planmäßig ans Ziel seiner Wünsche gelangt.

Bewahren Sie kühlen Kopf. Schließlich geht es nicht darum, daß *Ihre* Wünsche erfüllt werden, sondern darum, ihr

---

[7] Sören Kierkegaard, *Entweder – Oder*, Bd. 1 »Diapsalmata« (1843).

sinnlichen Genuß zu verschaffen (ich hoffe für Sie beide, daß sich beide Dinge recht häufig decken). Aber Frauen sind unberechenbar. Bleiben Sie also entspannt. Seien Sie flexibel. Zeigen Sie sich als »gentleman«, als höflicher, kultivierter Mann.

Keine Betrügereien

Wenn Sie vom Weg der Lust Ihrer Partnerin abgewichen sind und auf anderen Pfaden wandeln, *verirren* Sie sich, ehe Sie ihren Heiligen Gral finden. Wenn Sie sie betrügen, selbst wenn sie nie dahinter kommt, verlieren Sie nicht nur ihr Vertrauen, sondern lenken auch Ihre Aufmerksamkeit von ihr fort und verringern ihr Lustpotential. Bei »Swingern« (Männer und Frauen mit häufig wechselnden Sexualpartnern) und bei offenen Beziehungen sieht die Sache anders aus (siehe Gebot Nr. 5 (für die Frau): Du sollst ihn erregen, S. 249).

Schenken Sie meisterliche Lust

Wenn ein Mann dieser Liebesregel ganz und gar folgt und *den Details des Begehrens seiner Partnerin* wirklich *Beachtung schenken* will, muß er in Kontakt mit seiner weiblichen Seite kommen – mit dem, was man im Taoismus »Yin«-Energie nennt und C. G. Jung als »Anima« bezeichnete. Vielleicht beunruhigt Sie das. Sich um die Einzelheiten von etwas zu kümmern, gilt normalerweise als »Frauenarbeit«. Viele Männer in unserer Gesellschaft werden dazu erzogen, das Tun der Frauen und das sogenannte unmännliche »Sichkümmern« und »Reden« mit Herablassung zu betrachten. Diesen Männern kann ich nur raten: Befreien Sie sich von dieser Vorstellung.

Sie büßen nichts von ihrer Männlichkeit,
wenn Sie auf die Details achten.

Es wird Sie zu einem zärtlichen, sanften Mann machen – zu jemandem, der meisterliche Lust schenken kann.

Wenn Sie die Besonderheiten Ihrer Partnerin erforschen, sollten Sie sich auch um die Lustpunkte kümmern, die allen Frauen gemeinsam sind. Diese finden sich in den folgenden Geboten.

Empfohlene Literatur:

French, Marilyn: *Frauen,* Reinbek b. Hamburg 1982.
Harding, M. Esther: *Frauen-Mysterien, einst und jetzt.* Zürich 1949.

2

Du sollst ihre Sinne reizen!

Die Sinnlichkeit des Sex

Sexuelle Lust wird über die Sinne vermittelt. Wir nehmen Lust wahr und empfangen sie durch die Augen, das Gehör, die Nase, die Zunge und die Haut. So sehr wir die Liebeslust auch romantisieren und mit dem Verstand zu begreifen versuchen – wir können uns mit ihr nur durch unsere fünf Sinne verbinden.

Wenn Sie einer Frau Lust schenken wollen, dann müssen Sie dazu beitragen, daß sie ihre Abwehr aufgibt, und ihre Sinne erwecken.

Und sorgen Sie dafür, daß sie beim Aufwachen etwas Prächtiges, Wohltönendes und Köstliches vorfindet!

Anziehung durch Anschauung

Ob es nun in der Natur der Männer liegt oder an der Erziehung der Knaben – die meisten Männer, zumal sehr junge oder ganz »scharfe« Burschen, finden bereits den bloßen Anblick einer attraktiven Frau aufregend. Es gibt Ausnahmen, aber im allgemeinen sind Frauen weniger visuell veranlagt und reagieren nicht ebenso leicht oder direkt mit Erregung, auch wenn sie letztlich ebenso »scharf« sind wie Männer. Natürlich macht das Äußere einen großen Eindruck auf fast alle Menschen, und die

Frau des 21. Jahrhunderts wünscht sich oft, daß sich der Partner für sie herausputzt. Weitere Informationen darüber, wie man das Aussehen einsetzt, um der Liebsten bzw. dem Liebsten Lust zu schenken, finden Sie unter Gebot Nr. 3 (für die Frau): Du sollst eine Quelle der Schönheit in seinem Leben sein.

Sphärenmusik für ihre empfindlichen Ohren

Wichtiger ist aber, daß Sie etwas sagen, was die Frau aufregend findet, und daß Sie sie intim, selbstbewußt, humorvoll, romantisch und – natürlich – individuell ansprechen. »Ein Mann verliebt sich mit den Augen«, sagte der englische Schriftsteller Woodrow Wyatt, »eine Frau mit dem Gehör.« Die meisten Frauen hören zärtliche Worte und Sätze liebend gern.

Verführen Sie Ihre Partnerin zu »Ohren«-Sex. Sagen Sie ihr, daß Sie sie begehren, sich nach ihr verzehren und sie leidenschaftlich lieben. Erzählen Sie ihr etwas. Finden Sie heraus, welche Träume und Phantasien sie hat, und flüstern Sie ihr beim Sex zärtliche Worte ins Ohr. Wir Menschen sind in vielerlei Hinsicht Tiere, vor allem, was den Sex angeht. Anders als die Tiere besitzen wir jedoch die Fähigkeit, komplexe Vorstellungen und Bilder mittels der Sprache zu übermitteln. Nutzen Sie diese einzigartige Begabung des Menschen, und sagen Sie Ihrer Partnerin, was sie hören muß. Aber lügen Sie nicht!

Du sollst nicht falsch Zeugnis reden wider deinen Nächsten![1]

---

[1] Für den Fall, daß Sie die biblischen Zehn Gebote nicht auswendig kennen – dies ist das neunte Gebot.

Sie erinnern sich vielleicht: Ihr Handeln und Denken soll einem *ethischen* Hedonismus entsprechen.

Im Tierreich gibt es Paarungsrufe. Geben Sie besondere Laute von sich, die Ihre Liebste wissen lassen, daß Sie ihr Vergnügen bereiten möchten. Das können leise, sexy Klänge sein, laute und männliche oder auf liebenswerte Weise alberne Töne. Max grunzt wie ein Bonobo-Schimpanse, wenn er mich mit dem Mund verwöhnen möchte, stöhnt und gurrt und sagt mir, ich schmecke köstlich, während er schleckt. Das macht mir jedesmal Lust, an seiner Banane zu lutschen.

Wenn Sie nicht wissen, was Sie sagen sollen, sprechen Sie einfach den Namen Ihrer Partnerin aus. Das kann der Vorname oder ein Kosename sein. Flüstern Sie ihn, lassen sie ihn auf der Zunge zergehen, singen Sie ihn, wenn Sie zu ihr kommen ...

Spielen Sie den Musiker

Frauen lieben zum Teil aufgrund der Lust an der Reizung ihres Gehörsinns Musiker. Wenn Sie kein Instrument spielen können, dann seien Sie wenigstens ein einigermaßen guter Discjockey. Spielen Sie Musik, die zu der Stimmung Ihrer Partnerin paßt und ihrem Gefühl für Wohlklang entspricht. Lassen Sie aus Ihrem Instrument oder der Stereoanlage Musik erklingen, und schlagen Sie einen Pfad durch ihre Gehörwindungen, bis Sie zu ihrem Heiligen Gral kommen.

Wachen Sie auf, und riechen Sie das Geschlecht!

Da man in unserer Gesellschaft soviel Wert auf den Gesichtssinn und den Gehörsinn legt, wird der Geruchssinn von den meisten Menschen stiefmütterlich behandelt. Aber dieser Sinn ist von größter Bedeutung, vor allem in puncto Sex, bei der unser Geruchssinn geradezu Wunder wirken kann. Haben Sie sich zum Beispiel noch nie unerklärlicherweise zu einem Menschen hingezogen gefühlt, der in körperlicher oder geistiger Hinsicht überhaupt nicht Ihrem Typ entsprach? Es könnte durchaus sein, daß der Geruch dieser Person Sie verführt hat. Ebenso kann man von einem ansonsten liebenswerten, gut aussehenden Menschen einzig und allein deshalb angeekelt sein, weil er wie etwas riecht, das in einem unbenutzten Kühlschrank wächst.

Tiere beschnüffeln einander in der Werbungsphase.
Auch Frauen wollen ihren Partner riechen.

Gerüche sind Teil dessen, was man Mysterium nennt, das, was man als die »Chemie zwischen zwei Personen« bezeichnet, ja sogar Teil des Geheimnisses, das wir *Liebe* nennen. Wir legen soviel Wert auf das Aussehen der anderen, daß wir manchmal die Bedeutung des Geruchs außer acht lassen. Bis wir einem anderen Menschen ganz nahe kommen ...

Du sollst duschen

Frauen reagieren auf Gerüche in der Regel empfindlicher als Männer. Achten Sie also bitte darauf, daß Sie gut *riechen.* Manche Frauen mögen es vielleicht, daß ein Mann wie ein Büffel riecht, der soeben ein Schwitzhaus verlassen hat, aber das ist die absolute Minderheit. Einer meiner Klienten konnte nicht begreifen, warum sich die ihm ein halbes Jahr zuvor Angetraute vor Sex ekelte, obwohl sie ihn in der Zeit der Kennenlernens geliebt hatte. Nachdem ich ihm einige Fragen gestellt hatte, kam heraus, daß er nach der Hochzeit seine Duschgewohnheiten geändert hatte: Er duschte, *nachdem* er mit ihr im Bett gewesen war, statt *bevor* er mit ihr schlief, so wie er es während der Zeit der jungen Liebe getan hatte. Als er sein Verhalten umkehrte, siehe da (!), hatte seine Ehefrau wieder Interesse am Sex! Nur ein kleines Detail, aber so etwas kommt eben an, meine Herren.

Vergessen Sie also nicht, sich hinter dem Hodensack zu waschen, die Zähne zu putzen und sich gründlich den Hintern abzuwischen! Diejenigen, die seit dem Fall der Berliner Mauer kein Stück Seife mehr gesehen haben, begeben sich am besten zur nächstgelegenen Autowaschanlage.

Egal, ob es nun am Testosteron, an ihrem hyperaktiven Lebensstil oder an ihrem erheblichem Bierkonsum liegt – Männer riechen in der Regel eher als Frauen. Gemeinhin gilt lediglich ein weiblicher Körperteil als weniger gut riechend, die Scheide. Demgegenüber gibt es beim Main mehrere Körperteile, die – ungewaschen – dazu neigen, ziemlich giftige Dämpfe zu verströmen.

Eau de Josephine

Zudem scheinen Männer meist weniger empfindlich auf Gerüche zu reagieren. Denken Sie daran, was Napoleon an Josephine schrieb: »Morgen treffe ich in Paris ein. Nimm kein Bad.« Er liebte Josephines von Natur aus starken, weiblichen Körpergeruch. Wir wissen nicht genau, wie Josephine Napoleons persönliche Duftnote fand, aber wahrscheinlich hat sie ihn ins Bad – zumindest aufs Bidet – gedrängt, sobald er nach Hause gekommen war. Natürlich wuschen sich die Menschen damals selten. Die Mehrzahl der eleganten, schönen Pariser und Pariserinnen rochen vermutlich wie Ziegenböcke.

Der Duft des Leders

Wählen Sie Ihr Parfüm ebenso sorgfältig aus wie Ihre Kleidung, denn es enthüllt etwas Besonderes über Ihre Persönlichkeit und Ihren Stil. Ein leichtes Parfüm läßt an Frische und Unschuld denken, während moschusartige, hölzerne Duftnoten eher »dunkler« wirken und von eher kühner Sinnlichkeit zeugen. Würzige Aromen überbringen die Botschaft exotischer Unberechenbarkeit. Sommerrosen wecken vielleicht die Erinnerung an eine frühe Liebe, der Geruch von Leder kann Phantasien von Dominanz und völliger Hingabe wecken. Manche Menschen, die Interesse an Fesselungen, Dominanz und Unterwerfung haben, haben Gefallen an Leder, weil sie dessen starken animalischen Geruch als erregend empfinden. Möglicherweise liebe ich den Geruch, weil der erste Junge, mit dem ich im Alter von vierzehn Jahren Zungenküsse austauschte, eine Lederjacke trug. Apropos Gerüche: Sein Atem roch schrecklich – es war eine ziemlich starke Mischung aus Bier und filterlosen Zigaretten –, besonders für ein Mädchen wie mich, das einen zahnpastareinen Atem hatte. Aber seine *Jacke* roch herrlich, und deshalb habe ich mich an jenem Abend wohl stundenlang mit ihm vergnügt.

Atem: Der lebenswichtige Hauch des Lebens (und des Sex)

Helfen Sie Ihrer Partnerin, daß sie ihren Geruchssinn entwickelt, indem Sie sie ermuntern, sich vor, während oder nach dem Sex zu entspannen, empfänglich zu sein und langsam und tief aus dem Bauch heraus zu atmen. Eine langsame, tiefe Atmung weckt die Sinne und senkt den Blutdruck, wodurch sich die Wahrscheinlichkeit erhöht, daß Ihre Partnerin sexuell erregt wird und zum Höhepunkt kommt. Weitere Informationen zur orgasmischen Kraft der tiefen Atmung finden sich unter Gebot 4 (für die Frau): Du sollst ihn inspirieren.

Seien Sie »duft-freundlich«

Knoblauch gilt seit altersher als Aphrodisiakum. Zudem macht es die Kiefernhöhlen frei und weckt die Sinne. Aber wenn Sie Knoblauch essen, sollten Sie dafür sorgen, daß auch Ihr(e) Liebste(r) es gegessen hat. Im allgemeinen ist ein Paar besonders »duft-kompatibel«, wenn die Partner die gleichen Speisen essen und denselben Körpergeruch verströmen. Dasselbe gilt für Getränke. Wenn Sie Alkohol getrunken haben, und Ihre Partnerin nicht, dann riechen Sie (für sie) wie eine Brauerei.

Wenn Sie dem Geruchssinn Ihrer Liebsten schmeicheln wollen, stellen Sie vielleicht fest, daß sie Sie buchstäblich »einatmet«! Und wenn sie Ihr natürliches Aroma wirklich mag, bestehen gute Aussichten, daß die Liebe ewig währt.

Fragen des Geschmacks

Die Zunge, der Geschmacksmeister, zählt zu den erotischsten, erregbarsten und entdeckungsfreudigsten Organen des Körpers. Die Zunge weist eine starke Ähnlichkeit mit einem Geschlechtsteil auf. Sie ist sehr empfindlich, vor allem die Zungenspitze, und sie ist immer sehr feucht. Menschen, die von Natur aus oral veranlagt sind, mögen es »instinktiv«, zu schmecken und zu lecken, und stecken sich beinahe alles gern in den Mund. Fast alle Frauen lieben es zu schmecken, zu essen, zu lecken, zu knabbern, zu saugen, auszukosten, zu verschlingen, zu beißen, zu küssen ... Denn was ist das Küssen anderes, als daß sich zwei Menschen »kosten«?

Die Freude am Küssen

»Er küsse mich mit dem Kusse seines Mundes;
denn deine Liebe ist lieblicher als Wein.«[2]

Frauen küssen liebend gern. Jede kluge Frau kann an der Art, wie ein Mann küßt, erkennen, wie er mit ihr schlafen wird. Die grobe Schauspielerin Mae West sagte einmal in der für sie typischen, gewagten Art: »Der Kuß eines Mannes ist sein Erkennungszeichen.« Verbessern Sie also Ihr Zungenspiel. Wenn Sie im Zweifel sind, beginnen Sie mit leichten, weichen Küssen: Kosen und spielen Sie, ehe Sie tief und leidenschaftlich hineintauchen. Achten Sie auf die Lippen Ihrer Partnerin. Lassen Sie sich von ihrer Zunge leiten.

Nun denken Sie vielleicht, Küssen – sogar »französisches« Küssen – sei eine eher zahme Angelegenheit. Auf

---

[2] *Das Hohelied Salomos* 1, 2.

einer gewissen Intensitätsstufe stimmt das. Man kann sich vollständig angekleidet küssen. Man kann sich in der Öffentlichkeit küssen, und es ist nicht viel dabei. Im Leben der meisten Erwachsenen ist Küssen kein seltenes, heißes, exotisches, etwas perverses, sexuelles Erlebnis. Oder doch? Sollte man vielleicht sagen, daß es uns ein solche Erfahrung bescheren kann? Handelt es sich möglicherweise um eine ganz besonders seltene, heiße, exotische, leicht abartige, intime, intensive, köstliche sexuelle Erfahrung, die alle anderen übertrifft? Küsse können das alles sein ... oder?

Haben Sie noch nie einen dieser leidenschaftlichen Küsse ausgetauscht? Bei denen Sie nach und nach die Aura der erotischen Hitze empfinden, die um Ihren Mund herum schwebt, ehe die Lippen Ihrer Liebsten noch die Ihren berühren ... Dann schauen sie einander hungrig in die Augen, die Hände sind im Haar des anderen, die Körper bewegen sich im Einklang, und jetzt berühren sich Ihre Lippen, streifen einander, ganz leicht, zärtlich und sanft ... Sie spüren die Wärme, das Leben, die Energien, sie strömen durch Ihre Lippen, Ihr Gesicht, Ihren Hals, Ihr Blut, sie kreisen zu dem Mittelpunkt leidenschaftlicher Intensität zwischen Ihren Beinen, wirbeln Ihren Körper herum, tief nach unten in Ihre Seele und dann zurück durch Ihre Lippen, während Sie beide sich fester und drängender aneinanderpressen und ihre Zungen warten, einsatzbereit in Ihren Mündern, wie ausgebildete Seehunde, die den Augenblick herbeisehnen, da sie aus dem Käfig springen, an den Zähnen, an den Lippen vorbei und hinein in einen wilden, feuchten Tanz im Mund des anderen – zwei dressierte Seehunde, fliegende Fische, Nymphen im Meer des Speichels ...

sie saugen am Nektar der Liebe,.. sie schmecken ihn, beißen ihn, genießen ihn, schlucken ihn, schlürfen ihn, küssen ihn.

An diesem Punkt wird aus so einem Kuß etwas Ernsthafteres, oder es ergeben sich weitere Küsse, je nachdem, was Ihre Partnerin möchte. *Sie* bescheren *ihr* Vergnügen und Lust, oder? Wenn sie es beim Safe Sex bewenden lassen möchte, kann das »Geküsse« schier endlos weitergehen. Man kann aufstehen, sich hinlegen, auf einer Schaukel wippen, sich unter einen Wasserfall stellen, in einer sternenklaren Nacht im Cabrio mit zurückgeklapptem Verdeck sitzen, in der Mittagspause mitten auf dem Bürgersteig in einer Großstadt stehen, während Hunderte Menschen vorbeieilen (ich bin allerdings ganz sicher, daß einige Passanten stehen bleiben und zusehen würden). Küsse, sogar, tiefe, feuchte Zungenküsse lassen sich überall mit hinnehmen. Ein Kuß ist ein unglaublicher Akt der Liebe, dem sie sich an nahezu allen Orten hingeben können. Und man kann ihn ganz schnell vollziehen. Der Kuß ist nicht nur Safer Sex, er ist *Instant*-Sex, und das kann in unserer Hochgeschwindigkeitszeit wichtig sein. Küsse können wie Vitamine sein: Sie liefern uns emotionale, vielleicht sogar chemische Nährstoffe. Hören Sie also auf Ihren Arzt. Nehmen Sie mindestens acht Wangenküsse und vier Zungenküsse täglich, und rufen Sie mich morgen früh wieder an.

Übrigens – der kluge Mann rasiert sich, ehe er zu Bett geht. Der unrasierte »Look« mag in Mode sein – zum Küssen eignet er sich kaum.

Darum ist es wichtig, gut zu schmecken ...

... vor allem, wenn Sie möchten, daß Ihre »fair lady« Ihren Samen schlucken soll. So, wie der Geschmack und der Geruch anderer Körperausscheidungen, hat auch der Geschmack des Spermas viel damit zu tun, was man ißt (siehe Gebot Nr. 10 (für die Frau): Du sollst schlucken). Meiden Sie Spargel vor dem Sex. Der Urin bekommt davon einen ranzigen Geruch, auch das Sperma kann dadurch schlecht schmecken. Trinken Sie viel Wasser, um ihren Körper gründlich zu reinigen. Nicht wenige erfahrene Ehefrauen und junge Frauen haben mir berichtet, daß sich der Geschmack der Samenflüssigkeit durch den Verzehr von Sellerie bessert. Nein, Ihr Sperma bekommt davon keinen Selleriegeschmack! Es schmeckt nur angenehm frisch (unter anderem, weil der Sellerie soviel Wasser enthält). Und wollen Sie denn nicht angenehm frisch schmecken? Natürlich möchten Sie das. Meine Herren, essen Sie also Gemüse, und die Damenwelt wird den Geschmack Ihres Spermas lieben! Probieren Sie auch einmal Ananassaft, Kiwifrüchte und alles mit Zimtgeschmack. Zimt ist ein Sexgewürz. Vielleicht sollte ich als nächstes ein Kochbuch schreiben. Was meinen Sie?

Dr. Blocks Rezepte für süß schmeckendes Sperma (mit lang anhaltender Wirkung)

Man nehme Sellerie mit Cayennepfeffer, dazu ein wenig Wodka und Tomatensaft, und schon hat man eine steife, Sperma versüßende Bloody Mary!

Ananassaft mit einer Stange Zimt

Kompott aus Kiwi und Ananas mit Zimt gewürzt

Finger voll Saft

Möglicherweise genießt Ihre Partnerin den Geschmack der eigenen Säfte. Wenn sie keinen Gefallen daran hat, dann sollten Sie sie nicht bedrängen – aber wenn es der Fall ist, dann können Sie Ihre mit Scheidenflüssigkeit benetzten Finger an ihre Nase und ihren Mund führen. Lassen Sie sie diese Feuchtigkeit riechen und daran lutschen – als Geschenk, das sie Ihnen gemacht hat und das Sie ihr zurückgeben. Nachdem Sie sie geleckt haben, erlauben Sie ihr, daß sie Ihnen den nach Moschus duftenden Honig von den Lippen und den Wangen küßt.

Kulinarische Aphrodisiaka

Frauen lieben es, Essen und Sex zu verbinden. Es sind die beiden wichtigsten Elemente, die den Fortbestand des Lebens sichern, die beiden facettenreichsten Symbole der Liebe. Warum ist Ihrer Meinung nach ein Essen bei Kerzenschein ein derart weit verbreitetes romantisches Klischee? Natürlich gibt es verwegenere Möglichkeiten, Speisen und körperliche Liebe zu kombinieren. Planen Sie einen Abend der zügellosen Fleischeslust. Gießen Sie etwas Leckeres – Schokoladensauce, Schlagsahne, Kaviar, Grand Marnier – in eine intime Körperöffnung oder verstreichen es auf dem köstlichen Körper der Partnerin, und lecken Sie es ihr genüßlich von der Haut. Oder lassen Sie sich von ihr aufschlekken. Max steckt mir Shrimps zwischen die Zehen, gibt ein wenig Cocktailsauce auf den Fußballen und verwöhnt mich, bis ich in zehenorgasmische Raserei verfalle.

In Berührung bleiben

Was ist das größte Geschlechtsorgan der Frau? Die Haut. Man kann sie auf so vielfältige Weise berühren, und man findet dort so viele Kurven und seidige Ebenen. Erfreuen Sie sich nach Herzenslust dem Glanz und Gloria des Fleisches Ihrer Partnerin, während Sie sie kosen und drücken, sie schlagen und umarmen. Man kann tief in die Seele einer Frau vordringen, wenn man ihre Haut berührt.

Von lustvollen Berührungen geht eine ungeheure Kraft aus. Sie können Streß lindern und mitunter sogar Krankheiten heilen. Mit Berührungen kann man einen Handel besiegeln, zum Beispiel per Handschlag, Freundschaften mit einer herzlichen Umarmung festigen oder durch ein elektrisierendes Streicheln Fremde zu Liebenden machen. Sie kann auch schlimme Folgen haben: Gewalt ist eine Form der Berührung. Menschen neigen auch deshalb zu Gewalttätigkeiten, weil sie nicht genügend auf positive, heilende und ja, auf sexuelle Weise berührt werden. Der Mensch ist so stark auf Berührungen angewiesen, daß er sie sich auf jede erdenkliche Weise holt. Wem alle lustvollen Berührungen entzogen werden, der hat möglicherweise Lust am Nehmen oder Geben von schmerzvollen Berührungen.

Eine Berührung kann ganz unterschiedlich Gefühle übermitteln – Zuneigung, Macht, Begierde. Die landläufige Meinung ist, daß Männer Berührungen einsetzen, um Sex zu bekommen, und Frauen Sex benutzen, um im Inneren berührt zu werden. Aber *jeder Mensch braucht Berührungen.* Untersuchungen haben ergeben, daß Kinder erkranken und sterben, wenn man sie nicht oft genug berührt.

Es ist kein gefühlsduseliges Gerede, wenn ich von der Freude an Berührungen spreche. Es geht hier um biochemische Tatsachen. Bestimmte Berührungen erzeugen euphorische Gefühl, indem sie die Ausschüttung der Beta-Endorphine anregen, die in ihrer chemischen Zusammensetzung dem Opium ähneln. Anders gesagt, Berührungen verschaffen uns ekstatische Augenblicke – ohne Drogen. Lernen wir nun, wie man diese Hochstimmung kultivieren kann.

Wege, sie zu berühren

Schmusen

Frauen reagieren sehr empfindlich auf Berührungen. Der weibliche Körper sehnt sich danach, hat es jedoch weniger gerne, wenn man ihn zu schnell zu intim berührt. Das gilt besonders, wenn eine Frau Sie nicht gut kennt. Selbst wenn sie Sie kennt und liebt, ist sie unter Umständen schreckhaft, wenn sie einen anstrengenden Tag hatte oder wenn sie einfach nicht in der richtigen Stimmung ist, so daß sie »da unten« nicht zu rasch angefaßt werden möchte. So schön und schmeichelhaft es sein mag, daß man ihre Brüste und Genitalien mehr und oder minder fest berührt – es wird sie sexuell nicht besonders animieren. Nicht, daß es ihr nicht gefällt, wenn man sie im Intimbereich berührt, sie findet es herrlich! Zu einem gewissen Zeitpunkt lassen sich Frauen sogar gern *begrapschen* und natürlich auch penetrieren. Dann finden sie sogar Gefallen daran, wenn man sie »mal richtig rannimmt«. Das Schlüsselwort lautet hier: Vorspiel. Das Klügste ist, langsam, kosend vorzugehen und so die Erregung zu steigern, ehe es zu leidenschaftlichem »Fummeln« oder grobem Anfassen kommt. Im Zweifelsfall schmusen Sie mit ihr. Frauen finden das wunderbar. Vielleicht verliebt sie sich Hals über Kopf in Sie, nur weil sich mit Ihnen so gut schmusen läßt. Es bewirkt, daß sie sich mädchenhaft, geborgen, behaglich, geliebt fühlt und Ihnen ganz, ganz nahe ist. An dieser Stelle sollte ich wohl sogar ein Unter-Gebot aussprechen: Du sollst schmusen.

Irgendwo zwischen reiner Liebe und heißem Sex liegt die zärtliche Zuneigung. *Schmusen ist praktizierte Zuneigung.*

Sinnliche Massage

Frauen lassen sich liebend gern massieren. Männer mögen das auch, aber Frauen *wünschen* es. So manchen Abend wird Ihre Partnerin sagen (und aufrichtig glauben), daß sie nicht in der Stimmung für körperliche Liebe ist, doch wird sie sich mit Freuden einer guten Massage hingeben, die sie dann aller Wahrscheinlichkeit nach in eine Laune versetzt, in der ihr nach Sex zumute ist.

Erlernen Sie die Kunst der Massage – sofern Sie sie noch nicht beherrschen. Massieren Sie den Rücken, die Füße, die Oberschenkel, Arme, Hände, Schultern, den Bauch, die Brüste und dem Po Ihrer Partnerin auf eine Art, die zunächst *nicht* eindeutig sexuell ist, dann aber allmählich erotisch wird. Streichen Sie spielerisch an ihrer Klitoris vorbei, als sei es Ihnen zufällig im Zuge der Massage unterlaufen, und gehen Sie dann schrittweise immer entschlossener vor. Liebkosen Sie Ihre Partnerin mit Ihren Berührungen. Alle Menschen brauchen das.

Männer muß man kosen, weil sich dadurch
ihre Erregung verlangsamt.
Frauen muß man kosen, weil sich dadurch
ihre Erregung steigert.

Während Sie Ihre Partnerin kosen, indirekt berühren, streichelnde oder massierende Bewegungen ausführen und sich dann zurückziehen, wird ihre Erregung steigen, und sie wird wollen, daß Sie sie weiter berühren. Berühren Sie sie an Orten, an denen sie normalerweise nicht berührt wird, an Stellen, die nicht als »sexuell« gelten, zum Beispiel den Nacken, die Schultern oder die Ellenbeuge.

Berühren Sie die Geschlechtsorgane Ihrer Partnerin auf andere, weniger offen sexuelle Weise. Bedecken Sie zum Beispiel die ganze Vulva mit der Hand, und lassen Sie die Hand dort liegen, während Sie sie langsam und fest nach unten drücken. Ihre Partnerin wird den Druck als gleichermaßen beruhigend und erregend empfinden. Das ist etwas ganz Einfaches, die meisten Frauen lieben es, aber nur wenige Männer tun es.

Vergessen Sie nicht: Im Zweifelsfall gehen Sie langsam und gleichmäßig vor.

Hastige, nervöse Berührungen ärgern eine Frau mehr als eine Fliege auf der Nase!

Versuchen Sie, sich im Einklang mit den Atemzügen Ihrer Partnerin zu bewegen. Helfen Sie ihr, tief zu atmen und sich für ihre Sinneswahrnehmung zu öffnen, indem Sie selbst tief atmen. Tiefes Atmen kann ansteckend wirken. Wenn Sie zu Beginn im Einklang mit ihr atmen und allmählich tiefere Atemzüge machen, dann wird sie im Gleichklang mit Ihnen tief atmen. So kann es geschehen, daß *Ihnen* der Atem stockt.

Ist Ihre Partnerin bekleidet, necken Sie sie mit ihrer Kleidung. Entfernen Sie die Kleidungsstücke langsam, eines nach dem anderen. Streifen Sie ihr die Bluse über die Schultern, und kosen Sie die Schulter, ehe Sie die Bluse ganz ausziehen. Gleiten Sie mit dem Finger an der Innenseite des Büstenhalters entlang, ehe Sie ihn abstreifen. Spielen Sie mit dem Höschen. Ziehen Sie es zwischen den Schamlippen und die Gesäßspalte hinauf. Ziehen Sie es Ihrer Partnerin erst aus, wenn sie sehr feucht ist.

Ein Wort über die Berührung der Brüste

Bitte »begrapschen« Sie nicht den Busen Ihrer Partnerin! Und drücken Sie ihn auch nicht in den Brustkorb. Da die Brüste sehr empfindliche Gebilde sind, besteht ein schmaler Grat zwischen Stimulation und leichtem, irritierendem Schmerz, wie jede Frau weiß und jeder Mann, der Frauen wirklich liebt, so rasch wie möglich lernen sollte. Laut Aussage des Kinsey-Instituts gehört es »bei ungefähr 90 % aller zum Sex«, daß ihre Brüste in irgendeiner Weise stimuliert werden. Aber es wird auch berichtet, »daß nur rund die Hälfte aller ... befragten Frauen es tatsächlich gern mögen, wenn ihre Brüste gestreichelt werden. Viele andere lassen es zu nur zu, weil es ihren Partnern/Partnerinnen Spaß macht«.[3] Manche Frauen sagen, daß sie bei der Berührung ihrer Brüste immer Schmerz oder Mißbehagen verspüren, während andere das Anfassen nur unmittelbar vor der Menstruation als unangenehm empfinden.

Viele Frauen empfinden die Reizung der Brüste auch deshalb als unangenehm, weil sie sich mit Ihrem Partner nicht richtig verständigen. Ihr Partner tut, was *seiner Meinung* eine Frau erregt, sie aber eher »kalt läßt«. Einige Klärungen können natürlich nonverbal geschehen, aber wenn das nicht klappt, sollten Sie Ihre Partnerin fragen, wie sie es gern hat, wie sanft oder fest die Berührung sein soll und wo sie berührt werden möchte. Die meisten Frauen haben es gern,

---

[3] June M. Reinisch, u. Ruth Beasley, *Der neue Kinsey Institut Report – Sexualität heute*, München 1991, S. 127.

wenn man sie rings um die gesamte Brust leicht drückt und kost, um die Brustwarze herum leckt, daran saugt und sanft hineinbeißt. Viele Frauen mögen es auch, wenn man die Brüste leicht anhebt. *Manche* genießen es sogar, wenn man den Busen »begrapscht«, aber *nur*, wenn sie hoch erregt sind! Die gute Nachricht lautet: Wenn Sie die Brustwarzen Ihrer Partnerin richtig behandeln, werden sie zu starken Lustpunkten, die einen *heißen Draht* zur Klitoris unterhalten. Einige glückliche Frauen, laut Kinsey 1 %, erreichen einen Orgasmus sogar allein durch die Stimulierung der Brustwarzen.[4]

Feuchte Berührungen

Reines H_2O gehört zu den wichtigsten lebensspendenden Aphrodisiaka: Wir können es in kleinen Schlucken trinken, darin schwimmen, darauf wellenreiten, es uns über den ganzen Körper spritzen, es zwischen den Beinen hinabrinnen lassen, mit Wasserpistolen spritzen, Wasserballone werfen (nun ja, das sind Aphrodisiaka, wenn man zehn Jahre alt ist). Wir können uns mit unserem Partner in Swimmingpools, Duschkabinen und Schaumbädern bei Kerzenlicht, in kristallklaren Seen, Meereswellen, Wasserfällen, heißen und eiskalten Bädern, Gewittergüssen, goldenen Schauern und langen, schönen Spaziergängen im Regen ergehen. Unsere Vorfahren kamen aus dem Meer; als Föten wurden wir im warmen, mit Wasser gefüllten Mutterleib genährt. Wenn man ins Wasser eintaucht oder es auf uns herunterprasselt, geben wir unsere Körperabwehr auf; es umhüllt uns und erweckt das Gefühl, als seien wir in den Mutterleib zurückgekehrt.

---

[4] ebd.

Von innen wie von außen angewandt, reinigt das Wasser uns gründlich, es spült die Schichten des körperlichen und geistigen Abfalls fort und entspannt uns, damit wir die Liebe und die anderen schönen Dinge des Lebens erfahren können. Für jede Frau ist feucht zu sein das Wichtigste, wenn sie einen Orgasmus erreichen will.

Wie im Immobiliengeschäft, wo es um die »Lage, Lage, Lage« geht, ist das Wichtigste der sexuellen Lust der Frau »Feuchtigkeit, Feuchtigkeit, Feuchtigkeit«.

Lassen Sie ihr ein Schaumbad ein, sorgen sie für Kerzenschein. Lecken und saugen Sie an ihr – von den Zehen bis zur Nase (siehe Gebot Nr. 9 (für den Mann): Du sollst Vorspiel haben). Achten Sie stets darauf, daß die Klitoris feucht ist, wenn Sie sie berühren, so daß die Reibung Ihrer Partnerin nicht weh tut oder sie kitzelt.

Lust und Schmerz

Schmerzen sind etwas Merkwürdiges – oder nicht? Sie können wirklich *schlimm* sein, insbesondere, wenn man nicht darum gebeten hat und unser Leben bedroht ist. Aber wenn Sie sich freiwillig bestimmten Formen des Schmerzes überlassen – Sie sich zum Beispiel von jemandem drücken, schlagen oder grob penetrieren lassen, dem Sie Liebe und Vertrauen entgegenbringen –, dann *kann* der Schmerz zu einer heilenden, lustvollen Lösung der Spannung und zu einer Ausscheidung von Giftstoffen führen. Menschen, die auf gegenseitiger Übereinkunft beruhenden Sadomasochismus (SM) vollziehen, genießen oft die Lust des Schmerzes unter kontrollierten Umständen (siehe Gebot Nr. 10 (für den Mann): Du sollst herausfinden, aus welchem Stoff ihre Träume sind). Aus ganz verschiedenen Gründen sind diese Fragen zu komplex, als daß man sie in einem Buch dieses Umfangs behandeln könnte, aber möglicherweise hat die Dame Ihres Herzens auch deshalb »Gefallen« am Schmerz, weil sie damit aufgewachsen ist. Möglicherweise war sie als Kind krank oder hatte sich verletzt, unter Umständen hat man sie oft geschlagen. Als sie dann älter wurde, hat sie bestimmte Arten des Schmerzes mit Liebe und Lust in Verbindung gebracht. Im Grunde bewirkt das Trauma der Geburt bei fast allen Menschen, daß sie Liebe und Zuneigung mit Schmerz verknüpfen.

Wenn Sie also bezweifeln, daß Sie Gefallen am Schmerz haben, denken Sie noch einmal darüber nach. Mögen Sie tiefe Akkupressurmassage? Sie ist ziemlich schmerzhaft, jedenfalls, wenn sie wirksam ausgeführt wird. Warum gefallen Ihnen solche Schmerzen, vielleicht auch noch andere Formen, beispielsweise der Schmerz nach sportlicher Betätigung, das leichte Brennen nach einem Liebes-Klaps oder einem zarten Liebesbiß? Ich will es Ihnen sagen: Will man sich wieder lebendig fühlen, so gibt es nichts Schöneres als ein bißchen freiwillig zugefügten Schmerz. Er ist befreiend, heilt, stimuliert und erregt, er schenkt Lust und Leid. Schätzen Sie den Schmerz. Genießen Sie ihn. Machen Sie sich die kostbaren, schmerzhaften Druckpunkte zunutze, die die Natur Ihnen und Ihrer Partnerin am ganzen Körper geschenkt hat. Doch gehen Sie behutsam vor – alles in Maßen –, tun Sie sich nicht wirklich weh, und fügen Sie niemals einem anderen Menschen Schmerzen zu – egal, was Sie tun. Das ist ein ärztlicher Befehl.

Zehen-Orgasmen

Das Massieren der Füße zählt zu den schönsten, heilendsten und reizvollsten Dingen, die Sie für den Dame Ihres Herzens tun können. Nachdem die Füße tagsüber das ganze Gewicht getragen haben – wobei sie häufig in merkwürdig geformte Schuhe eingezwängt waren –, sehnen sie sich nach dem zärtlichen Druck liebevoller Hände. Reflexzonenmassage und Shiatsu sind Methoden der Fußmassage, die auf den winzigen elektrischen Reflexen an den Fußsohlen beruhen, die mit jedem Teil des Körpers in Verbindung stehen. Wenn Sie diese Druckpunkte in den Füßen massieren, stimulieren Sie den entsprechenden Körperteil, durch den dann eine heilende Energie strömt. Das ist eine großartige, köstliche, reinigende Form des Spannungsabbaus. Druckpunkte können Lustpunkte sein. Streichen Sie Ihrer Partnerin nach der Massage sanft über die Füße, lassen Sie die Finger zwischen ihren Zehen hindurchstreichen, und liebkosen Sie ihre Knöchel. Danach können Sie noch ein wenig Kitzeln, Lekken und Saugen an den Zehen folgen lassen. Wenn Max an meinen großen Zeh lutscht oder ihn reibt, habe ich das Gefühl, der Zeh sei ein Geschlechtsorgan, und es kommt mir fast! Ich bezeichne das als Zehen-Orgasmus.

Ein nützlicher Hinweis für Fuß-Liebhaber: Wenn Sie am Fuß Ihrer Liebsten lutschen möchten, aber sie ist zu kitzlig, um es ertragen zu können, versuchen Sie zunächst, den Fuß zu massieren; denn meistens entspannt ihn dies so sehr, daß er keinen Schreck bekommt, wenn sie ihn in den Mund nehmen. Wenn Sie eine sehr sinnliche Fußmassage anwenden wollen, dann sollten Sie ein wenig Öl oder Lotion nehmen. Jeder Fuß-Liebhaber hat seine bevorzugte Creme. Maria Magdalena benutzte Myrrhe, als sie Jesus' Füße massierte. Man kann auch Olivenöl, Vitamin-E-Öl, eine parfümierte Lotion verwenden, um zu riechen, und ein aromatisiertes Öl, um zu saugen. Medizinische Öle sind nicht besonders sexy, aber entfernen wenigstens die Hornhaut.

Eine Fußmassage ist eine großartige Safer-Sex-Praktik. Sie ist gesund, sexy; außerdem werden dabei keine Körperflüssigkeiten ausgetauscht. Auch bietet sie eine tolle Möglichkeit, bei einem Rendezvous sehr *sinnlich* zu sein, ohne direkte sexuelle Avancen zu machen. Sie ist ein guter »erster Schritt«. Kaum eine Frau wird eine Fußmassage ablehnen – es sei denn, sie findet Sie bereits eklig, weil Sie wie ein überhitzter Büffel riechen! Der Dramatiker Arthur Miller gewann angeblich das Herz von Marilyn Monroe, als er ihren Fuß mit einer Hand umfaßte und ihr tief in die Augen sah.[5]

O(h)rgasmus

Probieren Sie einmal, Ihrer Partnerin die Ohren zu massieren. Entfernen Sie alle Ohrringe, und reiben Sie die Ohren ganz fest. Da sie weitgehend aus Knorpelgewebe bestehen, können sie einiges aushalten. Stecken Sie die Finger ins Ohr Ihrer Partnerin (achten Sie darauf, daß die Fingernägel kurz geschnitten und sauber sind). Befingern Sie die Ohren, kräftig! Lecken und saugen Sie an den empfindsamen Tiefen des Innenohrs.

Lassen Sie sie das Meer hören, wenn Ihre feuchte Zunge sie berührt.

Wenn Sie gleichzeitig mit der freien Hand die Vulva massieren, oder Ihrer Partnerin einen Vibrator geben, mit dem sie

---

[5] Irving Wallace, *Rowohlts indiskrete Liste. Von Kleopatra bis Elvis Presley. Ehen, Verhältnisse und Affären berühmter Männer und Frauen*, Reinbek b. Hamburg 1981, S. 384.

sich selbst streichelt, können Sie ihr einen superben *O(h)rgasmus* schenken.

»Abartige« Berührungen

Zu den sogenannten »abartigen« Berührungen zählen leichtes Klopfen, Kitzeln, der Gebrauch von Vibratoren sowie das Schlagen (siehe den obigen Abschnitt »Lust und Schmerz«). Achten Sie darauf, daß *Ihre Partnerin* wirklich so berührt wird, und es nicht etwas ist, was Sie als erregend empfinden. Machen Sie sich nicht über sie lustig, weil sie es sich wünscht. Reden Sie mit ihr darüber, welche dieser Berührungen sie gern hat. Experimentieren Sie. Achten Sie darauf, daß Sie einander nicht weh tun. Seien Sie ein »Gentleman«, selbst wenn Sie Schläge verabreichen.

Vielleicht möchten Sie einige Fesselspiele in dieses Berührungsabenteuer einbauen. Fesseln Sie Ihre Partnerin, schlagen Sie sie leicht, liebkosen Sie sie am ganzen Körper, kitzeln Sie sie mit einer Feder, reiben Sie ihr Eis auf die Haut oder träufeln Sie heißes Wachs darauf. Möglicherweise genießt Ihre Partnerin die körperliche Wärme, die sie spürt, wenn sie an den Fesseln zerrt, oder die psychische Erregung, die sie empfindet, weil sie ganz »hilflos« ist. Vielleicht gerät sie aber auch in Panik, weil sie die Kontrolle über die Situation zu verlieren droht. Achten Sie auf die Grenzen, und ermutigen Sie Ihre Partnerin, diese zu benennen. Bitte verwenden Sie keine Knebel und keine Halskrausen, nur einfache Halsbänder, wenn der eine von Ihnen zum erstenmal Fesselungen vornimmt.

Denken Sie daran: Die Art und Weise, wie sie Sie gern berührt oder von Ihnen gern berührt werden möchte, hat eine Menge damit zu tun, wie die Eltern sie berührt haben. Finden Sie soviel wie möglich über ihre Erziehung heraus, damit Sie das Herz unter ihrer Haut berühren können (siehe Gebot Nr. 5 (für den Mann): Du sollst ihr zuhören).

Huldigende Berührungen

Helfen Sie ihr, mit ihrer »Göttinnen-Natur«, das heißt, der Fähigkeit, zu fühlen, daß Sie es wert ist, verehrt zu werden, in Berührung zu kommen, und ehren Sie ihren Körper mit Händen und Zunge. Im Grunde können Sie alle oben erwähnten »Berührungstechniken« anwenden, aber tun Sie es aus einer Haltung der Hingabe und Ehrerbietung heraus. Wenn Sie dem Körper Ihrer Partnerin huldigen, erweisen Sie ihrer Seele die Ehre. Schließlich *sind* wir unsere Körper. Geist und Seele bilden eine Einheit. Sie sind Teile des menschlichen Körpers – zumindest für eine gewisse Zeit.

Reizentzug

Der Entzug sinnlicher Reize stellt die Stimulation der Sinne auf den Kopf. Das kann äußerst erregend sein, da die Sinne, die gerade gereizt werden, dadurch sensibler reagieren. So können Sie zum Beispiel durch das Anlegen einer Augenbinde den Geruchssinn und den Hörsinn Ihrer Partnerin stärken. Sie können auch ihre Bewegungsfreiheit einschränken, indem Sie sie fesseln oder zu Boden drücken (selbstverständlich mit ihrer Zustimmung). Bedenken Sie, daß das Entziehen der Sinnesreize die Sensibilität Ihrer Partnerin vergrößert – vor allem, was Berührungen betrifft.

Seien Sie derjenige, der berührt wird!

Schenken Sie den Fingerspitzen Ihrer Partnerin Lust, indem Sie sie berühren lassen, was sie möchte. Frauen empfinden Männer zumeist als zu penisfixiert. Sie werden leicht ungeduldig, wenn eine Frau langsam ihre Arme, die Beine, die Brust und das Gesicht mit den Fingerspitzen erforscht, und schieben die Hände nach unten zum Penis – als wüßte sie nicht, wo er sich befindet! Entspannen Sie sich, machen Sie tiefe, erotische Atemzüge, und lassen Sie sich am ganzen Körper berühren, selbst an den »peinlichen« Stellen. Wenn es Ihnen nichts ausmacht, hilflos dazuliegen, lassen Sie sich fesseln. Vielleicht stellen Sie zu Ihrer Verwunderung fest, daß auch Sie O(h)rgasmen bekommen können!

Sensibilisieren Sie ihre Fingerspitzen für Berührungen

Wenn Sie oder Ihre Partnerin »Schwierigkeiten« mit Berührungen haben oder wenn Sie nur eine neue Art der Berührung erforschen möchten, probieren Sie einmal eine Übung aus, mit deren Hilfe Sex-Therapeuten ihren Klienten, die eine phobische Angst vor Berührungen haben, helfen, mit sich selbst in Kontakt zu kommen. Diese Methode bezeichnet man als *Fokussierung der Sinne*. Zu diesem Thema gibt es viele Bücher, aber im wesentlichen geht es dabei um die Konzentration auf den einfachen Akt des Berührens: Die Partner berühren sich abwechselnd gegenseitig und konzentrieren sich während der Berührung auf die Sinnesempfindungen in den Fingerspitzen und die Körperteile, die gerade berührt werden. Wenn Sie diese Fokussierung der Sinne mehrere Wochen praktizieren, ohne Geschlechtsverkehr zu haben, werden Sie eine vollkommen neue Welt der Sinne entdecken, die gleichsam »mit den Händen zu greifen« ist!

Berührungen lassen sich nicht »mit links erledigen«

Wollen Sie Ihrer Partnerin durch Berührungen Freude und Lust schenken, so müssen Sie sie *immer wieder* berühren, nicht nur, wenn Sie mit ihr schlafen wollen. Berühren Sie sie nur dann, wenn Sie Sex haben wollen, wird sie das Gefühl haben, daß Sie sie benutzen, und als selbstverständlich hinnehmen. Halten Sie die Hand Ihrer Partnerin, nehmen Sie sie in den Arm, streicheln Sie ihre Haut – um der reinen, beruhigenden Lust an der Berührung willen. Der Anthropologe Ashley Montagu hat darauf hingewiesen, daß wir aus einer liebevoll-zärtlichen Berührung nicht nur äußerst großen Genuß beziehen, sondern auch Wohlbehagen, wenn wir leiden, Entspannung erleben, wenn wir angespannt sind, sowie die einfache und doch geheimnisvolle Geborgenheit spüren, in einer Welt voller Gefahren nicht allein zu sein.[6]

Empfohlene Literatur:

Kaplan, Helen Singer, *Sexualtherapie. Ein bewährter Weg für die Praxis,* Stuttgart 1990.

Keesling, Barbara, *Liebe machen die ganze Nacht hindurch. Der männliche Mehrfach-Orgasmus und andere Geheimnisse, um das Liebesspiel zu verlängern,* München 1995.

---

[6] Ashley Montagu, Körperkontakt – Die Bedeutung der Haut für die Entwicklung des Menschen, Stuttgart, 2. Auflage 1980.

3
Du sollst ihr oft bedeutungsvolle Komplimente machen!

Daß Sie ihr einmal ein Kompliment gemacht haben, heißt noch lange nicht, daß Sie es nicht immer wieder tun sollen. Variieren Sie die Art des Kompliments, das aufrichtig sein muß. Wenn Sie einer »typischen Frau« großes Vergnügen bereiten wollen, lassen Sie es nicht bei einem Lob bewenden.

Frauen wissen Komplimente zu würdigen!

Frauen sind Exhibitionisten. Natürlich nicht alle. Nur eben die meisten. Oder zumindest ein Teil der meisten Frauen. Eine Frau mag es im allgemeinen, sich auch ein wenig »zur Schau zu stellen«. Sie möchte, daß man ihr applaudiert und ihr Wesen und ihr Handeln schätzt. Da aber die meisten Frauen aufgrund ganz unterschiedlicher Gründe in dieser Hinsicht auch unsicher sind, sehnen sie sich nach Komplimenten, ohne im Grunde zu wissen, wie sie darauf reagieren sollen. Doch einerlei, ob eine Frau züchtig errötet und protestiert – seien Sie versichert, daß sie Komplimente sehr wohl zu würdigen weiß. Für einen Mann gilt das allerdings auch, so daß dieses Gebot sicher auf beide Geschlechter zutrifft.

Erfahrung hilft. Wenn man einer Frau häufig Komplimente macht, kann sie lernen, Gefallen daran zu finden und höflich darauf einzugehen.

Lobet die Dame!

Es gibt eine Kunst, die uns lehrt, wie man ein aufmerksamer »Voyeur« sein und schöne Komplimente machen kann, ohne sich zugleich wie ein unterwürfiger Schmeichler aufzuführen. Wenn eine Frau einen Mann, der ihr Komplimente macht, von oben herab behandelt, dann deshalb, weil sie ihn (a) aus anderen Gründen abstoßend findet, zum Beispiel, weil er Essensreste im Gesicht hat oder wie Napoleon vor dem Gang zum Bidet riecht, oder weil er ihr (b) die falschen Komplimente macht. Genaugenommen hängt die Art des Kompliments, das Sie aussprechen sollten, von der jeweiligen Frau ab. Ich möchte hier aber trotzdem eine Faustregel aufstellen:

Wenn sie sich wenig attraktiv findet,
sagen Sie ihr, sie sei schön.
Wenn sie sich schön findet,
sagen Sie ihr, sie sei klug.
Wenn sie sich klug findet,
sagen Sie ihr am besten, sie sei klug und schön.

Und lassen Sie es nicht dabei bewenden. Sagen Sie ihr genau, *was* an ihr so schön ist. Aber bitte sagen Sie einer Frau nicht gleich beim ersten Treffen, sie habe einen »tollen Busen« oder einen »hübschen Hintern«. Seien Sie ein »Gentleman«.

Schenken Sie ihr Aufmerksamkeit!

Seien Sie ihr größter Bewunderer. Sagen Sie ihr, sie sei eine Göttin. Machen Sie sich keine Sorgen, ob Sie das über die Lippen bringen, ohne die Miene zu verziehen; *tun Sie's ein-*

fach. Huldigen Sie ihrem Körper, denn dann dürfte sie eher bereit sein, ihn mit Ihnen zu teilen. Achten Sie ihren Verstand, und sie wird Ihnen den Schlüssel geben, der ihre Wünsche aufschließt.

Heben Sie ihr Selbstwertgefühl – das geht!

So manche moderne Frau ist zutiefst verunsichert, was ihr Äußeres angeht. Häufig ist sie buchstäblich vor lauter Angst wie »gelähmt«. Sie ist schüchtern, verängstigt, denkt zwanghaft an ihr Gewicht, ihre Pickel, ihre Falten, die »unansehnliche« Cellulite oder das »unbändige« Haar. So wird sie unfähig, wenigstens auszuprobieren, was sie im Leben tun möchte, weil sie befürchtet, nicht die nötigen äußeren Voraussetzungen mitzubringen.

Da die Mehrzahl der Medien das Interesse auf Frauen mit perfekten, weichgezeichneten, mit Implantaten versehenen, geradezu bionischen Körpern lenkt, ist es nicht verwunderlich, daß zusätzlich zur insgesamt negativen Einstellung der Gesellschaft gegenüber der weiblichen Sexualität fast alle Frauen gegen den Sog eines geringen Selbstwertgefühls ankämpfen.

Die sogenannten »Experten« werden sagen, daß nur zwei Menschen das Selbstwertgefühl einer Frau stärken können: sie selbst und ihr/e Therapeut/in. Das ist nichts weiter als Psychologengeschwätz. Sie, ja, *Sie* können die Selbstachtung einer Frau heben, und zwar einfach, indem Sie ihr Komplimente machen. Das Entscheidende ist, daß Sie *aufrichtig* sind (wenn Sie auch nach intensivem Nachdenken keinerlei Loblied auf Ihre Partnerin singen können, was wollen Sie dann von ihr?), *kreativ* (machen Sie amüsante, humorvolle, provozierende, sinnvolle, inspirierende Komplimente), und *unnachgiebig* (egal, wie gut Sie sie kennen, gleichgültig, wie oft Sie ihr bereits Komplimente gemacht haben, Sie dürfen den Strom des Lobes nicht abreißen lassen!). Wenn Sie ihr tatsächlich aufrichtig, kreativ und unnachgiebig Komplimente machen, wird sie sich wohler in ihrer Haut fühlen, (was häufig dazu führt, daß sie eine bessere Meinung von Ihnen, ihrem größten Bewunderer, hat). Auf diese Weise können Sie beide eine Menge Geld für Psychotherapien sparen.

Indem Sie Ihre Partnerin mit raffinierten, jedoch ehrlichen und bedeutungsvollen Komplimenten überhäufen und ihre negativen Eigenschaften wohlwollend übergehen, können Sie ihr Selbstwertgefühl tatsächlich erhöhen, ganz gleich, wie niedrig es ist.

Obwohl die Grundlage für das Selbstwertgefühl einer Frau in der Kindheit und Jugend gelegt wird, kann es sich zu einem späteren Zeitpunkt im Leben dramatisch verändern. Das widerspricht der landläufigen Meinung. Eine Frau, die man physisch oder emotional mißhandelt hat, *kann* es lernen, den geliebten Menschen, der sie anbetet und achtet und das durch seine Taten und Komplimente beweist, zu lieben, ihm zu vertrauen, mit ihm glücklich zu sein und Freude am Sex mit ihm zu haben.

Gleichzeitig kennen auch Frauen mit einer prinzipiell hohen Selbstachtung Zeiten, in denen sie unter Selbstzweifeln und Minderwertigkeitsgefühlen leiden. Auch die schönsten Frauen machen sich Sorgen wegen ihrer Falten, die brillantesten Frauen fürchten, ihre Erfolge seien in Wahrheit »bloß Schau«, und die selbstlosesten Frauen sorgen sich, daß sie anderen Menschen nicht genug helfen. Preisen Sie die Schönheit, die Intelligenz und die Güte Ihrer Partnerin, und anerkennen Sie ihre Erfolge und Leistungen – ob es sich um eine phantastische Ratatouille handelt, den Sieg in einem schwierigen Gerichtsverfahren, die gute Erziehung der Kinder oder die gelungene Zusammenstellung ihrer schicken Garderobe. Zeigen Sie, daß Sie wirklich stolz auf sie sind, und ihr Selbstwertgefühl wird »aufgehen« wie selbstgebakkenes Brot. Und dabei wußten Sie gar nicht, daß Sie backen können, oder ...?

Wenn sie den Eindruck hat, daß sie schön und klug ist und verehrt wird, wird sie sich sexy fühlen.

Josh, der mich in einer meiner Radiosendungen anrief, erzählte mir, er begreife nicht, warum seine Ehefrau Geena nie die engen, von ihm so heiß geliebten Dessous anzog. Im Gespräch kam heraus, daß Geena leicht übergewichtig war, und obwohl ihre üppigen Formen Josh wirklich gefielen, hatte er es ihr seit Jahren nicht mehr gesagt. Ich riet ihm, Lobeshymnen auf Geena zu singen, ihr Karten zu schicken und sich zu beeilen, die verlorene Zeit wieder aufzuholen! Drei Wochen später rief er mich an und teilte mir die gute Nachricht mit: Kurz nachdem er begonnen hatte, Geena wegen ihres Körpers aufrichtig, kreativ und unnachgiebig zu loben, schmückte sie sich mit den so geliebten sexy Seidenbodys und Spitzenhöschen.

Kritik verdirbt die Lust

Eine der wichtigsten Klagen über die Männer, die ich von meinen Klientinnen höre, lautet: »Ständig hat er etwas an mir auszusetzen.« Und da wundern sich die Ehemänner, daß ihre Gattinnen kein Interesse am Sex haben! Welche Frau möchte schon mit einem Mann liebevoll flirten, der ihr soeben gesagt hat, sie »verwandle sich allmählich in ein Elefantenbaby«, oder vor Freunden auf einer Party erklärt, sie »wisse ja nicht, wovon sie rede«.

Das bedeutet nun nicht, daß Sie niemals hilfreiche Kritik üben sollen. Bemühen Sie sich aber, kritische Anmerkungen in Komplimente zu kleiden. Zum Beispiel: »Du hast so schönes, feines Haar; es würde toll aussehen, wenn es etwas kürzer wäre.« Bitte unterlassen Sie alle kränkenden Bemerkungen, auch wenn Sie meinen, Sie würden sie »ihr zuliebe« machen.

Machen Sie ihr Komplimente, wenn Sie mit ihr schlafen!

Sagen Sie ihr, daß sie schön ist, daß sie herrlich riecht, Sie die Form Ihrer Brüste anbeten, daß ihre Füße schön, ihr Mund sinnlich und ihre Vulva ein erlesener Garten der Lüste ist (bitte in Ihren eigenen Worten).

Sorgen Sie dafür, daß ihr Ihre Komplimente zu Herzen gehen – so, wie Ihre Fingerspitzen ihre Haut berühren.

Sprechen Sie häufig einfach nur ihren Namen (oder Kosenamen) aus, vor allem, wenn sie miteinander schlafen: Es ist eine großartige Möglichkeit, subtile Komplimente zu machen. Der Name Ihrer Partnerin hat einen machtvollen Klang; kein anderes Wort wirkt vergleichbar erregend. Sprechen Sie ihn aus, als sagten Sie ihn zum erstenmal. Flüstern Sie ihn ihr ins Ohr, wenn es ihr kommt ...

Machen Sie ihr Komplimente wegen ihres Geschmacks!

Machen Sie ihr jedesmal Komplimente, wenn sie sich geschmackvoll kleidet, etwas Neues trägt oder auf irgendeine Weise Mühe für ihr Äußeres aufwendet. Frauen sind enttäuscht, wenn ein Mann so etwas nicht bemerkt. Eine schöne Frau hat es gern, wenn man ihr Komplimente wegen ihrer Kleidung macht (besonders wegen der Schuhe!); denn ihre Schönheit kann ein Geschenk Gottes sein, doch guter Geschmack in Fragen der Kleidung ist ein Zeichen von Intelligenz. Einer Frau, die Sie nicht kennen, wegen der Kleidung Komplimente zu machen, stellt eine großartige Möglichkeit dar, auf einer Party oder einer anderen gesellschaftlichen Veranstaltung auf sie zuzugeben. Selbstverständlich dürfen Sie nicht sagen: »Ich mag Ihre tief ausgeschnittene Bluse«, oder: »Meine Güte, Schätzchen, da ist ja wirklich ein ziemlich kurzer Rock.« Und benehmen Sie sich nicht wie Trottel, sagen Sie zum Beispiel nicht: »Ich mag es, daß Ihre Schuhe farblich zu Ihren Augen passen!« – Es sei denn, das stimmt tatsächlich.

Drücken Sie es schriftlich aus!

Bringen Sie Ihre Komplimente auf Papier. Schicken Sie ihr Briefe oder lassen Sie diese, wenn Sie zusammen leben, für sie herumliegen. Die Troubadoure des Mittelalters haben das getan. Das Verfassen von Liebesbriefen, diese inbrünstig komponierten Hymnen des Lobes und der Leidenschaft, die das Herz einer Dame entflammen sollen, zählte zu den großen höfischen Liebestraditionen (siehe Gebot Nr. 7 (für den Mann): Du sollst sie beschenken).

Finden Sie besondere Wege, Ihre Partnerin in den höchsten Tönen zu preisen. Malen Sie sie, fotographieren Sie sie, nehmen Sie sie auf Video auf. Bringen Sie ihre Gedichte heraus, speisen Sie ihre Gedichte ins Internet ein – natürlich mit ihrer Genehmigung. Komponieren Sie ein Lied über sie. Stellen Sie sie zur Schau – jeden Aspekt ihres Lebens. Bringen Sie andere Menschen dazu, sie zu loben. Keine Sorge, es wird sie nicht »verderben«. Vielmehr wird es ihr großes Vergnügen bereiten.

Empfohlene Literatur:

Edmund: *Cyrano de Bergerac. Romantische Komödie in fünf Aufzügen.* Ditzingen 1977.

Woodman, Marion: *Heilung und Erfüllung durch die Grobe Mutter. Eine psychologische Studie über den Zwang zur Perfektion und andere Suchtprobleme als Folgen ungelebter Weiblichkeit.* Interlaken 1977.

4
Du sollst sie dazu ermutigen, daß sie dir sagt und zeigt, wie sie gern berührt werden möchte!

Die orgasmische Insel Mangaia

Nach Aussage des Völkerkundlers D. C. Marshall lebt das Volk mit der höchsten Fähigkeit zum Orgasmus auf der polynesischen Insel Mangaia.[1] Fast alle Mangaianerinnen haben bei jedem Geschlechtsakt zwei oder drei Höhepunkte. Warum? Das werden Sie vielleicht völlig neidisch fragen. Beim Eintritt in die Pubertät durchläuft ein mangaianischer Knabe eine Reihe von Initiationsriten, die ihm zeigen, wie man eine Frau stimuliert, damit sich ihre sexuelle Lust erhöht. Von einer Mangaianerin wird *erwartet*, daß sie bei jedem Geschlechtsverkehr einen Orgasmus erreicht. Geschieht das nicht, verliert der mangaianische Mann, der sie sexuell nicht befriedigt, sein Ansehen in der Gemeinschaft. Zwei Wochen nach der Initiation beginnt eine erfahrene ältere Frau damit, die dreizehn- bis vierzehnjährigen Knaben in der Kunst zu unterweisen, wie man einer Frau sexuell verwöhnt. Laut Marshall wissen die Mangaianer mehr über die weibliche Sexualität als die meisten Ärzte im westlichen Kulturkeis. Die Mangaianer glauben nicht, daß die sexuelle Lust der Frau eine Art »Extra« darstellt. Vielmehr wird

---

[1] Zitiert nach Lynn Margulis u. Dorion Sagan, *Mystery Dance: On the Evolution of Human Sexuality*, New York 1990, S. 62.

sie für unverzichtbar für jede erfolgreiche, erfüllende geschlechtliche Vereinigung gehalten. Die hochgesteckten Erwartungen, die die Gesellschaft an den Höhepunkt der Frau richtet, führen somit zu einer großen Häufigkeit des Orgasmus bei Frauen. Das ist deshalb wichtig, weil die Lust der Frau weitaus mehr als die des Mannes auf den in der Gesellschaft herrschenden Erwartungen und sexualerzieherischen Maßnahmen beruht.

Wenn man in unserer Gesellschaft junge Männer darin schulen würde, wie man eine Frau sexuell befriedigt – was wäre dann der Unterrichtsstoff?

Machen Sie es wie die Mangaianer!

Da es in westlichen Gesellschaften nichts gibt, was sich mit den mangaianischen Initiationsriten vergleichen läßt, die die Kunst lehren, einer Frau durch »Handarbeit« (von »Zungenarbeit« ganz zu schweigen) zu verwöhnen, müssen wir unsere eigenen Riten hervorbringen. Ermutigen Sie Ihre Partnerin, die Rolle der mangaianischen Initiantin zu übernehmen, die Ihnen zeigt und sagt, was ihr – vor, während und nach der Liebe – Vergnügen bereitet, wann immer Sie sie dazu bewegen können, daß Sie sich Ihnen öffnet und »aus der Schule plaudert«.

Viele Männer hegen diesbezüglich zwiespältige Gefühle. Im Grunde wollen sie gar nicht genau wissen, wie man einer Frau Lust schenkt. Sie behaupten zwar das Gegenteil, doch wenn sie sich den tatsächlichen Vorschlägen oder Bitten einer Frau gegenübersehen, scheuen sie nicht selten davor, weil sie meinen, man wolle sie korrigieren oder kritisieren. Falls Sie zu den Männern gehören, die sich nicht trauen, nach dem Weg zu fragen, wenn Sie sich mit dem

Auto verfahren haben, ist das allein Ihre Angelegenheit. Aber wenn Sie nicht damit zurechtkommen, daß Ihnen Ihre Partnerin in sexuellen Dingen ein wenig *freundliche* Nachhilfe erteilt, werden Sie stets aufs neue durch die »Reifeprüfung« fallen.

So überwinden Sie die Hürde ihrer Verstimmungen!

Aber wenn Sie damit umgehen können – schön für Sie! Absoluter Erfolg ist aber dennoch nicht garantiert. Selbst wenn es *Sie* nicht einschüchtert, daß Ihre Partnerin ihre Wünsche offen äußert, so hatte doch vielleicht ihr ehemaliger Liebhaber Angst davor, so daß sie befürchtet, auch Ihnen würde angst und bange. Die Frau von heute sieht sich häufig mit den widersprüchlichen Botschaften des modernen Mannes konfrontiert: Sie wird wegen ihrer *Sexyness*, aber nicht wegen ihrer sexuellen *Durchsetzungskraft* begehrt. Es kann also durchaus passieren, daß Sie ihr ein Gefühl der Sicherheit geben und wiederholen müssen, daß sie Ihnen alles erzählen darf, was sie »scharf macht«.

Ein weiteres Problem dreht sich um die heute herrschende Vorstellung, wonach Partner »Seelenfreunde« seien. Insgeheim glaubt eine Frau unter Umständen: Wenn Sie ihr Seelenfreund sind und sie wirklich lieben, wissen Sie auch ganz genau, womit Sie sie zu höchsten erotischen Wonnen führen können. Doch selbst Seelenfreunde brauchen ein wenig Sexualerziehung, wenn sie einander wirklich sexuellen Genuß bereiten wollen. Sie müssen sich allerdings nicht in einer Art »Hochschule für das Studium des Fleisches« einschreiben; es reicht schon, wenn Sie einander Unterricht geben.

Manche Frauen glauben, man solle über Sex nicht reden. Solche Menschen neigen dazu, sich anzuziehen, ohne daß jemand zuschauen darf, stets im Dunkeln miteinander zu schlafen und kein Wort über den Sex zu verlieren. Möglicherweise entschuldigen sie dieses Verhalten mit den Worten, dadurch bliebe »das Geheimnis bewahrt«, aber normalerweise steckt dahinter nur das Bemühen, Hemmungen, Unsicherheiten und weitere ungelöste sexuelle Fragen zu verbergen. Diesen Mangel an Verständigung kann man unter anderem dadurch überwinden, daß man gemeinsam Sexualratgeber liest, erotische Kunst betrachtet oder sich Sexvideos ansieht und anschließend darüber spricht. Es gibt viele Möglichkeiten, »das Eis zu brechen« und ein Gespräch über sexuelle Themen in Gang zu bringen. Wenn Sie es sich leisten können, laden Sie doch eine Erotik-Tanzgruppe zu sich nach Hause ein, und spielen Sie die Darbietungen nach ... zu zweit.

Möglicherweise errichtet Ihre Partnerin noch andere Hindernisse, die die Entdeckung ihrer Lust erschweren – es gibt viele hemmenden Möglichkeiten! Vergessen Sie eines nicht: Sie treten gegen eine jahrtausendealte Unterdrückung der weiblichen Sexualität an. Vielleicht müssen Sie Ihre Partnerin überreden und davon überzeugen, daß sie Ihnen ihre Wünsche eingesteht. Deshalb: Du sollst sie überreden und überzeugen! Wenn es sein muß, gehen Sie auf die Knie und betteln! Es lohnt sich!

Aber fragen Sie Ihre Partnerin nicht nur einmal nach ihren Wünschen, um dann davon auszugehen, daß Sie alle ihre taktilen Bedürfnisse kennen; ihre Lustpunkte ändern sich.

Bemühen Sie sich, mit den Veränderungen auf dem laufenden zu bleiben. Weitere Hinweise, wie Sie sich auf die taktilen und anderen sinnlichen Bedürfnisse einstimmen können, finden sich unter Gebot Nr. 2 ((für den Mann): Du sollst ihre Sinne reizen).

Selbstbefriedigung – Mythos und Wirklichkeit

Manchmal ist ein Bild ebensoviel wert wie tausend Unterweisungen. Bitten Sie also Ihre Partnerin, sich in Ihrem Beisein selbst zu befriedigen. Manche Frauen tun es von sich aus; andere sträuben sich noch stärker dagegen, Ihnen *zu zeigen*, was sie als sexuell erregend finden, als über diese Dinge zu sprechen. Daß man »an sich herumspielt«, wird von vielen Menschen in unserer Gesellschaft nach wie vor als etwas »Verbotenes« betrachtet, obwohl es bekanntermaßen eine harmlose gesunde und heilende Betätigung ist.

Ursprünglich zählte das noch heute herrschende soziale Tabu wohl zu einem praxisorientierten Verhaltenskodex zur Bewahrung der landwirtschaftlichen Kultur und der Fortsetzung der Stammesfehden. Zur Zeit des Alten Testaments, als Onan geächtet wurde, weil »er's auf die Erde fallen und verderben« ließ[2] (in Wahrheit eher ein Fall von *coitus interruptus* als von Masturbation), glaubte man, daß die Menschen nicht genug Kinder zeugen würden, um die Ernte bestellen oder gegen feindliche Stämme in den Krieg ziehen zu können, wenn sie onanierten, anstatt sich fortzupflanzen. Apropos Kirchenaustritte – dies war sicherlich ein wichtiger Grund.

Im Mittelalter setzten die Christen die Verunglimpfung der Masturbation fort, indem sie die sexuelle Lust mit dem absoluten Bösen gleichsetzten. Da sie in der Selbstbefriedigung keinen anderen Zweck sahen als die Lust[3], erklärten sie, die Masturbation sei eine große Sünde, eine der schlimmsten

---

[2] 1. Buch Moses 38,9.

[3] Obwohl wir heute wissen, daß es nicht nur Spaß macht, es sich »selbst zu machen«, sondern auch zur Erhaltung der sexuellen Gesundheit beiträgt, vor allem, wenn man keinen Partner hat.

Handlungen überhaupt. Im Laufe der Jahrhunderte bauten sich dann angstmachende, abergläubische Vorstellungen auf, zum Beispiel, daß Onanie Warzen, Blindheit, Wahnsinn, Haare auf den Handinnenflächen und Impotenz verursache, von der ewigen Verdammnis natürlich ganz zu schweigen (Hmm, wenn man in der schönen warmen Hölle masturbieren darf, könnte man es dort vielleicht sogar aushalten.).

Es ist wissenschaftlich erwiesen, daß sämtliche Vorstellungen in bezug auf die Selbstbefriedigung hundertprozentig falsch sind.

Auch wenn die weibliche Leiterin des US-amerikanischen Gesundheitswesens[4] entlassen wurde, nur weil sie die Selbstbefriedigung im Rahmen der Safer-Sex-Erziehung erwähnt hatte, betrachten die Experten die Masturbation als gesunde, normale und absolut sichere sexuelle Betätigung,

Es gibt sogar einige positive Meinungen im Volke über die Wonnen der Selbstbefriedigung. Bei den Griechen galt sie als Geschenk der Götter. So machte Hermes den Gott Pan, dessen Liebe zu den Nymphen unerwidert blieb, mit dieser sexuellen Technik bekannt, worauf dieser sie den Schafhirten lehrte (Vielleicht, damit sie die Schafe nicht ständig belästigten!). Der griechische Philosoph Diogenes lobte die außergewöhnliche körperliche Effizienz der Onanie: »Wollte der Himmel, es genügte, seinen Bauch zu reiben, damit der Hunger gestillt wird.«

Wie auch immer – der Komiker George Carlin hatte wohl recht, als er sagte: »Wenn Gott gewollt hätte, daß wir nicht onanieren, hätte er uns kürzere Arme gegeben.«

Obwohl Wissenschaftler und Sexualforscher die Selbst-

---

[4] Dr. Joycelyn Elders

befriedigung radikal »rehabilitiert« haben, gilt sie vielen Menschen bis heute als Tabu. Heute befürchtet man nicht mehr, man könne aufgrund der Masturbation erblinden, sondern sorgt sich, ob man als einsam und verzweifelt oder »total versext« abgestempelt wird, wenn man sie praktiziert. Im Beisein eines Partners zu masturbieren hat nichts mit Einsamkeit zu tun, doch fühlen sich Neulinge vielleicht trotzdem unbehaglich und verletzlich.

Aus Angst und Unkenntnis onanieren manche Frauen nicht, wenn sie allein sind – und erst recht nicht vor einem anderen Menschen. Oftmals *wissen* diese Frauen nicht einmal, wie sie gern berührt werden möchten. Reagieren Sie einfühlsam auf die Ängste und Hemmungen Ihrer Partnerin. Versuchen Sie nicht, sie zu irgend etwas zu zwingen, was sie nicht möchte; aber reden Sie ihr weiter gut zu. Versichern Sie ihr, daß Sie sie lieben und achten. Geben Sie ihr das Buch *Sex for One* von Dr. Betty Dodson, der »Mutter der Masturbation«, zu lesen, oder besuchen Sie mit ihr eine Show von Annie Sprinkle. Vielleicht bringen Sie sie auch in Stimmung, indem Sie »den Anfang machen« und sich vor den Augen Ihrer Partnerin selbst befriedigen.

Lernen Sie die Vulva Ihrer Partnerin kennen!

Sobald Sie es geschafft haben, daß Ihre Partnerin »ihr Kätzchen streichelt«, sollten Sie genau hinsehen, *sehr* genau, und das nicht nur, um selbst in Fahrt zu kommen – obwohl es natürlich wirklich ausgesprochen erregend ist –, sondern um zu *erkennen*, wie Ihre Partnerin gern berührt werden möchte.

Sehen Sie sich die Vulva genau an, meine Herren. Machen Sie sich mit ihr bekannt, und lernen Sie, sie gekonnt zu streicheln: Sie ist Objekt der Begierde, Quelle des Lebens, Zentrum der Lust, Mund von Mutter Natur. Für manche ist die Vulva die »Schöne«, für andere das »Biest«. Für Männer wie Frauen kann sie ein Mysterium darstellen.

Die Vulva besteht aus den äußeren Schamlippen *(labia majora)*, den »Tempeltoren«, den fleischigen, behaarten Schamlippen, die man sehen kann; den inneren Schamlippen *(labia minora)*, den saftigen inneren Lippen, die bei sexueller Erregung anschwellen, sowie der Klitoris, dem »Rotkäppchen«, dem Lustzentrum der Frau, dem Juwel in der Lotusblüte, der kostbaren Perle der köstlichen Auster. Mmm ... klingt lecker ... ist es auch.

Die Vulva ist für manche der schönste Teil des Körpers einer Frau; für andere ein sexueller Schrecken.

Der Dramatiker Tennessee Williams soll von der Schauspielerin Elizabeth Ashley in ein Bordell geführt worden sein, damit er »in die Männlichkeit eingeweiht wurde«. Nachdem eine der Prostituierten ihn dazu überredet hatte, ihr zwischen die Beine zu blicken, hat er angeblich geäußert: »Ich habe da nur etwas gesehen, was wie eine sterbende Orchidee aussah«, und hinzugefügt: »Darum habe ich mich weder mit Orchideen noch mit Frauen anfreunden können.« Wie sich herausstellte, war Tennesse Williams hundertprozentig schwul; aber auch viele heterosexuelle Männer fühlen sich beim Blick auf die Vulva nicht sonderlich wohl. Doch passen Sie auf, meine Herren, je wohler Sie sich bei diesem Anblick fühlen, desto besser werden Sie als Liebhaber sein. Wenn Sie eine sehr talentierte Zunge haben, können Sie es ja wie die Maulwürfe machen und es im Dunkeln tun.

So mancher unglückselige Mann hat eine aufrichtige Angst vor der Vulva und der Scheide. Den Mythos von der gezahnten Scheide *(vagina dentata)* gibt es in vielen Kulturen. Bildlich gesprochen hat jede Vagina verborgene Zähne, denn der Mann kommt mit weniger heraus, als er vor dem Eindringen hatte. Aber hört mir zu, Ihr Dummköpfe, keine Vagina hat echte Zähne (auch wenn sich ein verrutschtes Pessar wie ein Reißzahn anfühlen mag)!

Nur zu – sehen Sie genau hin. Beobachten Sie, wie die inneren Schamlippen Ihrer Partnerin anschwellen, rot und feucht werden, während ihre Erregung immer weiter ansteigt. Sehen Sie, wie die Klitoris allmählich hervorragt, während die Umgebung ganz feucht wird. Beobachten Sie, wie Ihre Partnerin an den Schamlippen zieht, mit ihnen spielt und den Kitzler befingert. Berührt sie die Klitoris direkt, macht sie kleine kreisförmige Bewegungen, streichelt sie den Bereich darüber, darunter, mehr zur linken oder zur rechten Seite? Achten Sie darauf, ob Ihre Partnerin den Po drückt, den After befingert, sich in die Brustspitzen kneift, das Schamhaar dreht, sich leicht schlägt. Achten Sie besonders darauf, wie sie sich kurz vor dem Höhepunkt berührt. Verlieren Sie sich aber nicht so sehr in Ihren Betrachtungen, daß Sie vergessen, ihr zu sagen, wie schön sie ist.

Werden Sie wild!

Wenn Ihre Partnerin bemerkt hat, daß Sie ihr zusehen, können Sie immer mehr ihre exhibitionistische Ader hervorlocken. Wenn man sie ermutigt und akzeptiert, fordert man die innere »Schauspielerin« auf, herauszukommen und zu tanzen. Achtung – vielleicht gerät sie außer Rand und Band! Geben Sie ihr zur Abwechslung einen Vibrator, ein Fläschchen mit Mandelöl, einen Dildo (wenn Sie keinen haben, benutzen Sie ein Gurke, eine Möhre oder Banane – die »Dildos« der Natur), vielleicht ein Paar

Liebeskugeln, und sehen Sie zu, wie Ihre Partnerin stöhnt und schreit ...

Jemand, der über mich wacht

Indem Sie Ihre Partnerin dazu ermutigen, Ihnen zu zeigen, wie sie gern berührt wird, lernen Sie nicht nur, wie Sie ihr durch Berührungen Lust schenken können. Vielmehr bereiten Sie ihr schon allein dadurch Genuß, daß Sie es ihr »erlauben«, in Ihrem Beisein zu masturbieren. Selbst wenn sie nicht besonders exhibitionistisch veranlagt ist – Selbstbefriedigung macht Spaß: Sie ist unkompliziert, direkt, intim und sollte zu unser aller sexuellem Repertoire gehören, ob mit oder ohne Partner. Sie wirft ein strahlend helles Licht ins Fenster des Lebens und sorgt dafür, daß wir mit unserem körperlichen Selbst in liebevollem Kontakt bleiben, egal, ob wir in einer Beziehung leben oder nicht. Wenn mir meine Klientinnen erzählen, daß sie beim Geschlechtsverkehr nur schwer zum Höhepunkt kommen, mache ich meist den Vorschlag, *während* des Verkehrs zu masturbieren (es gibt immer eine Möglichkeit, einen feuchten Finger oder zwei zum Kitzler gleiten zu lassen). Das führt dann beinahe immer zu einem phantastischen, den Penis packenden Orgasmus.

Seltsamerweise kann man einer Frau, wenn man ihr beim Onanieren zusieht, das Gefühl vermitteln, daß sie sich in ihrem verletzlichsten Zustand sicher, umsorgt, angenommen, ja beschützt fühlt, und daß man über sie »wacht«.

Wenn Sie dieses Gebot befolgen, werden Sie zu einem Mann, den sich jede Frau wünscht, nämlich in »jemanden, der über mich wacht!«

Empfohlene Literatur:

Barbach, Lonnie u. Levine, Linda: *For yourself. Die Erfüllung weiblicher Sexualität.* Berlin 1982.

Dodson, Betty: *Sex for One. Die Lust am eigenen Körper.* München o. J.

Walker, Alice: *Sie hüten das Geheimnis des Glücks,* Reinbek b. Hamburg 1993.

5
Du sollst ihr zuhören!

Und sie kennenlernen, lernen, was sie durchgemacht hat, was sie braucht und was sie sich wünscht! Die am häufigsten geäußerte Klage von Frauen über Männer lautet: Sie hören nicht zu.

Warum hat Sigmund Freud nicht herausgefunden, »was das Weib will«? Weil er nicht hören wollte. Weil er nicht zuhören wollte. Dabei war das Zuhören sein Beruf! Er war so sehr damit beschäftigt, Theorien zu formulieren, daß er sich gar nicht erst die Mühe machte, den Frauen in seinem Leben wirklich zuzuhören. Nicht, daß Freud in dieser Hinsicht eine Ausnahme bildete. Die meisten prüden Männer im 19. Jahrhundert taten die weibliche Konversation, die sie kaum höher als das Gebrabbel von Kleinkindern einstuften, als wertlos ab. Vielleicht war das ein Grund, warum damals so viele Frauen (außer, daß sie mit engen Korsetts gestraft waren), häufig ohnmächtig wurden. Da die Männer ihnen nicht zuhörten, konnten sie wenigstens auf sich aufmerksam machen, wenn sie in Ohnmacht fielen!

Frauen brauchen Gespräche!

Dem, was die moderne Frau zu sagen hat, wird etwas mehr Respekt und Aufmerksamkeit entgegenbracht. Aber sie braucht *viel* mehr. Die Frau der Gegenwart ist, zu Hause und im Beruf, überarbeitet und unterbezahlt. Sie hat ein riesengroßes Bedürfnis, über ihre Gefühle zu sprechen und *gehört zu werden*, und zwar einfach deshalb, weil sie mit dem ungeheueren Streß in ihrem Leben fertig werden muß. Da sie heute mehr denn je um die Ohren hat, muß sie über mehr denn je sprechen.

Deshalb: Wenn Sie hyperaktiv sind und Ihnen das Zuhören schwerfällt, spitzen Sie die Ohren!

Zuhören, um sie zu erfreuen

Für Frauen bedeutet das Reden eine Art Vorspiel. Es muß dabei nicht um Sex gehen. Die Gespräche können sich um die Arbeit, um Tratsch oder darum drehen, womit die Kinder sie tagsüber zum Wahnsinn getrieben haben. Egal, ab eine Frau in den höchsten Tönen schwärmt oder sich beklagt, das Sprechen stellt allein schon eine Erleichterung dar. Es hilft ihr sogar, leichter zu atmen. Und wie wir unter Gebot Nr. 2 (für den Mann) gelernt haben: Du sollst ihre Sinne reizen, ist das Atmen ausgesprochen wichtig für guten Sex.

Die meisten Männer haben Schwierigkeiten zu begreifen, daß das Sprechen über etwas, das nichts mit Sex zu tun hat, eine Frau in eine erotische Stimmung versetzen kann. Aber das ist der Fall, und es kommt immer wieder vor. Ehe eine Frau Leidenschaft und Romantik zu schätzen weiß, muß sie häufig zunächst reden und gehört werden, damit sie sich in ihrer Persönlichkeit und in dem, was sie durchmacht, verstanden fühlt.

Das Bedürfnis nach Mitgefühl und nach einem Menschen, mit dem man reden kann, zählt zu den wichtigsten Ursachen der Untreue einer Frau – viel eher als die Unzufriedenheit mit der Stoßtechnik des Partners.

Karen rief während meiner Radiosendung an, weil sie wegen einer geheimen Affäre unter Schuldgefühlen litt. Zunächst konnte sie nicht einmal sagen, warum sie etwas mit ihrem Geliebten angefangen hatte, der weniger erfolgreich, weniger gut aussehend und sogar weniger aufregend war als ihr Mann; sie wußte nur, daß sie sich mit ihm auf eine Weise entspannt und sexuell angesprochen fühlte, wie sie es mit ihrem Mann nie erlebt hatte. Als ich sie fragte, was sie ihrer Meinung nach mit dem Geliebten am besten könne, das sie mit ihrem Mann nicht könne, antwortete sie lachend: »Ich kann mit ihm reden.«

Offenbar hörte ihr der Geliebte tatsächlich zu. Er stellte Fragen. Er schien aufrichtig interessiert zu sein. Sie redete über ihr Leben, ihre Meinungen und Gefühle, ihre Ängste und Phantasien. Und er hörte zu. Ihr Mann tat das nie. Er hat zuviel vor, spielt Tennis, sieht fern oder führt Selbstgespräche. Ja, sie unterhält sich mit ihrem Mann über die grundlegenden Dinge, zum Beispiel die Arbeiten im Haushalt und die Abendnachrichten, doch selten über ihre Gefühle und nie über ihre Phantasien. Aber sie brauchte jemanden, mit dem sie sprechen konnte. Sie begann, mit ihrem Geliebten im Büro zu reden, in dem beide arbeiteten; das führte dazu, daß sie sich beim Mittagessen unterhielten, dann beim Abendessen, dann abends bei einem Glas Wein in seiner Wohnung, dann im Bett. Sie konnte es nicht fassen, daß sie sich in eine regelrechte geheime Affäre »hineingeredet« hatte. Hätte ihr Mann ihr doch nur zugehört ...

Jede Frau braucht einen Menschen, mit dem sie sprechen kann. Wenn sie das mit Ihnen nicht kann, dann wird sie sich mit einem anderen unterhalten, und das läßt sie vielleicht einen Fremden begehren, der ihr zuhört.

Außerdem braucht sie Sie nicht nur, damit Sie ihr ein paar Minuten vor dem Zubettgehen zuhören. Wenn Sie ein ordentliches Liebesleben haben wollen, muß Ihre Partnerin auf Dauer das Gefühl haben, daß man ihr zuhört und sie versteht.

Zu Beginn einer Beziehung braucht eine Frau diese Gespräche nicht *so* sehr. Schließlich kennt sie Sie noch nicht besonders gut und kann deshalb so tun, als verstünden Sie sie. Doch im Laufe der Zeit erkennt sie, daß Sie im Grunde kein besonders gutes Gespür für ihre tiefsten Gedanken und Gefühle haben. So entwickelt sich das Bedürfnis, daß Sie ihr zuhören, zum wichtigsten Ingrediens ihrer – geistigen wie körperlichen – Liebe. Sind Sie beide an diesem Punkt angelangt, wird keine Frau mit Ihnen ins Bett gehen, wenn Sie nicht zuhören.

Gespräche über Sex geben ihr also ein besseres Gefühl, was die körperliche Liebe betrifft, insbesondere, wenn es darum geht, etwas Neues auszuprobieren. Die meisten Frauen sind in dem Glauben erzogen worden, Sex sei etwas Schmutziges und Verbotenes, über das man nicht redet. Je mehr sie über ihre sexuellen Schuldgefühle und Schamgefühle spricht und herausfindet, woher sie stammen und was sie bedeuten, desto weniger schuldig und beschämt wird sie sich aller Wahrscheinlichkeit nach fühlen, und desto stärker wird sie sich der erotischen Lust öffnen.

Zuhören, um sie zu unterstützen

Es gibt einen Grund, warum sich so viele Frauen in ihren Therapeuten verlieben. Nicht, weil er so klug wäre. Sicher auch nicht, weil er so gut aussieht. Sondern weil er *zuhört, um sie zu unterstützen.*

Unterstützung bedeutet, daß man den Hoffnungen und Träumen, den Ängsten und Unsicherheiten mit aufrichtigem Verständnis, nicht nur einem flüchtig hingeworfenen »hm-hm« zuhört. Unterstützung heißt, daß man die Partnerin weinen, ja sogar schreien und kreischen läßt, und Trost, aber nicht unbedingt Rat spendet, es sei denn, sie bittet darum. Unterstützung ist, daß man sie wissen läßt, sie ist sicher, wenn sie Ihnen ihre wahren Gefühle mitteilt. Unterstützung bedeutet, daß man nicht eilfertig urteilt, sie »retten« oder ihre »Probleme« lösen will, es sei denn, sie bittet Sie um Hilfe. Unterstützung heißt, ohne Zorn, Angst oder Mißbilligung zuzuhören. Das ist nicht leicht, aber wenn Sie wütend auf sie werden, weil sie Ihnen sagt, was sie empfindet, wird sie sich unsicher fühlen, wenn sie Ihnen ihr Herz ausschüttet. Das kann durchaus dazu führen, daß »im Bett nichts mehr läuft«; denn wenn sie ihre Gefühle Ihnen nicht mitteilen darf, warum sollte sie dann ihren Körper mit Ihnen teilen?

»Unterstützung« bedeutet, daß man einem anderen Menschen mit Einfühlung und Mitgefühl zuhört. In unserer hypermännlichen Gesellschaft werden die meisten Jungen dazu erzogen, Einfühlungsvermögen und Mitgefühl als zu weiblich, weich und schwach zu verunglimpfen. Es mag sogar sein, daß es weibliche, ja weiche Gefühle sind, aber keineswegs sind sie ein Zeichen von Schwäche. Vielmehr bilden sie das Fundament einer glücklichen, vertrauensvollen und lustvollen Beziehung.

Es würde uns allen bessergehen, wenn Männer wie Frauen stolz auf ihre weicheren, zärtlicheren, einfühlsameren Seiten wären und ihnen Ausdruck verliehen.

Sie werden auf die Probe gestellt werden

Wenn Sie sich bemüht haben, Ihrer Partnerin zuzuhören, sich in Wirklichkeit jedoch meistens wünschen, daß sie den Mund hält, dann sollten Sie wohl nicht mit ihr zusammen sein. Falls Sie es aus irgendeinem Grund nicht schaffen oder es nicht wollen, daß sie Sie verläßt (beispielsweise weil sie die Mutter Ihrer Kinder oder Ihnen völlig ergeben ist, eine leckere Lasagne kocht oder tollen Oralsex praktiziert), müssen Sie ihr zuhören, als wäre sie Ihre Lehrerin und als würden Sie bei allem, was sie sagt, in einer mündlichen Prüfung stehen.

Zuhören, um zu lernen

Wenn Sie Ihrer Partnerin zuhören, bereiten Sie ihr nicht nur Vergnügen, geben Ihr nicht nur Unterstützung, sondern erhalten auch Informationen. Hören Sie zu, damit Sie ihre sexuellen Wünsche kennenlernen. Ermuntern Sie sie, nicht nur darüber zu sprechen, wie sie gern berührt werden möchte, sondern auch zu sagen, was sie vom Sex im allgemeinen oder von einer besonderen sexuellen Betätigung hält, an deren Erkundung Sie Interesse haben. Beachten Sie ihre Ängste und Hemmungen, auch ihre Leidenschaften und Phantasien. Das ist besonders dann wichtig, wenn Sie sie »rumkriegen« wollen, damit sie etwas tut, was ihr widerstrebt. Vielleicht hat sie eine Abneigung, Ihrer Phantasie zu entsprechen, weil Sie sich nie eine *ihrer* Phantasien anhören.

Hören Sie zu und lernen Sie die Kindheit Ihrer Partnerin kennen, ihre Beziehung zur Mutter, zum Vater, zu den Brüdern, den Schwestern, die Art und Weise, wie man sie bestrafte und belohnte!

Das Wesen der Sexualität des Menschen wird in der Kindheit geprägt, und deshalb hat unsere Familie – ungeachtet des Inzesttabus – so große Bedeutung für die Sexualität.[1]

Wenn Sie genau hinhören, was Ihre Partnerin über ihre Kindheit erzählt, werden Sie eine gewisse Kenntnis über das Wesen ihrer Sexualität gewinnen. War Ihre Partnerin in der Jugend ein Mauerblümchen? Das könnte erklären, daß es sie stark erregt, sich exhibitionistisch zu verhalten. Ging es in ihrer Familie extrem religiös und konservativ zu? Das erklärt unter Umständen ihre Verschlossenheit im Hinblick auf alles Sexuelle; andererseits könnten die familiären Verhältnisse auch den Wunsch gefördert haben, zu rebellieren, Tabus zu brechen und auf dem Gebiet der Sexualität zu experimentieren. War sie oft krank, mußte sie immer wieder ins Krankenhaus, wurde sie als Kind geschlagen? Das deutet vielleicht auf ein Interesse an Fesselungen und anderen Formen von Sadomasochismus hin.

Manchmal macht es Spaß und wirkt erotisch, wenn man Kindheitsgeschichten zuhört – in sexueller und anderer Hinsicht. Solange Sie nicht übertrieben eifersüchtig reagieren, kann es wie ein höchst wirkungsvolles Aphrodisiakum wirken, wenn man sich gegenseitig von den ersten Küssen, den ersten Lieb-

---

[1] Zur Sexualität des Menschen in Kindheit und Jugend siehe E. J. Haeberle, *Die Sexualität des Menschen*. Berlin-New York, 2. Aufl. 1985.

kosungen oder dem ersten Oralsex erzählt. Vielleicht möchten Sie sogar im Rollenspiel eine besonders erregende Erinnerung nachstellen (siehe Gebot Nr. 7 (für die Frau): Du sollst seine tiefsten Begierden und Phantasien entdecken).

Mitunter bringt Zuhören mit sich, daß man Geschichten hört, die davon handeln, wie uns Schmerz zufügt wurde, wir mißbraucht und belogen, zum Sex gezwungen, verlassen oder enttäuscht wurden. Selbstverständlich müssen Sie hier möglichst aufmerksam zuhören. Wenn Ihnen eine Therapie ratsam erscheint, weil Ihre Partnerin über die Vergangenheit nicht hinwegkommt, schlagen Sie ihr vor, eine Therapie zu beginnen. Aber übertreiben Sie's nicht.

Machen Sie die Kindheit Ihrer Partnerin nicht schlimmer, als sie war!

Beuten Sie die Ehrlichkeit Ihrer Partnerin nicht zum Zweck Ihrer geheimen moralischen Anschauungen aus. Wenn sie Ihnen zum Beispiel erzählt, daß sie schon früh den ersten Sex hatte, sie jedoch nicht das Gefühl hat, man habe sie mißbraucht, und sie auch kein schlechtes Gewissen hat, sollten Sie nicht unterstellen, daß sie sich deswegen elend fühlen oder der nächstbesten Selbsthilfegruppe beitreten *muß*.

Denken Sie daran: Das bezwingende Wesen der Sexualität und die repressive Haltung in unserer Gesellschaft bilden eine höchst brisante Kombination, die dazu führt, daß viele ansonsten »normale« Menschen in ihrer Kindheit oder Jugend traumatische sexuelle Erlebnisse hatten.

Aufgrund des in unserer Gesellschaft bestehenden Krieges gegen den Sex sind wir alle wandelnde Verletzte. Miteinander zu reden und zu wissen, daß uns jemand zuhört, hilft, die Wunden zu heilen.

Wenn Ihre Partnerin sich scheut, etwas über sich zu erzählen, dann sollten Sie sie dazu ermuntern. Es lohnt sich – für Sie –, selbst wenn Sie dabei nur herausfinden, wer sie ist. Aber auch ihr werden die Gespräche Vergnügen bereiten, da sie ihr Leben dann als bedeutungsvoll und interessant erlebt. Unter anderem können Sie ihr die Chance bieten, Ihnen etwas aus ihrer Kindheit zu erzählen, indem Sie ihr etwas aus Ihrer Kindheit berichten. Aber bitte erzählen Sie ihr nicht Ihre ungekürzte Lebensgeschichte! Schließlich sind Sie es, der zuhören soll. Einige ausgewählte Szenen reichen aus.

Während Sie zuhören, werden Sie das kleine Mädchen in Ihrer Partnerin entdecken. Man spricht heute viel darüber, Männer seien im Inneren kleine Jungen. Das stimmt natürlich, aber auch alle Frauen sind im Inneren kleine Mädchen. Finden Sie das kleine Mädchen in Ihrer Partnerin; bereiten Sie ihr Vergnügen, spielen Sie mit ihr, und sie wird nie altern. Reden Sie mit ihr, und vor allem, *hören* Sie ihr zu – denn dann wird sie nie mehr aufhören, mit Ihnen zu reden.

Empfohlene Literatur:

Tannen, Deborah: *Du kannst mich einfach nicht verstehen,* Hamburg 1994.

6
Du sollst sie zum Lachen bringen!

Lachen ist ein mentaler Orgasmus. Unterhalten, amüsieren Sie Ihre Partnerin. Spielen Sie den Hofnarr. Seien Sie liebestoll. Benehmen Sie sich wie ein Bonobo-Schimpanse. Geben Sie ihr herrliche Gründe, damit sie kichern kann. Sorgen Sie dafür, daß sie sich vor Lachen in die Hose macht, besonders, wenn Sie Gefallen an Urinduschen haben. Machen Sie ihr die Gabe des Lachens zum Geschenk (zu anderen Gaben kommen wir noch, unter Gebot Nr. 7 (für den Mann): Du sollst sie beschenken!). Die Sängerin und Schauspielerin Bette Middler bekannte: »Wenn mich jemand zum Lachen bringt, bin ich ihm zeitlebens verfallen.« Frauen lieben Männer und Frauen, die sie zum Lachen bringen.

Was ist das eigentlich – Lust?
Ein Aufgeben der Abwehrhaltungen
und ein Erwachen der Sinne,
einschließlich des Sinns für Humor.

Was ist denn schon dabei?

Humor ist auch deshalb von so großer Bedeutung, weil es im Leben ungemein ernst zugehen kann. Er hat auf mehreren Ebenen eine Funktion. Er kann helfen, seelische Spannungen und Frustrationen abzubauen, Gefühle des Mißbehagens zu lindern, einen Streit zu entschärfen, geringfügige Schwierigkeiten in ihrem wahren Ausmaß zu erkennen sowie bizarre sexuelle Phantasien auszulösen.

Lachen ist die Begleitmusik für das Spielen!

Es mag frivol klingen – aber die größten Erfolge erzielt man, wenn man spielt. Oft entstehen Erfindungen, Kunstwerke und Entdeckungen aller Art beim Spielen. Spiele sind (wenn man's richtig macht) etwas Lustvolles.

Humor ist ein ganz wichtiger Aspekt des Charmes einer Person, ob es sich nun um die weltläufige und frohgemute oder die niedliche und kuschelige Art handelt. Humor ist verführerisch.

Wenn Sie sie zum Lachen bringen, können Sie ihr Herz gewinnen, und ihre Genitalien werden bald folgen.

Wenn Sie sie zum Lachen bringen, dann zerstreuen Sie ihre Ängste und Sorgen, die sie Ihretwegen hat – vor allem, wenn Ihr Humor ein wenig selbstironisch ist. Wenn Sie sich ein bißchen über sich lustig machen, zeichnet Sie eine weniger furchteinflößende, weniger »schwere« Präsenz aus, deretwegen Ihre Partnerin grübelt und sich sorgt. So mancher Witzbold hat Frauen allein durch seinen entwaffnenden Sinn für Humor für sich eingenommen. Natürlich sollen Sie sich nicht wie einer benehmen – aber bringen Sie Ihre komischen Seiten zum Vorschein.

Die sexuelle Komödie

Sex kann ausgesprochen lustig sein, insbesondere in unserer verklemmten, der Sexualität feindlich gesonnenen Gesellschaft. Die Feministin, Kunsthistorikerin und Pornographin Camille Paglia erklärt dazu: »Sex ist eine Komödie, keine Tragödie.«[1]

Bedauerlicherweise sind Männer mitunter auf Grund einer Kombination von biologischen und psychologischen Gründen in puncto Sex zielorientiert. Sie sorgen sich so sehr um ihre »Leistung«, daß sie befürchten, Sex und Humor zu vermischen. Aber viele Frauen finden das herrlich und genießen den leichteren, spielerischeren Umgang mit der körperlichen Liebe (siehe Gebot Nr. 2 (für den Mann): Du sollst ihre Sinne reizen).

Manchmal muß man beim Sex kleine Streiche spielen – auch wenn man selbst der Leidtragende ist. Auf freundliche, witzige Art zu bekennen, daß man ganz nervös ist, sogar in die Rollen von sexy, aber amüsanten Charakteren zu schlüpfen, kann helfen, den *Druck* von uns zu nehmen und die *Lust* zu finden. Streiche sind in Ordnung – sie werden von Kindern gespielt; denn tief im Inneren sind wir alle Kinder, besonders, wenn wir spielen.

Das Bett (das Bad oder der Rücksitz eines Autos) ist ein großartiger Platz, an dem man alles spielen darf, was man jemals spielen wollte, und mit törichter, närrischer Ausgelassenheit herumalbern und sich von allen traditionellen, in unserer Gesellschaft herrschenden Tabus befreien kann. Ein gewisses Maß an Unvorhersehbarkeit und Spontaneität ist sehr erregend. Das bringt mich dazu, Ihnen einige »abartige« Ideen vorzustellen:

---

[1] Camille Paglia, *Vamps and Tramps*, New York 1994.

Versuchen Sie, ein wenig Humor einfließen zu lassen, wenn Sie etwas Neues in Ihr Sexleben einführen wollen, etwas Ihrer Vermutung nach für den Geschmack Ihrer Partnerin ziemlich Wildes, zum Beispiel Transvestismus, Exhibitionismus oder auch Dominanz und Unterwerfung.

Humor löst Spannungen, er lenkt Ihre Partnerin von der Sorge ab, Sie könnten ein wenig verrückt sein. Wenn sie damit nicht umgehen kann, können Sie immer noch sagen: »Ist ja nur Spaß« (wenn Ihnen Ihr sexueller Spleen wichtig ist, möchten Sie das aber vielleicht gar nicht).

Kein Angst vor bühnenreifen Auftritten

Wenn Sie eine geheime fetischistische Ader haben und sich danach sehnen, sich vor anderen zu entblößen, sollten Sie Ihrer Partnerin diese Neigung mit Humor präsentieren. Führen Sie für sie einen amüsanten Striptease auf, um sie auf Touren und zugleich zum Lachen zu bringen; das *ist* Lust. Auch wenn Sie nicht toll aussehen und kein muskulöser Stripper-Typ sind – irgend etwas an Ihnen ist bestimmt hübsch und »süß«. Betonen Sie Ihr *Hübschsein*; Frauen lieben wirklich »süße Typen« und verzeihen ihnen eine ganze Menge.

Max läßt in meinem Beisein ziemlich oft und sehr humorvoll »die Hüllen fallen«. Nachdem er sich in seinen hinreißenden Possen ergangen hat, bis ich mich vor Lachen nicht mehr halten kann, befriedige ich ihn oft mit dem Mund. Für weitere Informationen zum Ausleben exhibitionistischer Neigungen siehe Gebot Nr. 10 ((für den Mann): Du sollst herausfinden, aus welchem Stoff ihre Träume sind!).

Zeigen Sie Ihren Sinn für Humor!

Lachen kann sehr bedeutungsvoll sein. Wenn Sie Ihre Partnerin zum Weinen (natürlich vor Vergnügen) *und* zum Lachen bringen können, dann machen Sie alles richtig. Bringen Sie sie zum Lachen, um sie aufzuheitern – aber natürlich nicht, um ihre Gefühle herabzusetzen oder sich darüber lustig zu machen. Beweisen Sie taktvollen, nicht urteilenden, leisen Humor, schelmischen, kundigen, politisch unkorrekten Esprit oder einfach nur zwerchfellerschütternde Albernheit – was immer Ihre Partnerin antörnt.

Selbstverständlich sind die Geschmäcker verschieden. Daß man über die gleichen Dinge lachen kann, ist ebenso wichtig wie das »Zusammenpassen« in sexueller Hinsicht. Ihre Freunde und Familienangehörigen halten Sie vielleicht für umwerfend komisch, möglicherweise moderieren Sie sogar Ihre eigene Late-Night-Talk-Show, aber »sie« hält Sie womöglich für einen Langweiler oder einfach nur für einen Trottel; dann haben Sie Pech gehabt. Wenn sie Ihren Humor nicht mag, gefallen Sie ihr vermutlich wirklich nicht, selbst wenn Sie ihr Mehrfach-Orgasmen und fabelhaft teuren Schmuck schenken. Das heißt: Wenn der Humor Ihrer Partnerin auf amüsante, satirische Erwiderungen abzielt, und Sie finden es komisch, sich Bermudashorts anzuziehen und eine Mütze mit Propeller aufzusetzen, dann haben Sie ein echtes Problem.

Es gibt auch unterschiedliche Arten von sexuellem Humor. Vielleicht stellt sich eine Frau darunter kreative Rollenspiele vor, bei einer anderen könnten Sie einen glücklosen, sexhungrigen General spielen und Ihre Partnerin Mata Hari, während draußen, unter dem Hotelfenster, die Bomben des Zweiten Weltkriegs niedergehen, und sie sich in die Arme fallen und auf dem Boden wälzen!

Jeder Mensch hat Humor. Sie müssen allerdings soviel

Selbstvertrauen aufbringen, daß sie ihn nicht unterdrücken und das Risiko eingehen – ähnlich wie ein Komiker von seinem Publikum – ausgebuht zu werden.

Bitte keine Beleidigungen!

Ich muß wohl nicht betonen (aber es ist mir offenbar doch ein Bedürfnis), daß Sie keine Witze auf Kosten Ihrer Partnerin machen dürfen. Keine Frau hat Lust, beleidigt zu werden, selbst wenn es mit superbem englischen Humor geschieht.

Empfohlene Literatur:

Heimel, Cynthia: *Keine Zeit für Zungenküsse*, München 1994.
Heimel, Cynthia: *Sex-Tips für Girls*, München 1987.
Die Humorseite Ihrer Tageszeitung. Mein Vater hat uns jeden Tag daraus vorgelesen und damit meine Mutter – und alle in der Familie – zum Lachen gebracht.

7
Du sollst sie beschenken!

Ja, Sie haben richtig gehört: Überhäufen Sie sie – mit Geschenken, Andenken, Mitbringseln, Überraschungen, Gefälligkeiten, Angeboten. Seit Beginn der Menschheitsgeschichte, als die prähistorischen Männer den Frauen, die sie begehrten, die besten Fleischstücke gaben (eine ganz entscheidende rituelle Vereinbarung, die der britische Anthropologe Chris Knight als Tausch von »Sex-gegen-Fleisch« bezeichnet)[1], haben Männer Frauen erfolgreich mit Geschenken verführt.

Welche Liebesgabe Sie wählen, hängt von Ihrer Partnerin und von Ihnen ab. Das können sündhaft teuere Smaragd-Ohrringe sein, eine Blume, die Sie am Wegesrand gepflückt haben (aber bitte nicht aus dem Garten Ihrer Partnerin!), das Geschenk Ihrer emotionalen Unterstützung oder Ihr kreatives Talent. Manchmal ist die Gabe selbst ein erotischer Genuß – Dessous, ein Vibrator, ein Analstöpsel, eine Kreuzfahrt in der griechischen Inselwelt. Aber jedes Geschenk, selbst ein Essen mit anschließendem Kinobesuch kann aphrodisierend wirken.

Es ist ja nicht so, daß Ihre Partnerin Sie nicht um Ihrer selbst willen liebt; nur reagiert eben ein sehr archaischer Teil in ihr auf ein Geschenk, als handelte es sich um einen Liebesakt.

---

[1] Zitiert in James Shreeve, The Neandertal Enigma: Solving the Mystery of Mordern Human Origins. New York 1995, S. 332.

Wozu sind Geschenke nütze?

Geschenke erregen Ihre Partnerin Sie erwecken in ihr das Gefühl, geschätzt zu werden, und reizen ihre Sinne. Geschenke lassen sie sich sicher, geborgen, versorgt und umsorgt fühlen. Frauen müssen sich geborgen fühlen, damit sie sich entspannen und die körperliche Liebe genießen können. Wenn Sie ihr nichts als Ihren Körper schenken, dann kommt sie sich »billig«, vernachlässigt und mit Sicherheit unversorgt vor.

Geschenke sind nützlich. Frauen denken zumeist aufgrund ihrer biologischen und sozialen Bedürfigkeit ausgesprochen *praktisch* in Fragen der Liebe. Geschenke haben für sie Bedeutung und Macht über sie.

Geschenke leisten Ihrer Partnerin Gesellschaft, weil sie sie an Sie erinnern, wenn Sie fort sind. Seit der Zeit, als ihre Mutter ihr einen Schnuller schenkte, hat sie »Dinge« benutzt, mit denen sie vorübergehend das »Eigentliche« ersetzt, das heißt, denjenigen, den Sie liebt. Daraus entspringt das berühmte weibliche Vergnügen an Großzügigkeit.

Ärgern Sie sich nicht über diese Seite so vieler Frauen. (Das heißt: Seien Sie nicht knauserig!) Machen Sie das Beste draus ...

Was sollen Sie ihr schenken?

Machen Sie ihr Geschenke, die für sie etwas Besonderes darstellen, Geschenke, die eine Bedeutung haben. Schenken Sie ihr etwas, womit sie etwas anfangen kann, nicht etwas, womit *Sie* etwas anfangen können. Wenn Sie nicht wissen, was Sie ihr schenken sollen, bringen Sie ihr Blumen mit.

Finden Sie heraus, welche Blumen sie am liebsten mag. Sie werden sie zwar nur ein paar Tage an Sie erinnern, aber man kann damit nie etwas falsch machen (außer, Ihre Partnerin neigt zu Allergien). Wenn Sie es sich leisten können und sie beide haben einen ähnlichen Geschmack, eignen sich auch Schmuck und Accessoires zur Garderobe, beispielsweise Seidenschals oder schicke Hüte, hervorragend als Geschenke, ebenso Dinge, die ihr bei der Arbeit helfen, zum Beispiel hübsche Kugelschreiber, ausgefallene Taschenrechner und Terminkalender (damit sie an Sie denkt, wenn sie eine Verabredung trifft). Wenn sie gern kocht, schenken Sie ihr etwas für die Küche – das heißt, wenn sie wirklich gern kocht, nicht, wenn Sie gern essen!

Sie können für sie auch schöpferisch tätig werden. Widmen Sie ihr Ihr nächstes Meisterwerk. Malen Sie ein Bild. Schreiben Sie ein Lied. Oder rufen Sie einfach bei dem Radiosender an, den sie am liebsten hört, und widmen ihr ein Lied.

Das sind nur ganz allgemeine Ideen. Während Sie sie näher kennenlernen, lernen Sie auch ihre Wünsche und Bedürfnisse kennen, so daß Sie ihr die Art Geschenke machen können, bei denen sie vor Freude juchzt.

Das ritterliche Geschenk – Liebesbriefe

Zu den bedeutenden Liebestraditionen zählt das Versenden von Liebesbriefen, leidenschaftlichen Botschaften, glühenden Kurzbriefen, bewundernden Episteln, die mit der Tinte des Begehrens geschrieben werden. Gesprochene Worte – Zärtlichkeiten, orgasmische Schreie, geflüsterte Phantasien – sind großartige Aphrodisiaka. Das gleiche gilt auch für geschriebene Worte, die überdauern, Wörter, die der eine

Liebende zu Papier gebracht hat, damit der andere bei jedem einzelnen Wort liebevoll verweilen kann. Es kostet Sie überhaupt nichts – nur Ihre Zeit. Bedeutende Liebesbriefe sind mitunter auch große Literatur – Shakespeares Sonnette oder Anaïs Nins Briefe an Henry Miller. Aber auch Liebesbriefe, für die man keinen Literaturpreis erhält, können als Mittel der Verführung dienen. Liebesbriefe schüren die romantische Phantasie und reizen ein wichtiges Geschlechtsorgan des Menschen – das Gehirn. Wenn Sie von jemandem, den Sie lieben, einen Liebesbrief erhalten haben, wissen Sie, daß Sie ihn zärtlich lieben, weil Sie in Gedanken mit jedem köstlichen Wort darin spielen. Wenn Sie jemals einen Liebesbrief geschrieben haben, kennen Sie den Kitzel: Sie erschaffen Dichtung aus Ihrer Leidenschaftlichkeit, schwärmen und ergießen Ihre Seele auf cremeweißes Papier.

Zur Zeit der Minnesänger schrieb jeder Lancelot Tausende Seiten voll, die er seiner Guinevere schickte, ehe er sie küßte; Cyrano de Bergerac vermochte das Herz einer Dame durch die Macht seiner Feder gewinnen. Seit es das Telefon gibt, ist das Schreiben von Liebesbriefen fast zu einer verlorenen Kunst geworden. Glücklicherweise hat das Faxgerät sie wieder zum Leben erweckt, *aber* aufgepaßt, Ihr Liebenden, man weiß nie, wem die gefaxten Phantasien auf der anderen Seite des Geräts in die Hände fallen. Besser ist es, erotische E-Mails durch den Cyberspace zu versenden.[2] Egal, ob Sie Ihre Liebesbriefe nun per Post, per Fax oder E-Mail, mit dem Pfeil des Cupido oder durch eine Brieftaube versenden – schreiben Sie sie, und schicken Sie sie ihr. Sie zählen zu den kultiviertesten Aphrodisiaka überhaupt und sind ausgezeichnete Geschenke für jede Frau.

---

[2] Da die meisten Computer erlauben, den Inhalt von Dateien, die mit einem Kennwort versehen sind, per E-Mail zu versenden, kann nur ein passionierter Hacker Ihren Liebesbrief lesen, ohne dieses »Paßwort« zu kennen.

Weitere Geschenkideen

Tun Sie ihr einen Gefallen!

Damit beschenken Sie Ihre Partnerin nicht nur, sondern verstärken auch ihre Abhängigkeit von Ihnen; keine schlechte Sache, wenn man verliebt ist. Schrauben Sie eine Glühbirne ein, bringen Sie den Müll weg, installieren Sie ein neues Programm, das sie auf ihrem Computer haben möchte, suchen Sie ihr einen Rechtsanwalt oder eine ehrliche Reparaturwerkstatt fürs Auto – was immer geregelt werden muß. Kleine Gefälligkeiten sind kleine Geschenke. Zusammengenommen führen sie dazu, daß Sie ein Teil ihres Lebens werden.

Tips zum Einkaufen von Dessous

Man kann darüber streiten, ob erotische Wäsche ein Geschenk an Sie selbst oder an Ihre Partnerin darstellt. Wenn sie die Wäsche überall tragen kann, nicht nur, wenn Sie mit ihr im Bett liegen, läßt sich ein Dessous als Geschenk betrachten, das ihr gilt.

Viele meiner Anrufer und Klienten fragen mich, wie sie die Frau in ihrem Leben dazu bringen können, die Dessous, die sie für ihre Partnerin kaufen, zu tragen, statt nur den Kleiderschrank damit auszulegen. Hier also meine »zwei wichtigsten Tips zum Einkaufen von Dessous«:

1. Daß ein Kleidungsstück auf eine Frau sexy wirkt, heißt noch lange nicht, daß sie sich darin reizvoll findet, vor allem, wenn die Person, an der es erotisch aussieht, Fotomodell in einem Katalog ist, und nicht die Frau, der Sie die Wäsche geschenkt haben. Männer sind überwiegend visuell

veranlagt, bei den meisten Frauen hingegen ist der Tastsinn ausgeprägter. Deshalb müssen sich Dessous vor allem sexy *anfühlen*. Je weicher das Material, desto besser. Kaufen Sie nichts Rauhes, beispielsweise das billige Zeug, das in Pornoläden zwischen den aufblasbaren Puppen und den superlangen, doppelköpfigen Dildos liegt. Wenn Sie Zweifel haben, kaufen Sie etwas aus Seide.

2. Lernen Sie Ihre Angebetete kennen. Dessous sollen nicht nur bestimmte Körperteile betonen, sondern auch die individuelle Schönheit Ihrer Partnerin hervorheben. Überlegen Sie, was ihr gut steht. Wenn Sie ihre Kleidergröße nicht genau kennen, sollten Sie fließende, weite Dessous kaufen, keine engen Sachen, die ihr möglicherweise nicht passen. Wenn Sie Ihre Angebetete in einem engen Wonderbra sehen wollen, gehen Sie mit ihr einkaufen, damit sie etwas findet, dessen Paßform und Aussehen Ihnen beiden gefällt.

In manchen Geschäften darf man mit der Partnerin in den Umkleideraum gehen. Max und ich finden das herrlich. Es ist eine wahrhaft exhibitionistisch-voyeuristische Wonne, gewürzt mit der Möglichkeit, ertappt zu werden ... zumal dann, wenn man die Dessous durch ein wenig ernstzunehmendes Schmusen *anprobiert*, und die Verkäuferin die Tür öffnet und sagt: »Pardon!« Fabelhafte Sache, wenn man Phantasien über Liebe zu dritt hat.

Gehen Sie mit ihr aus!

Eine besondere Verabredung, für die Sie die Planung übernehmen, die Karten besorgen, das Restaurant aussuchen, das Auto steuern und sich um die Details kümmern, ist eine Art Geschenk. Achten Sie darauf, daß Sie sie dorthin ausführen, wohin sie gern möchte. Kaum geeignet ist es, sich gemeinsam das Spiel Ihrer Lieblings-Fußballmannschaft anzusehen, es sei denn, sie ist selber ein großer Sportfan.

Gehen Sie mit ihr einkaufen!

Wenn Sie nicht wissen, was Sie ihr kaufen sollen, dann gehen Sie doch mal gemeinsam einkaufen. Das ist natürlich nichts für hasenherzige Menschen. Sie müssen geduldig und umgänglich sein, ertragen können, daß man Ihnen Parfümproben ins Gesicht sprüht, und so klug, Ihre Partnerin nur zu den Waren zu steuern, die Sie sich leisten können. Lassen Sie sich nicht dazu hinreißen, Ihre finanziellen Möglichkeiten zu überschreiten, wenn Sie sie nicht sehr gut kennen. Vergessen Sie nicht: Diamanten sind für die Ewigkeit, die Zahlungen ebenso, aber die Beziehung hält vielleicht nur kurze Zeit.

Empfohlene Literatur:

Kataloge aus den Lieblingsgeschäften Ihrer Partnerin.

8
Du sollst Selbstvertrauen und Verletzlichkeit ausstrahlen!

Im allgemeinen ist Selbstvertrauen – sogar ein etwas übersteigertes Selbstbewußtsein – für Frauen ein starkes Aphrodisiakum. Wenn Sie selbstbewußt sind, fühlt sich Ihre Partnerin geborgen und zugleich erregt; es flößt ihr die Zuversicht ein, daß Sie wissen, was Sie tun, daß Sie ihr ein, zwei Dinge beibringen können und daß Sie flexibel reagieren, wenn sich Pläne ändern.

Selbstvertrauen ist von besonders großer Wichtigkeit, wenn sich ein Mann einer Frau »nähern« will. Schüchterne Frauen werden in unserer Gesellschaft oft angesprochen, aber schüchterne Männer werden meistens ignoriert (es sei denn, Sie sehen blendend aus, haben gerade den Oscar gewonnen oder Mami oder Papi gehört die Firma, in der Ihre Partnerin arbeitet).

Was, wenn Sie nicht selbstbewußt sind?

Wenn Sie nicht selbstsicher sind, können Sie eines sofort tun, und zwar – ohne Therapie, Selbsthilfegruppe oder Selbsthilfebuch: *Täuschen Sie es vor.* Ich befürworte zwar nicht, daß man die meisten anderen Gefühle – auch Orgasmen – vortäuschen soll, aber ich finde es nicht schlimm, Selbstvertrauen zu heucheln; denn nachdem man es eine Zeitlang gespielt hat, beginnt man, sich selbstsicher zu *fühlen*.

»Etwas vorzutäuschen« in dem Sinne, wie ich es hier definiere, ist eine unaufwendige Form der *Verhaltensänderung*, bei der man sich selbst anleitet. Dabei ersetzt man ganz bewußt entmutigende Gedanken durch positive. Außerdem taucht man negative, abschreckende Handlungen durch bejahende, gesellige aus. Ringen Sie sich zum Beispiel ein Lächeln ab, obwohl Sie nervös sind und Ihnen eher nach Rotwerden zumute ist. Zunächst werden Sie sich komisch oder heuchlerisch fühlen, doch am Ende stellen Sie fest, daß es Ihnen bessergeht – und den Menschen in Ihrer Umgebung ebenfalls.

Wenn Sie sich zu selbstbewußtem Handeln zwingen, selbst wenn Sie Angst haben, entwickeln Sie schließlich großes Selbstvertrauen.

Aber *belassen* Sie es *nicht dabei*, denn sonst werden Sie zu einem oberflächlichen, uninformierten, arroganten, bombastischen Trottel, mit dem keine Frau mit Selbstachtung etwas zu tun haben will – es sei denn, Sie machen ihr eine Menge teurer Geschenke. Wenn zu Ihrer Aura der Selbstsicherheit ein wenig echte Tiefe hinzukommt, wird sich dieser Eindruck festigen.

Lernen Sie möglichst viel über das »Weib«; kommen Sie nicht nur in Kontakt mit ihren weiblichen Anteilen, sondern auch mit Ihrer Geliebten und deren Lust-Punkten. Dieses Wissen schenkt Ihnen das Vertrauen, daß Sie Ihre Partnerin zufriedenstellen können. Stärken Sie auch Ihr Vertrauen zu Frauen im allgemeinen; dann werden Sie sich in ihrer Nähe selbstbewußter fühlen.

Geben Sie sich hin!

Die meisten Frauen – ob sie nun feministisch oder traditionell orientiert sind – sehnen sich tatsächlich nach einem selbstbewußten Geliebten – es sei denn, sie möchten ihn bemuttern, was die meisten Frauen *manchmal* wollen. Deshalb hat dieses Gebot einen zweiten Teil: Du sollst verletzlich sein.

Verhalten Sie sich wie ein kleines Kind, manchmal. Ergeben Sie sich der Macht Ihrer Partnerin. Zeigen Sie sich verletzlich. Doch täuschen Sie die Verletzlichkeit nicht vor. Das ist schäbig.

Aber Sie können sich auch verletzlich »machen«. Sie können mehr über Ihre Gefühle reden und Fragen stellen, die Ihre Naivität verraten. Sie können – wenn es angemessen ist – Ihre Unkenntnis eingestehen und sich dazu zwingen, sich Dingen zu öffnen, die Ihnen Angst einjagen. Wenn Sie es nicht sich selbst zuliebe tun wollen (obgleich es Ihnen guttäte), machen Sie es für sie. Denken Sie daran:

Die Verletzlichkeit, die Sie zeigen, bereitet Ihrer Partnerin ein höchst befriedigendes, mütterliches, gefühlsbetontes, ja sogar erotisches Vergnügen.

Sie erscheinen dadurch warmherziger und anschmiegsamer. Es macht Sie ansprechbar, hinreißend und liebenswert.

Auf die Mischung kommt es an.

Wenn Sie Selbstvertrauen mit Verletzlichkeit verbinden können, dann sind Sie wahrscheinlich jemand, der über seine Gefühle reden kann. Schön für Sie! Die meisten modernen Frauen lieben das.

Der starke, schweigsame Typ ist ein Sexsymbol der Vergangenheit, und das ist gut so, denn häufig war er ein geheimer Psychopath.

Zu vielen Jungen wird in unserer Gesellschaft Verachtung und Ekel für »weibliche« Gefühle, zum Beispiel Verletzlichkeit, beigebracht. Man lehrt sie, Sensibilität, die man Frauen und »Waschlappen« zuschreibt, mit Argwohn zu betrachten. Machen Sie sich nicht zum Opfer des Männlichkeitswahns, demzufolge »echte Männer« nicht verletzlich sind.[1] Es gibt überhaupt keinen Grund, warum Männer nicht ebenso kränkbar und empfindsam sein sollten wie Frauen. Im Grunde fühlen sich die meisten Frauen zu Verletzlichkeit und Sensibilität bei Männern (oder anderen Frauen) hingezogen, *sofern diese Eigenschaften mit Selbstsicherheit einhergehen.*

Und wie steht's mit dem Sex?

Wie kann ein Mann in der Sexualität selbstbewußt sein, wenn er nicht weiß, was er tun soll und was er lernen muß? Die Antwort lautet: Zunächst einmal muß er verletzlich sein. Vertrauen Sie *Ihrer Fähigkeit zu lernen*, was Sie bereits wissen. Paradoxerweise erwartet man von einem Mann in unserer Gesellschaft, anders als auf der exotischen, erotischen Insel Mangaia, daß er auch ohne Sexualerziehung alles über die geschlechtliche Lust weil. Ganz sicher soll er seiner Angebeteten auch keine Fragen danach stellen, was ihr Vergnügen bereitet, und sich die Zeit nehmen, die Details ihres Begehrens zu entdecken.

Nun, scheren Sie sich nicht um die Gesellschaft, zumindest solange Sie im Bett liegen. *Sie* müssen Fragen stellen, verletzlich sein und sich die Zeit nehmen, die besonderen Gelüste Ihrer Partnerin kennenzulernen! Und das ist ein Befehl.

---

[1] Myriam Miedzian, Boys Will Be Boys: Breaking the Link Between Masculinity and Violence, New York 1991.

Die seelische Dynamik des D & U

Die seelische Dynamik von Selbstvertrauen und Verletzlichkeit zeigt sich in allen Erotikspielen, in denen es um Dominanz und Unterwerfung (D & U) geht. Der dominierende Partner zeigt dabei sein Selbstvertrauen, häufig auf dramatische Weise, und der sich unterwerfende Partner ist verletzlich, zumeist in extremem Maße. Einige der erotischen Rollen, die in diese Dynamik passen, lauten »Herrin und Sklave«, »Meister und Gefangene«, »Krankenschwester und Patient«, »Lehrer und Schüler«, »Der erfahrene Mann und die Jungfrau«, »Meister und Lehrling« und »Chef und Angestellte«. Manche Paare behalten eine bestimmte Rollenverteilung bei, aber die psychisch gesündesten Paare neigen dazu, die Rollen zu wechseln (siehe Gebot Nr. 7 (für die Frau): Du sollst seine tiefsten Begierden und Phantasien entdecken!).

Sanfte Männlichkeit

Dieselbe Dynamik kommt auch in dem Ideal einer »sanften Männlichkeit« der Troubadoure des Mittelalters zum Ausdruck. Dabei handelt es sich um ein Männlichkeitsideal, das Tapferkeit und Verletzlichkeit, Kühnheit ohne Barbarei, Ritterlichkeit ohne chauvinistisches Gebaren, Virilität ohne Gewalttätigkeit verbindet (relativ gesehen).[2] Manche Frauen waren ganz wild nach den Minnesängern – während ihre brutalen, ungalanten Männer und Väter von zu Hause fort waren und sich und andere in diversen abscheulichen Kreuzzügen erstachen –, weil sie mutig und

---

[2] Riane Eisler, Sacred Pleasure, New York 1995, S. 32.

empfindsam waren, vor Liebe geradezu überströmten und trotzdem Herr ihrer Leidenschaften waren. Aus diesem Gegensatz entwickelte sich das Werbungsritual der Gegenwart, der Haupttugenden eines Ritters für die neunziger Jahren zusammen ... Womit wir beim Gebot Nr. 9 (für den Mann) angelangt wären: Du sollst Vorspiel haben ...

Empfohlene Literatur:

Harris, Thomas: *Ich bin o.k., du bist o.k. Wie wir uns selbst besser verstehen und unsere Einstellung zu anderen verändern können. Eine Einführung in die Transaktionsanalyse.* Reinbek b. Hamburg 1975.

9
Du sollst Vorspiel haben!

Vorspiel: Das Wort selbst klingt banal, wie eine wenig nahrhafte Vorspeise, wobei der Geschlechtsverkehr sozusagen den Hauptgang bildet. Aber für die Frau können all das Halten, Necken, Küssen, Lecken, Schlagen, Beißen, Liebkosen, Schmusen und die anderen Zärtlichkeiten vor dem eigentlichen Liebesakt, die wir unter diesem absolut würdelosen Begriff *Vorspiel* zusammenfassen, lustvoller sein als der tatsächliche Geschlechtsverkehr.

Wann kommt es zum Vorspiel?

Das Vorspiel muß nicht ausschließlich im Bett, Minuten vor dem Sex, stattfinden. Es kann bei einer Umarmung oder einem leichten Händedruck am hellichten Tag, einem langen, köstlichen Kuß beim Mittagessen geschehen, oder wenn Sie Ihrer Partnerin beim festlichen Abendessen den Rock hochschieben und die Hand zwischen ihre warmen Schenkel legen.

Jede Art der liebevollen Berührung kann Vorspiel sein.

Es ist Vorspiel, wenn Sie mit Ihrer Freundin im Kino Händchen halten oder ihr den Nacken massieren, während sie am Schreibtisch sitzt und arbeitet. Sich zu küssen, während sie den Mund voller Zahnpasta hat, ist ein köstliches, schäumendes, ausgelassenes Vorspiel.

Max und ich tauschen den ganzen Tag über Zärtlichkeiten aus. Da wir überdies zumeist den Großteil des Tages mit Arbeiten verbringen, können wir Arbeit und Vergnügen ziemlich nahtlos miteinander verbinden. Sehr zum – gutgelaunten – Leidwesen unserer Angestellten küssen wir uns häufig zwischen Besprechungen und Telefonaten. Als Liebespaar sind wir überzeugt, daß man im wahrsten Sinne des Wortes den ganzen Tag »in Berührung« bleiben muß.

Vorspiel ist spielerisch!

Wenn Sie in puncto Sex verkrampft sind, sollten Sie etwas tun, damit Sie entspannter werden. Kommen Sie in Kontakt mit dem »inneren Kind«. Tun Sie's den Bonobo-Schimpansen nach. Fangen Sie mit Yoga an. Bewegen Sie sich zum Klang von Musik. Trinken Sie ein Glas. Nehmen Sie ein Schaumbad. Machen Sie Atemübungen. Was auch immer es ist – tun Sie alles Nötige, damit Sie in eine spielerische Stimmung kommen. Ein steifes, angespanntes, mechanisches Vorspiel ist nicht spielerisch, jedenfalls nicht in den Augen der meisten Frauen.

Entwickeln Sie ein Gespür für den Rhythmus, in dem Ihre Partnerin berührt werden möchte. Sanft und zärtlich? Feurig und fest? Seelenvoll und romantisch? Langsam und ohne Hast? Leicht und kitzelnd? »Hören« Sie darauf, was Ihnen der Körper der Partnerin sagt. Achten Sie auf den Rhythmus, in dem sie Sie berührt; es kann durchaus der Rhythmus sein, in dem sie gern berührt werden möchte. Wenn Sie das Gefühl haben, daß Sie die Botschaft auf körperlichem Wege nicht empfangen, seien Sie tapfer und fragen Sie. Überwinden Sie Ihre Scheu. Flüstern Sie ihr etwas zu, das sexy ist, zum Beispiel: »Wie fühlt sich das an? ... Magst du das?« Streicheln Sie sie. Bringen Sie sie fast bis zum Orgasmus und ziehen Sie sich dann zurück. Verlangsamen Sie das Tempo, verringern Sie die Stimulierung, und fangen Sie wieder von vorne an. Der allmähliche Aufbau der sexuellen Energie, bei dem die Erregung durch das Kosen steigt und fällt, führt letztlich dazu, daß beide Partner spektakulärere Orgasmen erreichen.

Finden Sie die besonderen Punkte ihrer Lust!

Erforschen Sie das sinnliche Paradies des Körpers Ihrer Partnerin. Gehen Sie schöpferisch an die Sache heran. Stürzen Sie sich nicht gleich auf die Brustspitzen oder Genitalien Ihrer Partnerin – es sei denn, Sie kennen sie gut, und Sie tun so etwas normalerweise *nicht*. Aber schenken Sie *unbedingt* ihren individuellen, körperlichen, extragenitalen Lustpunkten besondere Aufmerksamkeit, wo immer Sie sie finden. (siehe Gebot Nr. 2 (für den Mann): Du sollst ihre Sinne reizen!). Das können ihre Füße, die Finger, die Ohren, der Nacken, der Rücken, die Armbeuge, die Innenseite des Unterarms oder die Korridore des Bewußtseins sein.

Jede Frau ist in mindestens einem Teil ihres Körpers, der im eigentlichen Sinne kein »Geschlechtsorgan« ist, potentiell orgasmusfähig.

Wenn sie sagt, sie sei nicht »in Laune«, probieren Sie doch einmal aus, ihre Hand zu streicheln und zu massieren. Manchmal, wenn Max meine Hand reibt, kann er mich in Minuten aus dem Zustand »nicht in Stimmung« in den Zustand »in Stimmung« bringen (wie lange das dauert, weiß ich nicht, da ich jedes Zeitgefühl verliere, wenn Max mich auf diese Weise berührt).

Busen und Po

Nun könnte der richtige Zeitpunkt gekommen sein, mit ihren schönen Brüsten zu spielen. Wenn Sie im Zweifel sind, berühren Sie sie sanft. Manche Frauen reagieren vollkommen wild, wenn man mit ihren Brüsten spielt (sogar bei einer sogenannten »Brustwarzen-Folter«). Viele haben jedoch empfindliche Brüste und beschweren sich darüber, daß die Männer sie grob »angrapschen« oder an den Brustwarzen drehen, als handelte es sich um die Skalen an einem altmodischen Radio. Beweisen Sie Fingerspitzengefühl im Umgang mit diesen zarten Köstlichkeiten, ob sie nun groß oder klein sind.

Die Pobacken Ihrer Partnerin dürften sehr viel weniger empfindlich reagieren. Wenn sie so veranlagt ist wie ich und die meisten anderen Frauen, die ich kenne, können Sie ihren Po praktisch nach Herzenslust packen, drücken und schlagen, und sie wird es lieben. Seien Sie aber vorsichtig mit dem After. Bei manchen Frauen (und Männern) ist er ein wichtiger Lustpunkt. Aufgrund unterschiedlicher seelischer und körperlicher Ursachen sind viele Frauen jedoch verkrampft in diesen Bereich. Wenn Sie hinsichtlich der Analregion im Zweifel sind, gehen Sie beim Vorspiel leicht, langsam, mit viel Feuchtigkeit und indirekt vor.

Streicheln Sie das Kätzchen (mit der Zunge)!

Nun kommen wir zu dem, was die Taoisten als die »Himmelspforten« bezeichnen und die Tantristen als die *Yoni*, den heiligen Raum, die wundersame Vulva, den Venushügel, das Fötzchen, die Möse, das Kätzchen, der (zu diesem Zeitpunkt hoffentlich) überaus feuchten Muschi. Hier sollte ich ein untergeordnetes Gebot einfügen: Du sollst ihre Muschi lecken.

Die Bonobos tun es, und Sie können es auch. Befeuchten

Sie Ihre Lippen und befreien Sie ihr Heimatland! Strecken Sie die Zunge heraus, und bereiten Sie sich darauf vor, zu lecken, zu schlecken, und es zu lieben! Viele Frauen erreichen nur beim Oralverkehr, oder wie die Lateiner sagen, beim Cunnilingus (von *cunnus:* Vulva und *lingus:* Zunge) einen Orgasmus, weil man auf diese Weise die Klitoris und die Schamlippen oh-so-sanft und zart stimulieren und den köstlichen vaginalen »Honig« austreten lassen kann.

Die Kunst des Cunnilingus hat viele Facetten, doch am wichtigsten ist es, *so zu tun, als ob Sie Spaß daran haben.* Dafür gibt es einen Grund: Die Frau, die Sie oral befriedigen, darf nicht den Eindruck gewinnen, daß Sie ihr einen Gefallen tun. Das ruft bei ihr Schuldgefühle hervor und hemmt ihre Lust. Am leichtesten kann man so tun, als ob man Spaß daran hat, indem man es wirklich genießt. Und die beste Art, wirklich Vergnügen daran zu haben, ist, die Technik immer besser zu beherrschen. Wenn Sie vermuten, daß Sie nicht so gut darin sind, sollten Sie vielleicht den nun folgenden Rat des großen, inzwischen verstorbenen Komikers Sam Kinison beherzigen, der seine Cunnilingustechnik in meiner Radioshow erläuterte:

Sobald du die Frau in die richtige Stellung gebracht hast, in der sie besonders viel empfindet, schreibe jeden Buchstaben des Alphabets sorgfältig aus – mit der Zunge.

Das »funktioniert«. Wenn Sie bei »P« angelangt sind, wird sie wahrscheinlich ächzen und stöhnen. Sam Kinison schien damit ziemlich viel Erfolg zu haben; er war immer von schönen Frauen umgeben, sogar in einer Zeit, als er noch nicht reich und berühmt war. Außerdem sah er aus wie eine Trollpuppe. Aber so ist das Leben: Ein ausgeprägter Sinn für Humor und die Fähigkeit, mit der Zunge das ABC zu schreiben, kann auf Frauen sehr verführerisch wirken.

Feucht und saftig

Der Baseballspieler Phil Garner hat es folgendermaßen formuliert: »Man muß sich an Frauen wie an Tabak gewöhnen. Man muß ihn gut durchfeuchten, damit er feucht und saftig wird. Kaut man zu schnell, wird er schnell trocken und fällt auseinander.« Vielleicht sollten Sie ein Glas Wasser in der Nähe haben, mit dem Sie sich die Kehle anfeuchten können. Mit Eis macht's auch Spaß. Rollen Sie ein Stückchen Eis im Mund hin und her, und lecken und saugen Sie dann nach Leibeskräften. Das verwandelt den Cunnilingus in einen küüühlen Drink – in eine Art vaginalen Eisshake! Machen Sie weiter, schlürfen Sie, tauchen Sie ein in den Ozean, durchschwimmen Sie die warmen, dicken Strömungen, und steuern Sie der Heimat zu.

Perlentauchen

Das Zentrum der Lust der Frau ist die Klitoris (siehe Gebot Nr. 4 (für den Mann): Du sollst sie dazu ermutigen, daß sie dir sagt und zeigt, wie sie gern berührt werden möchte, Seite 114), die kleine »Miß Klitty«, die kostbare Perle ihrer köstlichen Auster, das niedliche »Rotkäppchen«, das in der Mitte an der Oberseite der Vulva unmittelbar über dem Eingang zur Vagina liegt. (Da nicht wenigen Männer und einigen Frauen unklar ist, wo die Klitoris liegt, fand ich, ich sollte ein paar geographische Informationen geben.)

In rein körperlicher Hinsicht ist die Klitoris – der intensivste Lustpunkt des Körpers der Frau – der Schlüssel zu ihrem Heiligen Gral.

Lecken Sie die Klitoris, schnalzen und saugen Sie daran, befingern Sie sie, beklopfen Sie sie leicht, streicheln Sie sie, spielen Sie mit ihr. Spüren Sie, wie sie zwischen Ihren Lippen oder gegen Ihre Fingerkuppen wächst. Probieren Sie neue Dinge aus, und variieren Sie Ihr Zungen- und Fingerspiel, wobei Sie immer ganz genau auf die jeweiligen Reaktionen Ihrer Partnerin achten. Diese Reaktionen sind Signale, die Ihnen zeigen, ob ihr gefällt, was Sie gerade tun. Zum Beispiel: Wenn sie die Beine öffnet, den Bauch vorstreckt oder stöhnt: »Ja! ja! ja!«, dann wissen Sie, daß Sie etwas richtig machen. Achten Sie darauf, wie sie atmet: Die Atmung sollte den Rhythmus Ihrer Zungenbewegung bestimmen. Im Zweifelsfall *fragen* Sie einfach, was ihr gefällt, beispielsweise: »Magst du das?« ... »Und dies?« Aber wenn sie Spaß daran hat, sollten Sie sich nicht wundern, wenn sie Ihren Kopf zwischen ihren Oberschenkel einklemmt und zischt: »Ooohhhh ... halt den Mund und sauge!«

Denken Sie daran: Jede Frau reagiert anders. Manche mögen eine direkte Reizung der Klitoris, andere haben es lieber, wenn Sie sich auf die Region direkt über, unter oder seitlich der Klitoris konzentrieren. Die meisten Frauen ziehen es vor, wenn Sie sie zunächst lecken, langsam hinauf und herunter schlecken, nicht direkt die Klitoris oder den Anus lecken oder durch die Schamlippen dringen, und dann erst saugen und schließlich knabbern. Wenn Ihre Partnerin bereits sehr feucht ist, versuchen Sie, die Klitoris zwischen zwei Fingern zu halten und solange zu schlürfen, bis sie in Ekstase fällt.

Die klitoralen Begierden einer Frau ändern sich – je nach ihrer Stimmung und dem Zeitpunkt im Menstruationszyklus; gehen Sie mit Feingefühl darauf ein. Was immer Sie tun, sorgen Sie dafür, daß die Klitoris feucht ist. Je feuchter sie ist, desto erregter ist Ihre Partnerin, und um so intensiver können Sie sie befriedigen. Versuchen Sie nicht, an einer trokkenen Klitoris gierig zu lecken, denn sonst stellen Sie vielleicht fest, daß man Ihnen einen raschen Stoß in den Solar plexus versetzt. Denken Sie daran: *Feuchtigkeit, Feuchtigkeit, Feuchtigkeit!*

Sorgen Sie dafür, daß die Klitoris anschwillt, und sich Ihrer Zunge entgegenschiebt, daß sich die Vulva öffnet und geradezu darum »fleht«, daß man in sie eindringt. Versuchen Sie, den Mund stillzuhalten, und erlauben Sie, daß Ihre Partnerin sich an Ihnen reibt. Wenn Sie spüren, daß sie kurz vor dem Höhepunkt ist, lassen Sie die Zunge tief zwischen die Schamlippen eintauchen – hinein in den aufgeheizten Teich, das warme, salzige Meer. Sie sehen – Sie können eine Menge tun, um Ihre Partnerin zu erregen, ehe Sie mit der Zunge, gar nicht zu reden von den Fingern oder dem Penis, in die Vagina eindringen.

Vergessen Sie nicht: Die Vulva ist die Tür zu ihrer Lust, und die Klitoris ist die Klingel.

Ein höflicher Mann vergißt nicht, an der Tür einer Frau zu klingeln, ehe er ihren Lustpalast betritt.

Das ist die Vulva, Dummerchen!

Obwohl Sigmund Freud, der Begründer der Psychoanalyse, auf anderen Gebieten zu glänzenden, originellen Erkenntnissen kam, war er hinsichtlich der anatomischen Gegebenheiten der weiblichen Geschlechtsteile der Frau ein wirklicher Dummkopf. Freud zufolge war das erotische Zentrum des *kleinen Mädchens* die Klitoris (der zentrale Lustpunkt der Vulva), doch müsse sich, wenn es zur reifen *Frau* heranwächst, die sexuelle Erregbarkeit auf die Vagina verschieben. Das heißt, eine »reife« Frau hat vaginale, keine klitoralen Orgasmen.

Freud war von der Verbindung zwischen reifer Sexualität und Vaginalerotik absolut überzeugt. Er erklärte, daß die »Entfaltung der Weiblichkeit die Wegschaffung der Klitorissexualität zur Bedingung habe«[1], und definierte Frigidität als die Unfähigkeit, den »orgasmischen Transfer« von der Klitoris zur Vagina vorzunehmen. Meine Güte – wie viele vollkommen orgasmusfähige Frauen haben sich wegen dieser Auffassung nicht schon wie komplette Versager gefühlt.

Aber keine Angst, die Rettung ist nicht fern – Alfred Kinsey wurde zu unserem sexuellen Ritter in schimmernder Rüstung, zum Minnesänger im weißen Labormantel. »Es ist jedoch nicht bewiesen«, schrieb er, »daß die Vagina jemals die alleinige Quelle ... der sexuellen Erregung bei Frauen ist.«[2]

Die Vulva, zu der die Klitoris gehört, ist der orgiastische Mittelpunkt bei Frauen. Manchmal spürt eine Frau, wie es tief in der Vagina vibriert; aber eine feuchte, gut massierte, »glückliche« Vulva ist nach wie vor der Eingang zu ihrer Lust, und wer keinen Schlüssel hat, kommt eben nicht hinein. Nun ja, er würde zwar hereingelassen, wäre aber nicht besonders willkommen.

Sie müssen die Vulva berühren, um einen Orgasmus auszulösen.

Wu Hu!

Die Königin Wu Hu, die China während der T'ang-Dynastie regierte, hatte eine richtige Idee, als sie verkündete, alle Regierungsbeamten und Würdenträger, die sie aufsuchten,

---

[1] Sigmund Freud, »Einige psychische Folgen des anatomischen Geschlechtsunterschieds (1925)«, in: *Studienausgabe*, Bd. V, Frankfurt am Main 1972, S. 263.

[2] Alfred Kinsey, *Das sexuelle Verhalten der Frau.* Frankfurt am Main 1953, S. 437.

hätten Ihrer Kaiserlichen Hoheit die Ehre zu erweisen und bei ihr Cunnilingus auszuführen. Im Ernst! Alte Gemälde zeigen die schöne, mächtige Kaiserin, die dasteht und die reichverzierte Robe geöffnet hält, während ein hoher Beamter, Adliger oder Diplomat zu sehen ist, der demütig vor ihr kniet und mit Lippen und Zunge verschwenderisch ihren königlichen Unterleib bedeckt.

Sollte nicht auch Ihre Herzensdame von Ihnen auf diese Weise geehrt werden?

Haben Sie Geduld

Denken Sie daran: Frauen brauchen meist etwas länger, ehe sie sexuell erregt sind. Ein paarmal schlecken und ein zarter Kuß auf die Innenseite des Oberschenkels dürften nicht reichen. Frauen beklagen sich oft darüber, daß ihr Mann sie nicht lange genug mit dem Mund befriedige, damit die Säfte fließen, ganz zu schweigen davon, daß sie zum Höhepunkt kommen. Jackie, eine meiner Klientinnen, die eine Sextherapie bei mir machte, war ständig frustriert, weil ihr Ehemann sie nur einige Sekunden mit dem Mund verwöhnte, bevor er sich auf sie legte und in sie eindrang. Ich schlug ihr vor, die Stellung zu wechseln und sich auf sein Gesicht zu setzen. Nun läßt sie ihn erst dann wieder nach oben, wenn sie wirklich befriedigt ist!

Natürlich ist nicht jede Frau so kühn, daß sie sich einem Mann aufs Gesicht setzt. Wenn Ihre Partnerin es vorzieht, sich zurückzulegen und den Cunnilingus zu empfangen, liegt es an Ihnen, so lange zu schlecken, wie sie es braucht. Nehmen Sie Ihr Lieblingsessen zwischen den Beinen Ihrer Partnerin ein, sofern es Ihnen hilft, dort unten so lange zu verweilen, bis sie Lust verspürt. Im Ernst – probieren Sie es mit

Honig, Mousse au chocolat, Sahne, Sojasauce, Champagner, Avocadocreme – was immer Ihren Geschmacksknospen gefällt und Sie weiter lecken läßt.

Wissen Sie noch, wie sie als kleiner Junge bei bestimmten Gemüsearten »auf den Geschmack« kamen? Nun, wenn das immer noch nicht geschehen ist, ist es höchste Zeit, daß Sie Appetit auf etwas Fleischliches bekommen: *Muschi!* Sie kann einen süß-sauren, moschusartig-blumigen oder fischig-salzigen Geschmack haben. Und so wie die feine französischen Küche ist sie – richtig vorbereitet – immer soßig.

Die Jagd nach dem G-Punkt

Während Sie Ihre Partnerin oral befriedigen, versuchen Sie doch einmal, den Finger hineinzustecken – nur bis zum ersten Knöchel, dann bis zum zweiten Knöchel, dann einen zweiten Finger, vielleicht drei Finger. (Achten Sie auf die Signale Ihrer Partnerin). Vielleicht vier. Bewegen Sie die Finger dort drinnen langsam sanft hin und her. Spüren Sie die feuchten, schwammigen Wände der Scheide, die vor Lust pulsieren. Vielleicht tasten Sie den G-Punkt; Sie können ihn mit dem Finger auf eine Weise berühren, wie es ein Penis nicht kann.[3] Wenn Sie drinnen sind, bewegen Sie den Finger in einer »Komm-her«-Geste. Wenn sie den Finger krümmen, so daß er zu Ihnen weist, spüren Sie ein kleines Gebiet an der Rückseite des Schambeins, eine Art schwammige, irgendwie runzelige, weiche Erhebung unter dem Dach der Vaginalhöhle. Streicheln Sie sanft diese Erhebung. Variie-

---

[3] Ernst von Grafenberg, ein deutscher Arzt, soll den G-Punkt »entdeckt« haben. Er wurde nach ihm benannt. Manche Fachleute bestreiten, daß es den G-Punkt überhaupt gibt. Ich kann dazu nur sagen: Ich habe ihn, ebenso wie die meisten Frauen, die ich kenne.

ren Sie die Bewegung. Probieren Sie es mit Reiben, Antippen, Drücken, vibrierenden, kreisenden Bewegungen. Dringen Sie nun tiefer ein, vielleicht schneller, vielleicht fester. Saugen Sie genußvoll an der Klitoris. Wenn Sie kühn sind, stecken Sie die Zunge Ihrer Partnerin in den Po, und sie wird bei allem mitmachen. WARNUNG: Die Berührung des G-Punkts kann weh tun, kitzeln, sich merkwürdig oder wunderbar anfühlen. Möglicherweise bringen Sie Ihre Partnerin damit zum Orgasmus. Vielleicht bringen Sie sie auch zum Ejakulieren. Wenn Sie den G-Punkt berühren, müssen Sie bereit sein, mit allem zurechtzukommen, was dadurch ausgelöst wird.

Benutzen Sie Ihr Liebesorgan!

Und was ist mit dem Penis, Ihrem »allerbesten Stück«? Ich habe ihn nicht vergessen. Mitnichten. Ich möchte nur sichergehen, daß Sie ihn zur Befriedigung Ihrer Partnerin verwenden. Keine Sorge, zu *seiner* Lust kommen wir in Gebot Nr. 2 (für die Frau): Du sollst seinen Penis anbeten! (Seite 207). Manchmal sollten Sie mit einer Frau in erster Linie schlafen, um dem Penis Lust zu bescheren. Zu anderen Zeiten sollten Sie ihn insbesondere dazu benutzen, Ihrer Partnerin Vergnügen zu bereiten. Probieren Sie es. Vielleicht sind Sie überrascht, wie erregend das für alle Parteien ist – einschließlich des kleinen Mannes.

Ehe Sie in Ihre Partnerin eindringen, reiben Sie den Penis an ihr. Streicheln Sie sie mit ihm. Lassen Sie sie mit ihm spielen. Dringen Sie erst in sie ein, wenn sie darum fleht oder wenigstens in irgendeiner Form darum bittet. Manchmal ist ein schneller, harter Stoß genau das, was sich eine Frau wünscht. Doch meistens zieht sie ein langsames, schrittweises Eindringen vor. Vielleicht möchten Sie nur mit dem Peniskopf in ihr verharren. Das ist ein herrliches Gefühl.

Sie können überhaupt nichts falsch machen, wenn Sie erlauben, daß sie sich Ihren Penis hineinsteckt.

Nun ist er drin. Sie sind drin! Herrlich, nicht wahr? Das heißt aber nicht, daß Sie mit dem Vorspiel aufhören sollen. Lassen Sie es nun spielerischer werden. Jetzt ist der richtige Zeitpunkt für einen leidenschaftlichen Kuß, eine innige Umarmung, eine herzliche Liebkosung, ein genußvolles Drehen der Brustwarzen, vielleicht einen kräftigen Schlag auf den Po, eine lüsterne oder romantische Bemerkung gekommen, die Sie Ihrer Partnerin ins Ohr flüstern, je nach ihren individuellen Lustpunkten. Es klingt abgedroschen, aber es ist ratsam, folgendes im Gedächtnis zu behalten: *Vögeln Sie nicht nur mit Ihrer Partnerin, sondern schlafen Sie mit ihr.* Es sei denn, Sie haben sich bereits ein paar dutzend Male geliebt. Dann tut Ihnen beiden vielleicht ein hübsches heißes Gevögel gut.

Verlieren Sie sich nicht in ihrem Wald!

Natürlich kann man auf ganz unterschiedliche Art miteinander schlafen. Es gibt so viele Stellungen – Missionarsstellung, die Frau oben, von hinten, Löffelchenstellung, Geschlechtsverkehr im *yabyum-*, Yoga, Zen- oder Tantrastil.[4] Finden Sie heraus, welche Positionen und Stile die Lustpunkte Ihres Körpers und Ihres Geistes wirklich reizen.

---

[4] Zum Sex im Zen- oder Tantrastil gehört im allgemeinen, daß man über lange Zeit mit dem Penis in der Partnerin verharrt - aber ohne sich zu bewegen und ohne zu stoßen. Die Partner atmen gemeinsam und spüren, wie die Energie hin- und herströmt, während sie über die Bedeutung der Vereinigung nachsinnen.

Doch welche Stellung Sie auch einnehmen – verirren Sie sich nicht im Wald, und vernachlässigen Sie nicht das Rotkäppchen.

Da die Klitoris außerhalb der Vagina liegt, kann sie trocken werden, obwohl Ihre Partnerin drinnen ganz feucht ist, *wenn* Sie nicht dafür sorgen, daß die Klitoris befeuchtet wird, und sie immer gut massieren. Lecken Sie an Ihrem Finger – oder lassen Sie Ihre Partnerin Ihren Finger oder den eigenen Finger lecken (denken Sie daran: Das gegenseitige Geben von Lust ist ein gemeinsames Unterfangen). Reiben Sie die Klitoris alle paar Stöße. Dann können Sie wieder Spaß an dem Versuch haben, den G-Punkt zu suchen – diesmal mit dem Peniskopf.

Ich hoffe, daß Ihre Partnerin ihren Orgasmus vor dem Ihren hat (»ladies first« ist eine gute Faustregel, ob man nun dem Daumen oder die Zunge benutzt). Es macht nichts, wenn sie nicht zuerst zum Höhepunkt kommt. Machen Sie weiter – mit dem halbsteifen Penis, mit der Zunge, den Fingern, einem Vibrator, was immer die Lustpunkte Ihrer Partnerin anregt –, bis sie zum Höhepunkt kommt. Auch ist es gar nicht schlecht, einen Dildo oder einen Vibrator in der Nähe zu haben, sozusagen als »Hilfsprogramm«, falls Ihre »Festplatte/Latte« abstürzt.

Es gibt Hilfsprogramme für Ihren Computer – sollten Sie da nicht auch eines für Ihr Sexleben haben?

Und wenn sie einfach keinen Orgasmus bekommt?

Wenn Ihre Partnerin aus irgendeinem Grund keinen Orgasmus hat, drängen Sie sie bitte nicht. Denken Sie daran: *Druck ist der Feind der Lust.*

Verstehen Sie mich nicht falsch: Ein Orgasmus ist etwas ausgesprochen Lustvolles. Wenn Ihre Partnerin präorgasmisch ist, das heißt, daß sie noch nie einen Orgasmus erlebt hat, sollten sie beide vielleicht die Hilfe eines Experten in Anspruch nahmen. Bis dahin sollten Sie sie in Fahrt bringen; und praktizieren Sie tiefes ozeanisches Atmen und die fabelhaften Unisex-PC-Muskel-Übungen (siehe Gebot Nr. 2 (für die Frau): Du sollst seinen Penis anbeten). Manche vollkommen orgasmusfähige Frauen kommen jedoch nicht bei jeder sexuellen Begegnung zum Höhepunkt. Ein Orgasmus ist etwas Wunderbares, aber nicht immer unbedingt notwendig für das Lusterleben einer Frau. Wenn es um sexuelle Lust geht, gibt es nichts Absolutes. Auch die orgasmusfähigste Frau hat Zeiten, da es ihr einfach nicht »kommt«, und wenn Sie versuchen, sie dazu zu drängen, irritieren Sie nur ihren Geist und ihren Körper.

Ejakulation der Frau

Manche Frauen ejakulieren beim Orgasmus. Eine butterähnliche Flüssigkeit, die nach Aussage mancher Fachleute verdünnter Urin, anderen zufolge jedoch eher eine etwas stärkere Mischung des Scheidenhonigs ist, das, was man im Tantra als *amrita* (»Nektar der Göttin«) bezeichnet, kann während des Gipfels der Lust aus der Harnröhre hervorspritzen. Manche Frauen können quer durch ein Zimmer ejakulieren. Wenn Sie herausfinden möchten, ob Sie Ihrer Partnerin helfen können zu spritzen, schlagen Sie ihr vor, regelmäßig PC-Muskel- und Tiefenatmungs-Übungen zu machen. Wenn Sie dann beide in Stimmung sind, um den kleinen Geysir der Liebe zum Ausbruch zu bringen, kosen Sie Ihre Partnerin ausgiebig, bis sie mehrmals fast kurz vor dem Orgasmus ist. Tasten Sie danach den G-Punkt, und klopfen Sie leicht auf die Klitoris. Experimentieren Sie. Wenn Sie einige Spritzer abbekommen, wissen Sie, Ihre Partnerin hat gespritzt. Wenn das nicht der Fall ist, machen Sie sich keine Sorgen. Die meisten Frauen können nicht ejakulieren oder sind zumindest noch nie auf diese Weise zum Orgasmus gekommen.

Auf Rekordjagd

Und was ist mit den berühmten mehrfachen Orgasmen? Warum wollen Sie nicht die Lust Ihrer Partnerin verdoppeln, verdreifachen oder vervierfachen? Manche glücklichen Frauen erreichen mühelos mehrere Orgasmen, andere nicht. Für viele genügt ein schöner, intensiver Höhepunkt pro sexueller Begegnung vollauf.

Denken Sie daran: Wenn Sie Ihrer Partnerin mehrere Orgasmen schenken oder auch nur einen Höhepunkt, dann hat das ebensoviel mit ihrer Fähigkeit zu tun, Lust zu empfangen, wie mit Ihrer Fähigkeit, Lust zu spenden.

Aber wenn Sie beide mehrere Höhepunkte anstreben, sollten Sie fließend vom Vorspiel zu weiteren Spielen übergehen. Tiefes Atmen und kräftige PC-Muskeln sind zwar eine große Hilfe, doch auch *Sie* können mithelfen, indem Sie Ihr Vorgehen bei jedem Orgasmus Ihrer Partnerin variieren. Da sich Orgasmen in keiner logischen Abfolge vollziehen, sollten Sie und Ihre Partnerin sich immer wieder neue Variationen klimaktischer Freuden ausdenken.

Abgesehen davon, möchten Sie vielleicht die folgende Reizabfolge zur Erlangung von Mehrfach-Orgasmen ausprobieren: Beginnen Sie, indem Sie Ihrer Partnerin einen rein klitoralen Orgasmus durch Oralverkehr bescheren, wobei Sie lediglich einen oder zwei Finger in die Scheide stecken. Vergessen Sie nicht: Viele Frauen brauchen nach jedem intensiven Orgasmus eine Erholungspause, die zwischen fünf Sekunden und fünfzehn Minuten betragen kann (während dieser Zeit sollten Sie die Klitoris besser nicht berühren, sonst könnten Sie einen Klaps bekommen!). Manche Frauen mögen aber auch eine Reihe von Höhepunkten, einen direkt nach dem anderen, in einem fortdauernden Strom ekstatischer Freuden. Den folgenden Orgasmus schenken Sie Ihrer Partnerin durch ein leichtes Eindringen, wobei ungefähr die Hälfte Ihres Liebesorgans in ihr pocht, während Sie die ganze Zeit den Kitzler reiben und befeuchten und die anderen Lustpunkte Ihrer Partnerin liebkosen, drücken und schlagen, wo immer Sie sie finden, und die geistigen Lustpunkte reizen, indem sie ihr eine erotische Phantasie, Liebesworte oder »schmutzige« Dinge ins Ohr flüstern. Um zum dritten Höhepunkt zu gelangen, lassen Sie den Penis langsam, aber ganz hineingleiten. Dabei können Sie Ihre Partnerin weiter erregen, indem Sie vielleicht ihre Brustwarzen drücken oder Ihren feuchten Finger die Gesäßspalte Ihrer Partnerin entlangstreichen lassen. Für einen vierten Höhepunkt stoßen Sie mit festen, pumpenden Bewegungen und ziehen den Penis heraus, wobei Sie es ihr »richtig geben«, während Sie gegen den G-Punkt stoßen und weiterhin die Klitoris befeuchten. Dann wechseln Sie die Position, gehen von der Missionarsstellung zur Reiterstellung über, zur »Hunde-Stellung« oder in welche Stellung Sie beide sich manövrieren können, um zum fünften Höhepunkt zu gelangen. Fahren Sie schließlich »schweres Geschütz« auf – einen Vibrator –, einen dieser großen, dicken »Zauberstäbe«, die fast aus jedem Kitzler einen Höhepunkt hervorlocken, und vielleicht können Sie Ihrer Partnerin dann noch ein, zwei, drei weitere Orgasmen schenken. Aber zu dem

Zeitpunkt haben Sie beide sicher schon mit dem Zählen aufgehört!

Empfohlene Literatur:

Brauer, Alan J. u. Brauer, Donna: *ESO Extensiver Super Orgasmus. Wie Sie und Ihr Partner höchste Erfüllung finden.* München 1992.

Comfort, Alex: *New Joy of Sex,* Berlin 1994.

Hite, Shere: *The Hite Report I. Das sexuelle Erleben der Frau.* München o. J

Ogden, Gina: Ich liebe Sex. Frauen berichten von ihren Orgasmuserfahrungen. München 1995.

10
Du sollst herausfinden, aus welchem Stoff ihre Träume sind!

Und ihr dabei helfen, diese Träume zu verwirklichen, auch wenn es bedeutet, daß Sie mit ihr darüber reden!

Helfen Sie Ihrer Partnerin, ihre Träume und Hoffnungen, ihre Ambitionen und Phantasien zu erkunden, zu verstehen und wahr werden zu lassen.

Ihre Phantasien sind ihre Freiheit

Die Phantasien einer Frau sind immer bei ihr. Sie spielen ständig Verstecken mit dem, was dem Anschein nach wirklich ist, sie flüstern ihr wilde Vorstellungen ins Ohr, lassen Filme in ihrem Kopf ablaufen und wecken ihre Leidenschaften auf geheimnisvolle, aber um so mächtigere Weise. Wenn Ihre Partnerin in irgendeiner Hinsicht eingesperrt ist – durch den Beruf, die Ehe, die Regierung, die Erziehung, die Lebenssituation –, verwandelt sich diese Phantasiewelt in ihren Freiraum. Bisweilen hat sie nur eine Freiheit – die Fähigkeit, sich ihren Wunschphantasien hinzugeben.

Unterstützen Sie die Ambitionen Ihrer Partnerin!

Unterstützen Sie die Träume und Phantasien, die mit ihren Lebenszielen, ihrer beruflichen Karriere, ihren Anliegen und Interessen zu tun haben. Wenn sie mutlos ist, versuchen Sie sie zu trösten, zu beruhigen und ihr neue Kraft zu geben. Wenn Sie Ihrer Partnerin dazu verhelfen können, daß sich ihre Wünsche erfüllen, halten Sie sich nicht zurück. Besorgen Sie ihr einen Job, falls Sie es können. Lassen Sie sie in Filmen spielen, wenn Sie welche produzieren. Helfen Sie ihr bei der Hausarbeit. Unterstützen Sie sie bei der Vorbereitung auf geschäftliche Besprechungen. Lesen Sie ihre Manuskripte. Hören Sie zumindest aufmerksam zu, wenn Sie von ihren Niederlagen und Siegen im Beruf erzählt. Nehmen Sie teil an ihrem Leben. Treten Sie ihrem »Team« bei, lernen Sie, auf allen Positionen zu spielen. Und rufen Sie ihr immer wieder das Gesamtbild in Erinnerung, nämlich, daß sie großartig ist und das Beste verdient.

Jeder Mensch hat eine Begabung, ein Talent für irgend etwas – ob es nun die Arbeit als Biophysikerin, Stripperin oder Hausfrau ist. Helfen Sie Ihrer Partnerin bei der Entdekkung dieser Begabung und der Erforschung ihrer Träume. Helfen Sie ihr, ihre Möglichkeiten bis zur Neige auszuschöpfen. Wenn Sie sich nicht für ihre Arbeit interessieren – wenn Sie ihr nicht die Freude Ihrer Unterstützung machen –, wird es jemand anderer tun, wahrscheinlich ein Arbeitskollege. Das ist einer der Gründe, warum Affären am Arbeitsplatz so beliebt sind.

Wenn man Erotik in die Beziehung bringen will, gibt es nichts Besseres, als Arbeit und Vergnügen zu verbinden.

Wenn Sie das Berufsleben Ihrer Partnerin nicht zur Kenntnis nehmen, wird sie am Ende Interesse an jemandem zeigen, der sich für ihren Beruf interessiert.

Das gilt für jede Form der Arbeit, einschließlich der Hausarbeit. Haben Sie gemeinsame Kinder, so ziehen Sie sie gemeinsam groß. Wenn es ihre Kinder sind, dann helfen Sie ihr in den Bereichen, in denen sie unmißverständlich um Rat und Hilfe bittet.

Entdecken Sie die Träume Ihrer Partnerin, bevor Sie sich (zu sehr) verlieben!

Dieses Gebot ist gar nicht so leicht zu erfüllen. Was, wenn die Träume oder Phantasien der Partnerin Ihren Wünschen gefährlich werden? Mit Liebe und Vertrauen läßt sich das Gefühl der Bedrohung überwinden. Sollte Ihnen das aber nicht gelingen, und Sie beide bleiben dennoch zusammen, werden Sie dem anderen mehr Leid als Freude bescheren. Deshalb ist es so wichtig, daß Sie mit Ihrer Partnerin über ihre Träume sprechen, *bevor* Sie sich verlieben. Wenn es Liebe auf den ersten Blick ist, um so besser – aber sprechen Sie ihre Träume schnell an!

Vergessen Sie nicht: Sie ist der Chef!

Ihre Partnerin gebietet über ihre eigenen Träume und Phantasien. Sie ist die Herrin in *ihrem* Leben. Aber Sie können ihr helfen. Das *müssen* Sie auch, wenn Sie sie glücklich machen wollen – es sei denn, sie sagt Ihnen, daß sie sich von Ihnen nicht helfen lassen möchte. Lehnt sie Ihre Hilfe ab, ist das ein recht unmißverständlicher Hinweis darauf, daß sie Sie nicht begehrt.

Haben Frauen sexuelle Phantasien?

Ja, selbstverständlich, und das seit der Zeit, als Eva Adam dazu verführte, an ihrem ... Apfel zu naschen.[1] Das einzig Neue an den Sexualphantasien der Frau ist, daß Frauen heute offener darüber sprechen. Machen Sie Ihrer Partnerin Mut, damit sie Ihnen erzählt, was sie sich erträumt. Vielleicht weiht sie Sie nicht in alle Phantasien ein – zumindest nicht auf einmal. Sie müssen sich nicht beeilen, alle Träume herauszufinden: Bei Ihrer Suche nach dem Heiligen Gral ist »der Weg selbst das Ziel«. Je mehr Sie die Phantasien Ihrer Partnerin erforschen, desto aufregender wird die Beziehung werden.

Erleben Sie zwei Arten des Sex auf einmal!

Der Mensch ist in vielerlei Hinsicht ein »Tier«, besonders, was den Sex betrifft. Aber *anders* als Tiere können wir uns über komplizierte Vorstellungen durch das Mittel der *Sprache* verständigen. Diese Fähigkeit ermöglicht uns, zwei Arten von Sex auf einmal zu haben. Man kann zum Beispiel in der Wirklichkeit einen ganz normalen Geschlechtsverkehr zu zweit ausführen und in der Phantasie an einer wilden Orgie teilnehmen. Wenn man sich beim Sex – auch beim Telefonsex –, gegenseitig seine Phantasien zuflüstert, kann man alle möglichen Abenteuer erleben, die Sie entweder nicht ausleben können oder wollen. Außerdem erfahren Sie noch etwas über die Phantasiewelt Ihrer Partnerin. Diese können romantischer, orgiastischer, zärtlicher oder wilder Natur sein. Da es bei vielen Phantasien darum geht, den Status quo auf den

---

[1] Das war natürlich eine Männerphantasie, die sich vermutlich einige weibstolle hebräische Schreiber ausgedacht haben.

Kopf zu stellen, sind sie unter Umständen recht schockierend, ja sogar beängstigend. Ich habe Ihnen bereits gesagt, daß Sie auf dem Weg zum Heiligen Gral Geschöpfen aus der Vergangenheit Ihrer Partnerin begegnen werden. Das sind ihre Phantasien. Aber keine Angst – Sie träumen ja nur.

Spielen Sie nicht den Gedankenpolizisten, und kritisieren Sie sie nicht wegen ihrer Phantasien!

Führen Sie die Phantasien Ihrer Partnerin nicht gegen sie ins Feld. Sie können sie wegen einer Handlung zur Rechenschaft ziehen, aber nicht wegen eines Gedankens. Wenn sich Ihre Partnerin allerdings immer ausmalt, Sie in Stücke zu hauen und als Barbecue für ihre Frauenrunde zu servieren, und wenn sie kürzlich einen riesengroßen Grill gekauft hat, sollten Sie schleunigst das Weite suchen – es sei denn, Sie lieben sie wirklich. *Ich mache nur Witze.* Es gibt »da draußen« verrückte, gewalttätige Frauen (doch sehr viel mehr verrückte, gewalttätige Männer. Falls Ihre Ehefrau zu den wenigen Frauen zählt, die sich so benehmen, und Ihnen eine Flasche an den Kopf wirft, spielt die Statistik keine große Rolle). Sind Sie mit einer solchen Frau zusammen, dann verschwinden Sie lieber heimlich, still und leise, wenn Ihnen Ihr Leben lieb ist.

Entlocken Sie ihr ihre Träume!

Angenommen, Ihre Partnerin ist keine Eispickel-Mörderin und auch keine chronische Flaschenwerferin, dann sollten Sie sie dazu ermutigen, Sie in ihre Phantasien einzuweihen. Frauen werden nur selten ermuntert, ihre rohen Begierden zu äußern. In unserer Gesellschaft haben Frauen kaum die

Gelegenheit – so, wie viele Männer –, für den Sex zu bezahlen und das zu bekommen, »was immer sie will«. Man bringt Frauen nicht einmal bei, sich so etwas als Möglichkeit vorzustellen. Fragen Sie, für welche Art Sex sie zu bezahlen bereit wäre – wenn sie genügend Geld hätte, niemand schlecht von ihr denken würde und sie alles bekommen könnte, was sie sich wünscht.

Romantik, Pornographie und der Fetisch der Liebe

Um mehr über die Phantasien herauszufinden, die Ihrer Partnerin Lust schenken, werfen Sie einmal einen Blick darauf, was sie gern zur Entspannung liest. Heftchenromane? Der landläufigen Meinung zufolge sind pornographische Erzeugnisse die Erotika des Mannes und Heftchen- und Liebesromane die Erotika der Frau. Das stimmt bis *zu einem gewissen Grad.* So, wie Milliarden Dollar alljährlich aus den Taschen der Männer auf die Konten der Pornoindustrie fließen, werden auch jedes Jahr Milliarden für Liebesromane ausgegeben – fast ausschließlich von Frauen. Was wieder einmal zeigt, daß sich die Phantasien von Frauen und Männern grundsätzlich unterscheiden – oder? Das stimmt nicht ganz. Bei näherer Betrachtung stellt sich nämlich heraus, daß diese beiden scheinbar entgegengesetzten Ausdrucksformen der Erotik recht viele Gemeinsamkeiten aufweisen.

Wenn Ihre Partnerin gern Liebesromane liest, lesen Sie einmal einen dieser Romane genau durch. Sie werden sich wundern, wie lustvoll es darin zugeht, wie randvoll die Romane mit Phantasiewelten, erotischer Spannung und jeder Menge heißem Sex sind. Sowohl in der »männlichen« Pornographie als auch in der »weiblichen« Version, den Liebes- und Heftchenromanen, sind die Hauptfiguren idealisierte, umwerfend schöne sexuelle Übermenschen. Alle Frauen darin erleben stets mehrere Orgasmen, obwohl die meisten Heldinnen zu Beginn des Romans noch Jungfrauen sind, und alle Männer sind konditionsstarke Athleten der Liebe. Weder die eine noch die andere Gattung geht besonders in die Tiefe – in beiden Fällen handelt es sich sicher nicht um große Literatur. Sowohl in den Heftchenromanen als auch in den pornographischen Produkten finden sich Szenen, in denen es um Exhibitionismus und Voyeurismus geht, um Dominanz und Unterwerfung, Szenen mit leidenschaftlichem, zügellosem und gefahrvollem Sex. In beiden Gattungen gibt es Fetischszenen, in denen Kleidungsstücke mit erotischer Bedeutung aufgeladen werden, beispielsweise Schuhe, Leder und enge Korsetts. Der Hauptunterschied zwischen »männlicher« Pornographie und »weiblichen« Liebesromanen, und das ist das Problematische, ist die *Liebe*. In den Heftchenromanen müssen sich Held und Heldin verlieben, zudem heiraten sie meistens am Ende. In den pornographischen Erzeugnissen spielt die Liebe keinerlei Rolle, und die Ehe ist ungefähr so bedeutsam wie das Wäschewaschen (im Grunde von weniger Belang; in Pornofilmen spielen mehr Szenen in Waschsalons als auf Hochzeiten).

Der weibliche Fetisch der Liebe

Der liebste Fetisch der Frau ist der Fetisch der LIEBE. Warum läßt sich die Liebe als »Fetisch« betrachten? Ein Fetisch ist etwas, das genaugenommen für den Geschlechtsakt *nicht* erforderlich ist, das der Fetischist jedoch braucht, damit er den Geschlechtsakt vollziehen (beim Mann) oder genießen (bei der Frau) kann. Die Liebe ist für den Geschlechtsakt ebensowenig erforderlich wie hochhackige Schuhe oder Leder (typische »Fetisch«-Gegenstände). Dennoch können oder wollen viele Menschen, insbesondere Frauen, aber keinen Sex ohne Liebe haben. Zumindest muß die Möglichkeit der Liebe bestehen.

Wenn Sie Ihre Partnerin in dieser Einstellung wiedererkennen, wissen Sie, daß ihr Fetisch die Liebe ist. Dann ist für ihre erotische Natur von entscheidender Bedeutung, daß Sie Ihre Liebe auf erregende Weise zeigen, daß Sie Ihre Partnerin mit Liebesgaben überschütten und ihr immer wieder versichern: »Ich liebe dich«. Wenn Ihnen das kitschig vorkommt, bringen Sie es hinter sich! Oder legen Sie sich auf sie. Die Liebe, nichts anderes erregt sie wirklich.

Werden Sie romantisch

Lesen Sie einen Heftchenroman und fragen Sie Ihre Partnern, was sie von bestimmten Szenen hält. Vielleicht fehlt Ihnen alles zum romantischen Helden, möglicherweise wird Ihre Partnerin auch nie ein Pornostar. Trotzdem können Sie romantische Dinge tun. Sie können ihr Herz im Sturm erobern, sie an sich reißen und auf den Armen tragen (wenn sie ein gewisses Gewicht nicht überschreitet), mit ihr tanzen (wenn Sie es nicht können, *lernen* Sie es), die Beziehung mit einer besonderen Bedeutung versehen, und Sie können die Gebote in diesem Buch befolgen. Schon allein der *Versuch* läßt Sie in den Augen der Frau zu einem romantischen Mann werden.

Weitere verbreitete Fetische und Phantasien der Frau[2]

Ein zauberhafter Abend

Eine besonders verbreitete Sexphantasie – bei Männern wie Frauen – besteht darin, einen erregenden Fremden zu verführen beziehungsweise von ihm verführt zu werden. Aber bitte, liebe politisch korrekten Sittenwächter, ich empfehle hier nicht, einen wildfremden Menschen zu verführen oder sich von ihm verführen zu lassen, ganz gleich, wie erregend das sein mag. Verzichten Sie im wahren Leben darauf, wenn nicht, stecken Sie zumindest Ihren Körper in einen Anzug aus spermizidem Latex, *der* schimmernden Rüstung des Ritters der neunziger Jahre. Aber die *Phantasie*, einen Fremden zu verführen oder von ihm verführt zu werden, ist ein köstliches Aphrodisiakum, das viele Frauen (und Männer) wirklich genießen, und dagegen ist überhaupt nichts einzuwenden.

Wie sehr wir uns auch den vertrauten »Familienwerten« verbunden fühlen – wir werden immer etwas Erotisches an dem Unvertrauten, dem Fremden, dem Geheimnisvollen, dem potentiell Gefährlichen und den ganz romantisch Unbekannten finden.

Zu meinen liebsten Phantasien zählt es, so zu tun, als sei Max, mit dem ich sehr vertraut bin, ein schöner Fremder. Manchmal spielt er einen meiner Bewunderer, der sich alle meine Sendungen anhört, oder jemanden, der sich bei mir

---

[2] Weitere beliebte erotische Phantasien und Fetische finden sich unter Gebot Nr. 7 (für die Frau): Du sollst seine tiefsten Begierden und Phantasien entdecken!

um einen Arbeitsplatz bewirbt. Wir geben vor, daß »mein Mann nicht zu Hause« sei, dann verführe ich ihn oder er verführt mich. Auf diese Weise können wir eine wilde, leidenschaftliche Nacht mit einem geheimnisvollen Außenseiter der Gesellschaft, einem Fremden, verbringen und morgens nebeneinander aufwachen!

Bisexuelle Phantasien

Es kommt häufig vor, daß dem Anschein nach ganz »normale« Frauen davon träumen, Sex mit anderen Frauen zu haben. Alfred Kinsey hat als einer der ersten darauf hingewiesen, daß sich unser Verhalten auf einem bisexuellen Spektrum anordnen läßt – mit absolut Heterosexuellen am einen Ende und völlig Homosexuellen am andere Ende.[3] Sehr wenige Menschen lassen sich – wenn überhaupt – auf dem einen oder anderen Ende einordnen. Die meisten sind bis zu einem gewissen Grad bisexuell veranlagt. Das heißt normalerweise nicht, daß wir beide Geschlechter gleich gern mögen, sondern lediglich, daß die meisten Personen potentiell von jedem Menschen sexuell erregt werden, unabhängig von seinem Geschlecht. Der amerikanische Schriftsteller und erotische Philosoph Gore Vidal schrieb: »So etwas wie eine homosexuelle oder heterosexuelle Person existiert nicht. Es gibt nur homo- oder heterosexuelle Handlungen. Die meisten Menschen sind eine Mischung aus diesen Regungen, wenn nicht Praktiken.«[4]

Als die Pulitzer-Preisträgerin Edna St. Vincent Millay wegen ihrer wiederkehrenden Kopfschmerzen einen Arzt

---

[3] June M. Reinisch, *Der neue Kinsey Institut Report*. München 1991, S. 127
[4] Gore Vidal, »Tennessee Williams: Someone to Laugh at the Squares With« in: *At Home: Essays 1982-1988*, New York 1988.

aufsuchte, der ihr erklärte, diese könnten von »einem gelegentlichen erotischen Impuls gegenüber einer Person des eigenen Geschlechts« herrühren, antwortete sie: »Ach so, Sie meinen, ich sei homosexuell. Natürlich bin ich das, und heterosexuell bin ich auch, aber was hat das mit meinem Kopfweh zu tun?«[5]

Wenn Ihre Partnerin bisexuelle »Regungen« oder Phantasien hat, heißt das vielleicht, daß sie sich tatsächlich nach einem sexuellen Erlebnis mit einer anderen Frau sehnt. Aber es kann es auch hindeuten, daß sie stärker mit der eigenen Sexualität in Berührung gekommen ist und die Macht und die Lust an ihrer Weiblichkeit akzeptiert oder sucht. Oder es bedeutet, daß sie ein wenig Zärtlichkeit und nährende weibliche Energie braucht. Diese muß sie nicht zwangsläufig von einer Frau bekommen (ich hoffe, Sie können ihr diese Kraft spenden).

Sprechen Sie mit Ihrer Partnerin über ihre bisexuellen Phantasien. Das kann für Sie beide ausgesprochen erregend sein, wenn Sie miteinander schlafen. Wenn Sie sich wohl mit *Ihrem* weiblichen Persönlichkeitsanteil fühlen, dann könnten Sie ein Rollenspiel inszenieren, bei dem Sie beide im Bett liegen und Sie den Part der Frau übernehmen. Oder Sie können den männlichen Voyeur spielen, der beobachtet, wie sich Ihre Partnerin mit einer anderen Frau vergnügt.

Wenn die Vorstellung, Ihre Partnerin beim Zusammensein mit einer anderen Frau zu beobachten, Sie sexuell erregt, *könnten* Sie sie fragen, ob Sie so etwas einmal gern im wirklichen Leben ausprobieren möchte. Wenn sie das verneint, möchte sie den Wunsch im Reich der Phantasie belassen. Drängen Sie sie also *nicht*. Denken Sie daran: *Druck ist der Feind der Lust*. Wenn sie Interesse daran hat, mit einer ande-

---

[5] Irving Wallace, *The Intimate Sex Lives of Famous People*, London 1981, S. 304.

ren Frau Sex zu haben, könnten Sie darüber sprechen, wie man das Ganze so arrangiert, daß sich alle Beteiligten möglichst geborgen und zufrieden fühlen; bei drei Personen in wechselnden Konstellationen ist allerdings nichts sicher. Bedenken Sie: Das Teilen des Bettes mit einer dritten Person ist ein großer Schritt, für den Sie beide vielleicht nie bereit sein werden, ganz gleich, wie wild ihre Phantasien sind.

In der Phantasie läuft alles perfekt. In der Realität kommen manche Menschen nicht miteinander aus, andere werden eifersüchtig, und bestimmte Körperteile funktionieren nicht richtig.

Vielleicht möchten Sie es mit einer »Zwischenlösung« probieren, zum Beispiel in eine lesbische Bar gehen und zusehen, wie Ihre Partnerin mit einer der dort anwesenden Frauen tanzt. Oder Sie beide wählen einen Telefonsex-Anschluß, damit Ihre Partnerin erfahren kann, wie es ist, mit einer anderen Frau ein erotisches Gespräch zu führen, ohne damit umgehen zu müssen, daß diese tatsächlich in Ihrer beider Bett liegt. Oder reden, denken und träumen Sie eine Weile weiter ... Schließlich besteht doch kein Grund zur Eile, oder?

Zuschauen und angeschaut werden

Vielleicht möchte die Frau in Ihrem Leben die Praktiken des Exhibitionismus und des Voyeurismus, des Sehen und Gesehenwerdens, des sich Zurschaustellens und des Zuschauens ausprobieren. Unter dem Gebot Nr. 3 (für den Mann), Du sollst ihr oft bedeutungsvolle Komplimente machen!, haben Sie gelernt: Viele Frauen haben eine exhibitionistische Ader. Zudem ermuntert die moderne westliche Gesellschaft Frauen zu einem erotisch aufreizenden, wenn nicht sogar offen sexuellen Gebaren. Von Marilyn Monroe heißt es, sie hätte wiederholt davon geträumt, in einer Kirche alle Hüllen fallen zu lassen, während die fassungslose Gemeinde schweigend ihrem schönen Körper huldigte.[6] Die meisten Frauen würden nicht so weit gehen (sogar Marilyn Monroe beschränkte ihre Nacktauftritte in der Realität auf weltliche Orte), aber viele posieren liebend gern vor anderen Menschen.

Wenn Sie das an Ihre Partnerin denken läßt, dürfen Sie keine Angst vor ihren exhibitionistischen Neigungen haben. Stellen Sie sich Ihre Partnerin als wunderschöne Blume vor, die hinter Ihrem Haus blüht. Warum wollen Sie diese Blume pflücken, sie ins Haus holen und den Blicken der anderen entziehen? Wenn Sie wegen der exhibitionistischen Neigungen Ihrer Partnerin mit Gefühlen der Peinlichkeit und Angst ringen, sollten Sie sich bemühen, Ihre Partnerin zu verstehen und vernunftgemäß damit umzugehen, statt über sie herzuziehen oder ihr zu sagen, sie sehe aus wie eine »Schlampe«. Solange sie nichts trägt oder etwas tut, das sie ins Gefängnis oder irgendeine Art von Schwierigkeiten bringt, sollten Sie versuchen, sie beim Ausdruck ihrer Erotik zu unterstützen. Versuchen Sie, stolz auf ihre erotische Ausstrahlung zu sein. Wenn Sie innehalten und nicht weiter darüber nachdenken, geht Ihnen vielleicht auf, daß Sie stolz auf sie sein können. Bedenken Sie: Wenn Sie versuchen, den Enthusiasmus Ihrer Partnerin zu unterdrücken, verlieren Sie sie – so oder so.

Wenn sie eher zum Voyeurismus neigt – und viele Menschen haben beide Neigungen –, dann können Sie sich glücklich schätzen! Stellen Sie sich zur Schau für sie. In unserer Gesellschaft neigen wir zu der Vorstellung, Exhibitionismus sei etwas Weibliches und Voyeurismus etwas Männliches. Schließlich traten in den meisten Striptease-Clubs nur Tän-

---

[6] Irving Wallace, *The Intimate Sex Live of Famous People*, S. 310.

zerinnen auf, und die Gäste sind zumeist Männer. Die große Mehrzahl der Zeitschriften, die heterosexuellen Sex zeigen, enthalten Fotos von Frauen, die von Männer betrachtet werden. Die meisten Leute würden das als normal bezeichnen – aber stimmt das? In der Natur ist zumeist das Männchen der Exhibitionist: Das klassische Beispiel ist der Pfau, der sich vor dem Weibchen in Positur wirft, das ihm zusieht und überlegt, ob er wohl ein guter Sexualpartner sein würde.

Versuchen Sie sich auszuziehen und vor ihr hin und her zu stolzieren. Machen Sie einen Spaß daraus! (Siehe Gebot Nr. 6 (für den Mann): Du sollst sie zum Lachen bringen!) Vielleicht findet sie es wahnsinnig komisch. Ich sehe Max und anderen Männern gern zu, die sich für mich »zeigen«. Da in unserer Gesellschaft die Machtverhältnisse zwischen Mann und Frau im Wandel begriffen sind und sich weiter ändern werden, wird es interessant sein herauszufinden, ob sich auch unsere Einstellung zu den Phänomenen Exhibitionismus und Voyeurismus entsprechend wandelt ...

Hingabe und der Rausch der Macht

Auch Phantasien von Macht und Hingabe beziehungsweise Dominanz und Unterwerfung (D&U) sind in unserer Gesellschaft weit verbreitet. Sowohl Frauen als auch Männer, die ganz unterschiedlich erzogen worden sind, träumen davon. Tatsächlich sind diese Phantasievorstellungen so alt wie die Menschheit. Sie können krude oder romantisch, wunderschön oder bedrohlich sein. Dazu können die Anbetung des Körpers, Schlagen, Peitschen, Kitzeln, Sadomasochismus (SM), Fesselspiele und Erziehung (F&E) und eine Vielfalt von anderen Betätigungen gehören, die den Geschlechtsverkehr einschließen oder nicht.

ANMERKUNG: Viele Menschen reagieren bestürzt auf die geistigen Bilder, die sich bei der Erörterung von D&U,

SM und F&E-Phantasien einstellen. Ich befürworte deren sichere, auf Konsens beruhende Erkundung, weil das für manche Menschen eine Möglichkeit darstellt, ihre gewalttätige Regungen in friedliche Bahnen zu lenken. Eine solche Erforschung kann als psychodramatische Stufe in der Entwicklung der Sexualität dienen und die aggressiven Kräfte, die häufig im Unbewußten lauern, wo sie unter Umständen mehr Schaden anrichten, gefahrlos freigeben und zu Bewußtsein bringen. Möglicherweise trägt das Ausleben von Phantasien zur Verringerung der ehelichen Gewalt bei. Eine tiefgreifende Diskussion dieses Themas überstiege allerdings bei weitem den Rahmen dieses Buches. Wenn Sie sich dafür interessieren, informieren Sie sich – es gibt viele gute Bücher über D&U, F&E und SM. Vor allem die Bücher von Pat Califia (siehe »Empfohlene Literatur«) sind lesenswert.

Weibliche Dominanz

Wenn Ihre Freundin Interesse an der Erforschung ihrer sexuellen Macht hat, möchten Sie vielleicht Wege finden, wie Sie Vergnügen daran haben können, ihr »Liebessklave«, »Lustknabe«, »Schoßhündchen«, »Baby-Bonobo« oder »Gefangener der Liebe« zu sein – welche unterwürfige Rolle zu Ihrer Persönlichkeit und ihrem Begehren auch paßt. Max spielt, unter anderem, meinen Butler. Zumeist behandelt er mich wie eine Kaiserin; er macht mir seine Aufwartung, huldigt meinem Körper, läßt sich von mir ihn zu meinem Vergnügen »benutzen«, führt Regie bei meinen Videofilmen und hilft mir dabei, mein Miniaturreich zu führen. Beachten Sie: Ich habe gesagt, »zumeist«. In den meisten guten langfristigen Beziehungen geht es flexibel zu; die Partner lassen sich von der Dynamik von Dominanz und Unterwerfung nicht fesseln, sondern »wechseln« zwischen der dominanten und der unterwürfigen Rolle, je nach der Stimmung, den Umständen und weiteren Faktoren.

Zur feministisch-sexuellen Revolution der Gegenwart gehört auch, daß Frauen mit der Lust und der Verantwortlichkeit in Berührung kommen, die die Ausübung von sexueller Macht mit sich bringt. Bislang hatten die Männer geradezu ein Monopol darauf. Das Experimentieren mit weiblicher Dominanz und männlicher Unterwerfung bringt das Machtungleichgewicht zum Vorschein, das die Beziehung zwischen den Geschlechtern seit Jahrtausenden kennzeichnet.

Seien Sie also kein Spielverderber: Erlauben Sie, daß sie auf Ihnen reitet, Sie schlägt, sich einen Dildo umschnallt und mit Ihnen das macht, was normalerweise Sie mit ihr tun! Im Ernst – Sie könnten sich wundern, welch groben Gefallen Sie daran finden, der Adressat von aggressivem Sex zu sein.

Viele Frauen mögen das jähe, erotische Gefühl, über sexuelle Macht zu verfügen; manche begnügen sich damit, das Gewünschte zu bekommen, wenn sie es haben wollen. Andere wiederum möchten es vielleicht dem Vater, dem Bruder oder dem Ex-Geliebten »heimzahlen«, der sie einstmals beherrscht hat. Eine meiner Klientinnen, Claire, wurde im Alter zwischen sechs und siebzehn Jahren von ihrem Stiefvater sexuell mißbraucht und fand es daher in der Jugend schwierig, sich zu entspannen und Spaß am Sex zu haben. Sie war passiv, anorgasmisch, kaum fähig, den Verkehr zu ertragen. Dann teilte ihr ein neuer Freund mit, er wünsche keinen Durchschnitts-Sex. Statt dessen wolle er sie verehren, sich ihrer Macht unterwerfen und ihren sexuellen Befehlen folgen. Zunächst beunruhigten sie seine Andeutungen (in dieser Zeit suchte sie mich auf), doch faszinierten sie sie auch. Zudem konnte sie den neuen Freund sehr gut leiden. Sie vertraute ihm. Als sie sich vornahm zu versuchen, dominant zu sein, fühlte sie sich zum erstenmal wohl beim Sex. Das

Gefühl der Kontrolle entspannte sie und erlaubte ihr, einen Orgasmus zu erreichen, wie sie ihn noch nie erlebt hatte. Weil *sie* – und nicht der Mann – das Sagen hatte und weil der Sex alles beinhalten konnte, was sie sich wünschte, konnte sie leichter die Bürde der Angst und des Ekels abstreifen, die seit der Zeit, als sie ein hilfloses kleines Mädchen war, auf ihr lastete und die sie nun regelrecht zum Fenster hinauswarf!

Während der typische dominante Mann die Verehrung seines Penis genießt, wünscht sich die Frau im allgemeinen, daß man ihrem ganzen Körper, beginnend mit den Füßen, dem untersten Körperteil, huldigt. Vielleicht hat sie auch Spaß daran, »Strafen« auszuteilen oder einfach nur, den Geliebten als »Sexobjekt« zu behandeln. Für weitere Information zum Thema Dominanz siehe Gebot Nr. 7 (für die Frau): Du sollst seine tiefsten Begierden und Phantasien entdecken!

ACHTUNG: Ob Sie nun Mann oder Frau sind, oder das Besondere dazwischen – unterlassen Sie alles, wobei Sie sich wirklich unwohl fühlen. Sie müssen den Partner nicht zufriedenstellen. Es ist durchaus »cool«, wenn Sie sagen, Sie sind noch nicht soweit, erklären, warum Ihnen unbehaglich zumute ist und Sie sich ändern oder mit dem aufhören wollen, was Sie tun, damit Sie sich wieder wohl fühlen. Aber stempeln Sie den Partner nicht als »total verrückt« ab, weil er Sie an seinen Phantasien teilhaben läßt – es sei denn, es macht Ihnen nichts aus, ihn ganz zu verlieren.

Weibliche Unterwerfung

Vielleicht möchte Ihre Partnerin ihre unterwürfige Seite erkunden. Die Mehrzahl der zehn Gebote (für den Mann) helfen Ihnen, *ihr* Lust zu schenken. Trotzdem hat sie möglicherweise aufrichtigen Spaß daran, Ihnen sexuellen Genuß zu bereiten. Sagen Sie ihr, sie solle die zehn Gebote (für die Frau) durchlesen, und stellen Sie sie hartnäckig auf die Probe.

Die Unterwerfung ist natürlich die traditionellere Rolle der Frau beim Sex, aber möglicherweise hat Ihre Partnerin aus recht nichttraditionellen Gründen Gefallen daran. In der Liebe (im Gegensatz zum Krieg, zur Politik oder zum Geschäftsleben, wo die »Kapitulation« Bilder der Niederlage und der Scham heraufbeschwört) ist die Hingebung im intimen Zusammenleben etwas Köstliches, die höchste Erfüllung.

Da die Gesellschaft auf uns alle – Männer wie Frauen – soviel Druck ausübt, stark zu sein, etwas zu leisten und Erfolg zu haben, sehnen sich viele Menschen tief in ihrer erotischen Phantasie nach völliger Hingebung.

Möglicherweise denkt Ihre Partnerin, daß ihr die völlige Hingabe an den Menschen, den sie liebt und dem sie vertraut, ungeheure Macht verleiht. Unter Umständen fühlt sie stark, statt schwach, und genießt die Phantasie, daß ihr sexy Partner sie fesselt und mit Gewalt »nimmt«; denn in ihrer Vorstellung ist sie so begehrenswert, daß ihr kein Mann widerstehen kann.

Die alten Meister des Taoismus kannten ein Sprichwort: »Im Nachgeben liegt Stärke.« In der Hingabe kann Macht liegen. In der Zurückhaltung kann Freiheit liegen.

Vergessen Sie aber nicht: Wenn Sie Ihre D&U-Phantasien ausleben, kann es Ihnen so vorkommen, als habe der dominante Partner die Kontrolle, aber im realen Geschehen soll die Schmerzschwelle des sich unterwerfenden Partners die Situation bestimmen. Wenn sich Ihre Partnerin gern unterwirft, müssen Sie den Details ihres Begehrens *und* ihres Wohlbefindens noch stärkere Beachtung als sonst schenken.

Die Wünsche Ihrer Partnerin, sich zu unterwerfen, können eine Vergewaltigungs-, Schändungs- oder Entführungs-Phantasie beinhalten. Weil in unserer Gesellschaft eine negative Einstellung zum Sex vorherrscht, stellen sich viele Männer und Frauen vor, gegen ihren Willen zum Sex gezwungen zu werden. Auf diese Weise fühlen sie sich nicht verantwortlich, können sich entspannen und das Ganze genießen. Daß eine Frau – oder sonst jemand – davon träumt, vergewaltigt zu werden, heißt natürlich *nicht*, daß sie es sich wirklich wünscht. *Keine* Frau will sexuell mißbraucht werden. Und kein Mann möchte es, aber viele Männer stellen es sich vor.

Vergessen Sie nicht: Ein wenig Angst und Gefahr verleihen dem Sex Würze, aber man darf es nicht übertreiben; und stellen Sie eine angsterregende Phantasie oder ein aggressives Manöver immer mit Liebe dar, nie mit Grausamkeit.

Zu Vergewaltigungs-Phantasien gehört häufig die Fesselung, oder wie die Franzosen sagen: die *ligottage*, die sanfte Kunst, den Partner zu binden. Dazu kann man alles verwenden, angefangen von Handschellen bis zu alten Nylonstrümpfen. Dabei ist das Ziel *nicht*, den Geliebten buchstäblich zu etwas zu zwingen, wovor er wirklich Angst hat oder was er nicht möchte, sondern die Erregung zu steigern, indem man gegenseitig die erotische *Illusion* von Angst und Gewalt erzeugt. Das Schlüsselwort bei dieser delikaten erotischen Kunst, der Sinneswissenschaft der Fesselung, ist Konsensualität. So politisch unkorrekt es auch ist – zu einer erheblichen Anzahl sexueller Akte zwischen Menschen, wie auch zwischen Tieren, gehört es, daß der eine Partner den anderen an sich »bindet«.

Wenn Sie der Ansicht sind, wer an Fesselspielen Gefallen finde, sei völlig verrückt, denken Sie doch einmal an den Ehering, der seit altersher zu den großen Symbolen für die *Hörigkeit und Fesselung* des Menschen zählt. Jede feste Bindung ist ein Art Fesselung, nicht wahr? Sich zu binden ist eine Art Einschränkung. Die Liebe ist ein seidenes Seil, das zwei Menschen aneinander bindet. Einfach von den Armen eines geliebten Menschen fest umschlungen zu werden, ist eine Art »Festnahme«, die wir alle als himmlisch empfinden. In gewisser Weise führen Fesselspiele die Bindung bis an die äußerste Grenze der Erotik ...

Viele Menschen tragen Masken, wenn sie bedrohlich und sexy erscheinen und in eine andere Rolle schlüpfen möchten. Masken zählen zu den ältesten Mitteln in der Geschichte der Menschheit, wenn man eine mystische und sexuelle Inspiration heraufbeschwören will.

Wenn Sie beim nächstenmal im Bett liegen und möchten eine Maske tragen, haben jedoch keine zur Hand, ziehen Sie sich doch einfach den Slip Ihrer Partnerin über den Kopf. Das kann sehr lustig oder furchterregend sein – und sehr aromatisch.

Liebes Mädchen / böses Mädchen

Möglicherweise schlüpft Ihre Partnerin auch gern in die Rolle des »kleinen Mädchens«. Dadurch geraten Sie meistens in die Rolle von »Papi«. Je nachdem, was für eine Beziehung sie zu ihrem Vater oder der wichtigsten männlichen Pflegeperson hatte, genießt sie es vielleicht, daß man sie »zwingt«, sich für den Vater zur Schau zu stellen, geschlagen (aber nicht so hart!) zu werden, weil sie ein »böses Mädchen« war, oder gelobt zu werden, weil sie ein »liebes Mädchen« war. Solche Phantasien gehen über das Spiel mit der unterwürfigen Rolle hinaus. Wir alle führen uns sehr gern wie ein Kind auf, aus einer Vielzahl von Gründen (siehe Gebot Nr. 8 (für die Frau): Du sollst dich an die Worte deiner Mutter erinnern: »Alle Männer sind kleine Jungen!«). Benimmt sich Ihre Partnerin wie ein »kleines Mädchen«, genießt sie es möglicherweise, sich wie ein dominantes, freches, herrisches Biest aufzuführen. Zu anderen Zeiten möchte sie vielleicht gar nicht dominant oder unterwürfig sein, dann sollen Sie ihr kleiner Spielkamerad sein und mit ihr in der Babysprache reden, damit sie einander kitzeln, herumalbern und kindlich und ausgelassen miteinander spielen können.

Bonobo- (und weitere Tier-) Phantasien

Das ungezähmte erotische Wesen Ihrer Partnerin kommt in Tier-Phantasien zum Vorschein. Keine Sorge: Phantasien über Sex mit Tieren zu haben, bedeutet (meistens) nicht, daß Ihre Partnerin tatsächlich Sex mit Tieren haben will. Möglicherweise gefällt ihr nur die »animalische« Wildheit. Vielleicht stellt sie sich vor, daß Sie ein Pferd sind (Frauen lieben Pferde), oder sie ein Leopard ist (warum sind Ihrer Meinung nach diese Leoparden-Bikinis immer so beliebt?). Sie beide können auch, wie Bonobo-Schimpansen, aufeinander herumhüpfen und verspielt im Dickicht der Laken und Kissen balgen.

Heiliger Sex

Unter Umständen sind die sexuellen Phantasien Ihrer Partnerin spiritueller Natur. Vielleicht sieht sie Sie als Engel mit Flügeln, der mit ihr durch die Lüfte schwebt. Möglicherweise malt sie sich die sexuelle Vereinigung als spirituelle Einswerdung zweier Seelen aus. Sie können den sexuellen Schauplatz mit Kerzen, Weihrauch, Kristallen, spiritueller Musik schmücken (probieren Sie es einmal mit gregorianischen Gesängen, tibetanischen Mönchsgesängen oder Meeresklängen). Machen Sie Yoga zum Teil des Vorspiels, und dringen Sie in Ihre Partnerin in der Yabyum-Stellung ein, bei der der Mann mit gekreuzten Beinen dasitzt, die Frau auf seinem Schoß sitzt und die Beine um seine Taille schlingt. Weitere Informationen über heiligen beziehungsweise tantrischen Sex finden sich in den Büchern von Rinpoche/Khetsün/Hopkins und Margo Anand (siehe »Empfohlene Literatur«).

Seien Sie ein sanfter Mann

Kultivieren Sie die Träume Ihrer Partnerin, unterstützen Sie ihre Strebungen, helfen Sie ihr, ihre Wünsche zu verwirklichen, denn dann wird ihr größtes Verlangen sein, alles mit Ihnen zu teilen.

Nun ja, »alles« vielleicht nicht. Einige der tieferreichenden Phantasien werden wohl für immer ihr Geheimnis bleiben. Das ist normal. In einer Studie des Kinsey-Instituts sagten 71 % der Männer und 72 % der Frauen aus, sie hätten sich beim Zusammensein mit ihrem Partner Phantasievorstellungen hingegeben, um die sexuelle Erregung zu steigern, doch 87 % der Personen, die zugaben, daß sie sexuelle Phantasien hatten, glaubten, der Partner werde ablehnend reagieren, wenn er dahinterkäme, so daß sie es natürlich für sich behielten.[7]

Eines können Sie aber tun, damit sich Ihre Partnerin Ih-

[7] Reinisch, *Der neue Kinsey Institute Report*, S. 115.

nen völlig öffnet: Sie müssen ihr zeigen und sagen, daß Sie ihr Vertrauen verdienen, daß Sie ein wirklich *höflicher, sanfter* Mann sind, und die Grundsätze der hier vorgestellten Gebote beherzigen. Zeigen Sie ihr, daß Sie ein Ritter voll Ehre, Mut und Mitgefühl sind, der ständig danach strebt, den Heiligen Gral – die Liebe und Lust seiner Angebeteten – zu finden.

Empfohlene Literatur

Anand, Margo: *Magie des Tantra.* München 1995.

Barbach, Lonnie (Hrsg.): *Welche Farbe hat die Lust?* München 1987.

— *Mehr Lust. Gemeinsame Freude an der Liebe.* Reinbek b. Hamburg 1990.

— *Die dritte Weiblichkeit. Frauen in den Wechseljahren.* Berlin 1995.

Bright, Susie (Hrsg.): *Susie Sexperts liederliche Lebenswelten.* Schadenberg, B., 1993.

Califia, Pat: *Sapphistrie. Das Buch der lesbischen Sexualität.* Berlin 1992.

— *Das schwule 1 % 1. Tips und Tricks für alle Lebenslagen.* Berlin 1994.

Estés, Clarissa Pinkola: *Die Wolfsfrau. Die Kraft der weiblichen Urinstinkte.* München 1995.

Friday, Nancy: *Befreiung zur Lust. Frauen und ihre sexuellen Phantasien.* München 1993.

— *Verbotene Früchte. Die geheimen Phantasien der Frauen.* München 1994.

Rinpoche, Khetsün u. Hopkins, Jeffrey: *Die Praxis des Tantra,* München 1988.

Tisdale, Sallie: *Talk Dirty To Me. Eine intime Philosophie des Sex.* Berlin 1995.

Dr. Susan Blocks zehn Gebote der Lust (für den Mann) (Kurzfassung)

1. Du sollst den Details ihres Verlangens Aufmerksamkeit schenken!

Lernen Sie, die »Lustpunkte« Ihrer Partnerin zu finden und zu berühren. So wie die Druckpunkte der Akkupressurmassage, die die Heilung fördern, wenn man sie berührt, bilden auch die geistigen und körperlichen *Lustpunkte* erotische Öffnungen im »Panzer« Ihrer Partnerin, die ihr erlauben, Lust zu empfangen.

2. Du sollst ihre Sinne reizen!

Es ist nie schlecht, gut auszusehen. Aber die meisten Frauen sind eher akustisch als visuell veranlagt, und deshalb ist es von großer Bedeutung, daß Sie erregende Dinge *sagen*. Es ist auch wichtig, daß Sie gut riechen und schmecken. Duschen Sie, *bevor* Sie ins Bett gehen, anstatt *nachdem* Sie heraussteigen. Essen Sie viel Sellerie und Zimt. Frauen reagieren äußerst empfindlich auf Berührungen. Erkunden Sie das Sinnenparadies des Körpers Ihrer Partnerin. Tauschen Sie Zärtlichkeiten aus, die nicht zum eigentlichen Geschlechtsverkehr gehören. Finden Sie ihre »heißesten Stellen«. Streicheln Sie ihre Füße und bescheren Sie ihr *Zehenorgasmen!*

3. Du sollst ihr oft bedeutungsvolle Komplimente machen!

Daß Sie Ihrer Partnerin einmal Komplimente gemacht haben, heißt nicht, daß Sie es nicht immer wieder tun sollten.

Die Art des Kompliments hängt von der Frau ab. Huldigen Sie ihrem Körper, und sie wird ihn mit Ihnen teilen wollen. Wenn Sie den Verstand Ihrer Partnerin achten, wird sie Ihnen den Schlüssel geben, der ihre Wünsche aufschließt ...

4. Du sollst sie dazu ermutigen, daß sie dir sagt und zeigt, wie sie gern berührt werden möchte!

Versichern Sie Ihrer Partnerin, daß es nichts macht, wenn sie Ihnen sagt, was sie in Fahrt bringt. Lassen Sie sich nicht einschüchtern! Bitten Sie sie, für Sie zu masturbieren. Sehen Sie ihr genau zu, nicht nur, um selbst erregt zu werden, sondern um herauszufinden, wie sie gern berührt werden möchte.

5. Du sollst ihr zuhören!

... und lernen, wer sie ist, was sie durchgemacht hat, was sie braucht und was sie begehrt. Wenn Sie zuhören, werden Sie das kleine Mädchen in Ihrer Partnerin entdecken. Bereiten Sie Vergnügen, spielen Sie mit ihr, und sie wird nie alt werden. Reden Sie mit ihr, und – vor allem – *hören* Sie ihr *zu*, und sie wird wahrscheinlich nie mehr aufhören, mit Ihnen zu sprechen ...

6. Du sollst sie zum Lachen bringen!

Lachen ist ein Orgasmus des Geistes. Amüsieren Sie Ihre Partnerin. Seien Sie verrückt aus Liebe. Benehmen Sie sich wie ein Bonobo-Schimpanse. Wenn Sie sie zum Lachen bringen, können Sie ihr Herz gewinnen – und ihre Genitalien werden bald folgen.

7. Du sollst sie beschenken!

Seit dem Entstehen der Menschheit, als prähistorische Männer die besten Fleischstücke den Frauen, die sie begehrten, schenkten, haben Männer Frauen erfolgreich mit Geschenken verführt. Die Art des Geschenks hängt von der Partnerin und von Ihnen ab – das können Smaragd-Ohrringe sein, sexy Dessous, eine Feldblume, das Geschenk Ihrer emotionalen Unterstützung oder Ihr kreatives Talent. Es ist ja nicht so, daß sie Sie nicht »um Ihrer selbst willen liebt«, vielmehr reagiert ein archaischer Teil in ihr auf ein Geschenk, als wäre es ein Liebesakt.

8. Du sollst Selbstvertrauen und Verletzlichkeit ausstrahlen!

Ihr Selbstvertrauen gibt der Partnerin ein Gefühl der Sicherheit *und* der Erregung. Durch Ihre Verletzlichkeit werden Sie in ihren Augen warmherziger und kuscheliger, zugänglicher und liebenswerter. Wenn Sie Selbstvertrauen und Verletzlichkeit verbinden können, gehören Sie vermutlich zu den Menschen, die über ihre Gefühle sprechen können. Schön für Sie! Die meisten modernen Frauen lieben das. Der starke, schweigsame Mann ist ein Sexsymbol der Vergangenheit, und das ist gut so, denn oft war er ein geheimer Psychopath.

9. Du sollst Vorspiel haben!

Vorspiel ist etwas Spielerisches. Liebkosen Sie die individuellen Lustpunkte Ihrer Partnerin, wo immer Sie sie finden. Seien Sie geduldig. Lernen Sie zu lecken, schlecken – und es zu lieben! Rufen Sie sich den Schlüssel der sexuellen Lust der Frau ins Gedächtnis: *Feuchtigkeit, Feuchtigkeit, Feuchtigkeit*!

10. Du sollst herausfinden, aus welchem Stoff ihre Träume sind!

... und ihr helfen, sie zu verwirklichen, auch wenn es nur bedeutet, mit ihr darüber zu sprechen ... Helfen Sie ihr dabei, ihre Träume, Hoffnungen, Ambitionen und Phantasien zu erforschen, zu verstehen und zu verwirklichen.

Die zehn Gebote der Lust
(für die Frau)

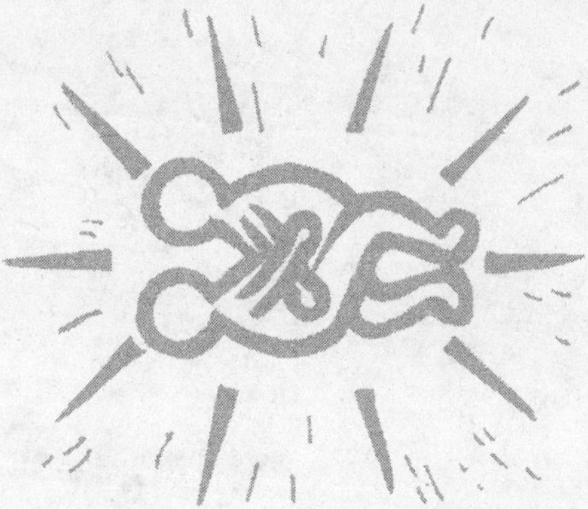

1
Du sollst ihn so akzeptieren, wie er ist!

Und nicht, wie er nach Ihren Wunschvorstellungen sein könnte! Selbstverständlich muß auch jede Frau so akzeptiert werden, wie sie ist, aber dieses Gebot gilt besonders für die Herren der Schöpfung. Jeder Mann sehnt sich danach, angenommen, geschätzt und anerkannt zu werden – vor allem von der Frau in seinem Leben. Aufgrund seiner *Kastrationsangst* reagiert er besonders empfindlich darauf, ob man ihn annimmt oder nicht. Er muß sicher sein, daß Sie ihn so akzeptieren, wie er ist, und daß Sie nicht versuchen werden, ihn zu verändern oder zu »entmannen«.

Zurückweisung und großes Leid

Der Gegensatz von Annahme ist Zurückweisung. Männer können es nicht ausstehen, abgelehnt zu werden. Frauen hassen es natürlich auch. Aber Männer reagieren besonders sensibel, weil sie eine Zurückweisung als Angriff auf ihre »Männlichkeit« deuten (Wieder einmal geht es um seinen »Mumm«, seine Potenz und Stärke!). Sein Verlangen, eine Zurückweisung zu vermeiden, ist so stark, daß er versuchen wird, Sie in Grund und Boden zu verdammen und zurückzuweisen, sobald er auch nur einen Hauch von Ablehnung spürt.

Perversität des Mannes

Den Mann so zu akzeptieren, wie er ist, heißt: *Versuchen Sie nicht, ihn zu ändern.* Vielleicht gelingt es Ihnen, einige Kleinigkeiten zu ändern – beispielsweise, daß er duscht, ehe er ins Bett geht, er Ihre Brüste kost, ohne zu »grapschen«, den Müll heraustrāgt, ehe sich dieser fortpflanzt –, aber Sie können nicht ändern, *wer er ist.* Wenn Sie es trotzdem versuchen, wird er Ihnen das ungeheuer übelnehmen. Männer sind in dieser Hinsicht pervers.

Das bedeutet nicht, daß Sie wie auf Zehenspitzen um Ihren Freund herumschleichen sollen. Aber wenn Sie wegen etwas zornig oder aufgebracht sind, sollten Sie versuchen, Ihre Meinung zu sagen, ohne ihn zu beschuldigen oder ihm Vorwürfe zu machen. In unserer Gesellschaft wird der Mann dazu erzogen, abwehrend auf alles zu reagieren, was er als Angriff auf seine Person wahrnimmt (O nein, noch eine Attacke auf seine Potenz und Stärke!). Wenn Sie ihn in die Defensive drängen, spielt er nicht mehr in Ihrem Team.

Sexuelle Annahme

Die höchste Annahme des Mannes ist der Geschlechtsverkehr – das heißt, ihm zu erlauben, in sie einzudringen. Wenn sich eine Frau ihrem Partner öffnet und in ihrer warmen, feuchten Umarmung umfängt, hat er das Gefühl, er sei zu Hause angekommen. Wenn Max auf meinen Schoß deutet und sagt: »Dort wohne ich!«, weiß ich, daß es ihm wirklich ernst damit ist.

Jemanden zu akzeptieren, ist im wirklichen Leben das, was völlige Hingabe im Bereich der sexuellen Phantasien ist. Beides kann man nicht vortäuschen, man muß es empfinden.

Männer und ihre Triebe

Ja, Frauen können genauso »scharf« sein wie Männer. Aber biologische und gesellschaftliche Faktoren treiben Männer dazu, auf den Sex mit mehr Drängen zuzusteuern als Frauen. Das liegt teilweise daran, daß sie soviel Testosteron in sich haben, das sie zur Liebe anstachelt, und zum Teil daran, daß der *Penis* sich *außerhalb* des Körpers befindet, und sie ständig daran erinnert, *jetzt* zu vögeln. Da die Gesellschaft in der Regel Männer stärker als Frauen ermuntert, Sex zu suchen, hat er für die meisten Männer eher eine bewußte, immer gegenwärtige Priorität als für die Mehrzahl der Frauen.

Weil der Mann dazu neigt, sich intensiv nach körperlicher Liebe zu sehnen, spürt er recht häufig den verhaßten Stich der Zurückweisung. Immer wenn Ihr Partner versucht, die Initiative zum Sex zu ergreifen, und Sie weisen ihn ab, tut ihm das schrecklich weh. Nach einer Weile setzen die Abwehrmechanismen des männlichen Egos ein. Da er es nicht ertragen kann, abgewiesen zu werden, weist er allmählich die Frau (das sind Sie) zurück, die ihn seiner Ansicht nach ablehnt. Vielleicht stellt er auch fest, daß er andere Frauen begehrt, die er nicht gut kennt, die ihn aber noch nicht abgewiesen haben. Möglicherweise bringen ihn Phantasie-Frauen in Fahrt, Frauen in Pornofilmen, Frauen, die ihm gleichgültig sind, so daß es ihm nichts ausmacht, wenn sie ihn akzeptieren oder zurückweisen. Oder er verliert vielleicht – so tief ist er von der Zurückweisung verletzt – jedes Interesse am Sex. Weder er noch Sie werden hinter die Gründe dafür kommen.

An diesem Punkt wird Ihnen der Sex vermutlich langsam fehlen. Vielleicht werden Sie sehr »scharf«. Wenn das geschieht, ehe ihn seine Abwehrmechanismen völlig verhärtet haben, können Sie Ihr Liebesleben vielleicht retten. Aber wenn Sie zu lange warten, bis sie ihn wieder in Ihren Körper einlassen und akzeptieren, zeigt er Ihnen womöglich die kalte

Schulter. Dann kann es durchaus geschehen, daß er sie abweist. Er könnte sogar zu Ihrem Feind werden.

Das soll nicht heißen, daß Sie mit ihm schlafen sollen, wenn Sie es nicht möchten. Trotzdem sollten Sie versuchen, recht oft mit ihm zu schlafen. Denken Sie daran: Der Satz »Mach es, sonst kommst du aus der Übung« läßt sich auch auf das Liebesleben anwenden. Wenn Sie wirklich nicht in Stimmung sind, sollten Sie wenigstens etwas sexuell Positives sagen oder tun (beispielsweise ihn in den Arm nehmen, ihm sagen, daß Sie ihn lieben, seinen tollen Körper loben, seinen Penis küssen, ihn auffordern, zu masturbieren), damit er sich nicht total abgelehnt fühlt.

Und wenn Sie den Mann nicht akzeptieren wollen?

Der folgende Rat mag Ihnen banal vorkommen, doch er wird so oft von ansonsten intelligenten Frauen in den Wind geschlagen, daß man ihn hier durchaus wiederholen sollte:

Wenn Sie den Mann in Ihrem Leben einfach nicht so akzeptieren können, wie er ist – oder wenn er Sie nicht akzeptieren kann, wie Sie sind –, sollten Sie nicht mit ihm zusammen sein!

Das heißt: Wenn Sie den Eindruck haben, Ihre Hingabe ähnele einer Geiselnahme in Zeiten des Krieges, dann dürfen Sie von dieser Niete nichts akzeptieren. Lassen Sie sich nicht mißbrauchen. Wenn es in Ihrer Beziehung zu seelischem oder körperlichem Mißbrauch kommt, müssen Sie Ihren Partner verlassen und Rat suchen. Bitte!

Ich habe mir diese Gebote nicht ausgedacht, um Ihnen zu helfen, mit einem Sie beleidigendenArschloch auszukommen!

Auch wenn er Sie weder körperlich noch verbal mißhandelt, wollen Sie ihn vielleicht trotzdem nicht akzeptieren. Möglicherweise passen Sie nicht gut zusammen. Seien Sie ehrlich – denken Sie darüber nach, wer Sie sind und was Sie brauchen. Versuchen Sie nicht, gefühlsmäßige »Verrenkungen« zu veranstalten und sich seiner Persönlichkeit anzupassen, nur weil er eine »akzeptable Partie« ist, und erwarten Sie auch nicht, daß er das für Sie tut. Akzeptieren Sie ihn oder lassen Sie ihn gehen.

Man kann sich weder seine Eltern noch seine Kinder aussuchen, aber man kann seinen Partner wählen. In der Natur wird diese Wahl stets vom Weibchen getroffen. So schreibt die Wissenschaftsjournalistin Mary Batten: »Biologen gehen heute davon aus, daß quer durch alle Arten Weibchen die Paarungsauswahl treffen, ja daß es in der weiblichen Natur liegt, den Partner auszuwählen.«[1]

Die Wahl ist das Entscheidende. Wählen Sie sorgsam aus, *bevor* Sie eine tiefe Beziehung eingehen. Gehen Sie nie davon aus, daß sich der Partner »nach der Heirat« oder »nach dem Baby« ändern wird. Er wird es nicht, zumindest nicht so, wie Sie es erwartet haben.

---

[1] Mary Batten, *Natürlich Damenwahl. Die Paarungsstrategien in der Natur*. München 1994, S. 16.

Wenn Sie sich klug entscheiden, können Sie ihn freudig akzeptieren!

In unserer unpersönlichen, sich schnell wandelnden, kybernetischen Welt ist der Mann mehr denn je darauf angewiesen, daß man ihn, sexuell und emotional annimmt. Ihn zu akzeptieren heißt, ihn nicht aufzufordern, Ihre verborgenen Erwartungen zu erfüllen, sondern ihn so anzunehmen, wie Sie ihn vorfinden, und sich über alle seine Eigenschaften zu freuen.

Empfohlene Literatur:

Schlessinger, Laura C.: *Zehn Dummheiten, mit denen Frauen ihr Leben ruinieren,* Hamburg 1995.

2
Du sollst seinen Penis anbeten!

Männer lieben ihren Penis, und das sollten Sie auch. Der Penis ist nicht nur die größte Lustquelle eines Mannes, sondern auch seine Identität, sein Vorstoß in die Zukunft, sein stolzester Besitz, sein bester Freund, sein stärkster und verletzlichster Körperteil. Beten Sie den Penis an, schmücken Sie ihn, halten Sie ihn, kosen Sie ihn, küssen Sie ihn, lecken Sie ihn, lutschen Sie ihn, loben Sie ihn, spielen Sie mit ihm, necken Sie ihn, quälen Sie ihn – natürlich sanft.[1] Sprechen Sie mit seinem Penis (manchmal hat er mehr zu sagen als sein Besitzer), stellen Sie eine Beziehung zu ihm her, sprechen Sie *über* ihn und wie sehr Sie ihn lieben. Tun Sie es oft. Mehrmals täglich ist nicht zu häufig.

Bedenken Sie: Da sich der Penis ständig außerhalb des Körpers befindet, nicht versteckt im Körperinneren wie die weiblichen Geschlechtsorgane, denken Männer in der Regel viel über ihn nach. Männer müssen seine Position in der Unterhose zurechtrücken, ganz zu schweigen davon, daß sie ihn jedesmal in die Hand nehmen, wenn sie zur Toilette verschwinden. Passen Sie auf, wenn er hart wird! Das Ding bewegt sich und wächst wie Godzilla, der die Tokioer Innenstadt einnimmt! Wenn der Penis nicht steif wird, wenn er es »muß«, kann er ebensogut eine Flagge sein, die für den tief geliebten Helden auf Halbmast gehißt ist.

---

[1] Es sei denn, er ist ein unterwürfiger Masochist. In diesem Fall empfehle ich Wäschehaken, Gummibänder oder ein anderes der haushaltsüblichen »Folterinstrumente«.

Egal, wie monogam Sie leben – Sie werden Ihren Partner immer mit »jemandem« teilen, den er mindestens ebenso sehr liebt wie Sie: seinem Penis!

Versuchen Sie nicht, Ihrem Partner zu oft die Wahl zwischen Ihnen und seinem Penis aufzuzwingen. Damit bringen Sie sich nur selbst in Schwierigkeiten.

Berühren Sie seinen Penis!

Alle Männer wollen unterschiedliche Dinge im Leben und beim Sex, aber jeder Mann möchte, daß man seinen Penis anfaßt. Männer mögen verschiedene Arten der Berührung: einigen gefällt es sanft und zärtlich, manchen grob und kräftig, andere bevorzugen die Reibung trockener Berührungen, noch andere wollen's feucht und sinnlich. Aber alle mögen *direkte* Berührungen.

Wenn man den Penis eines Mannes streichelt, kost man alles an ihm. Es ist seine einfachste, grundlegendste Lust. Berühren Sie den Penis mit den Lippen, den Fingerspitzen, dem Händen, dem Haar, der Zunge, dem Po, der Nase und den Zehen. Massieren Sie ihn zwischen Ihren Brüsten (das nennt man *coitus a mammalia*). Reiben Sie Ihre feuchten Schamlippen an ihm. Heißen Sie ihn in Ihrem Körper willkommen. Nehmen Sie ihn in sich auf. Setzen Sie sich auf ihn, spreizen Sie die Beine für ihn, beugen Sie sich über ihn. Umfassen und drücken Sie ihn, während er in Ihnen ist. Erkunden Sie die anderen erogenen Zonen des Mannes – die multiplen Lustpunkte in seinem Körper und seinem Geist. Aber dem Penis können Sie nie genügend liebevolle Aufmerksamkeit schenken, selbst dann nicht, wenn er einem empfindsamen Mann gehört ...

Lieben Sie ihn, ob er krank oder gesund ist, steif oder schlaff.

Im Grunde genommen werden Sie um so glücklicher werden, je harmonischer Sie alle drei zusammenleben.

Die Ordnung der Dinge

Bei Männern nimmt der Penis in ihrem Denken meistens die wichtigste Rolle ein. Bei Frauen kommt die Vagina an letzter Stelle. Vielleicht ist das ja die Krux des Konflikts, den wir als »Kampf der Geschlechter« bezeichnen. Die gute Nachricht lautet: Diese gegensätzlichen Herangehensweisen an den Sex lassen sich durchaus miteinander vereinbaren, sofern der Mann lernt, die Frau zu erregen, *bevor* er in sie eindringt, und falls die Frau sich vornimmt, sich so schnell wie möglich an seinen Penis zu gewöhnen. Ja, manchmal können Sie seinen Penis sogar küssen, bevor Sie seinen Mund küssen. Ihr Partner wird nichts dagegen haben, das kann ich Ihnen versichern.

Wenn Sie *zu Beginn* seinem Penis viel liebevolle Aufmerksamkeit schenken, können Sie, wenn er vollständig erregt ist, zu den anderen Körperteilen überwechseln, immer wieder zu seinem Liebesorgan zurückkehren und so schrittweise seinen gesamten Körper erotisieren. »So, wie eine Frau« wird der Mann dann am ganzen Körper orgasmusfähig. Sobald der Penis steif ist, können sie sich auf eine Abenteuerreise der Berührungen über seinen ganzen Körper begeben (siehe Gebot Nr. 2 (für den Mann): Du sollst ihre Sinne reizen). Ähnlich einem glücklichen Hündchen mit heftig wedelndem »Schwanz« wird er sich liebend gern von ihnen überall kosen und streicheln lassen.

Kosenamen für den Penis

Fast jeder Mann hat einen Kosenamen für seinen Penis – Peter, Petermann, Pimmel, Pinsel. Suchen Sie sich einen aus, oder denken Sie sich einen besonderen Namen aus, der zu seiner besonderen Wunderblume paßt.

Diverse Penis-Spiele

Begehre den Penis!

Versichern Sie Ihrem Partner, daß Sie seinen Penis lieben, begehren und brauchen.

Bewundere den Penis!

Sprechen Sie darüber, wie gut er sich anfühlt, wie schön, hart und groß er ist (es sei denn, daß das offensichtlich absurd ist). Reden Sie darüber, wie gern Sie daran lutschen.

Verhätschele den Penis!

Reden Sie mit dem Penis in der Babysprache, verleihen Sie ihm Kosenamen, lieben Sie ihn, selbst wenn er klein und weich ist – und er wird nicht sehr lange klein und weich bleiben!

Necke den Penis!

Damit Ihr Partner das Tempo verlangsamt oder länger durchhält und um so mehr Spaß am Sex hat!

»Fürchte« den Penis!

Sagen Sie: »Oh, er ist ja so groß! Wie soll ich ihn nur in mich hineinbekommen?«

Lutsche den Penis!

Lutschen, die Essenz der Fellatio (von *fellare*, lateinisch, »saugen, lutschen«), erzeugt ein Vakuum, einen Unterdruck, der tatsächlich Blut in den Penis hinaufsaugt. Dieser Blutstrom bringt die Erektion hervor. Wenn ein Mann sexuell erregt ist, wird das Blut sechs- bis achtmal schneller als normal in den Penis gepumpt. Weitere Informationen zum Lutschen »bis zum Ende« finden sich unter Gebot Nr. 10 (für die Frau): Du sollst schlucken!

Penis-Eis

Schieben Sie ein kleines Stück Eis im Mund herum, bis es geschmolzen ist, und saugen Sie dann am Penis. Wenn Sie Eiscreme benutzen, können Sie so tun, als leckten Sie ein »Eis am Stiel«.

Fesselung des Penis

Schlagen Sie ihn in eine Seidenstrumpf, eine Krawatte oder einen Lederriemen ein. Je erregter Ihr Partner ist, desto fester können Sie zuziehen. Vielleicht möchten Sie sogar »Schlag den Penis« spielen. Aber seien Sie vorsichtig – Männer sind dort unten sehr empfindlich!

Umhülle den Penis

Die größte Anerkennung schenken Sie einem Mann, wenn Sie seinen geliebten Penis in Ihrem herrlichen Körper aufnehmen. Übernehmen Sie beim Sex eine aktive Rolle. Vergessen Sie nicht: Beim Geschlechtsverkehr geht es nicht nur darum, daß der Penis in die Scheide eindringt, sondern auch darum, daß sie ihn umhüllt.

»Quickie« für den kleinen Mann

Gönnen Sie Ihrem Partner hin und wieder einen »Quickie«. Wenn er oder Sie in Eile sind, aber er wünscht sich Sex um seines Penis willen, und wenn auch Sie Sex wollen, oder selbst wenn Sie keinen wollen, es Ihnen aber *nichts ausmacht*, dann tun Sie's: Machen Sie einen Quickie – selbst wenn Sie nicht ganz bei der Sache sind. Erinnern Sie Ihren Partner aber daran, daß er Ihnen eine »schnelle Nummer« schuldet – *so wie Sie es gern haben.*

Lustpunkte des Penis

Der empfindsamste Teil des Penis ist der Kopf beziehungsweise die Eichel, vor allem der Eichelrand und das Eichelband. Lecken und saugen Sie an dem Peniskopf, gleiten Sie mit der Zunge über den empfindsamen Rand, und Ihr Partner wird Sie vergöttern. Natürlich währt diese Art der Liebe nicht ewiglich, aber wenn Sie's richtig machen, dann ist es gleichsam Liebe auf den ersten »Leck«. Aber wenn Sie Ihren Partner kosen möchten, berühren Sie den Peniskopf erst dann mit der Zunge, wenn Sie förmlich spüren, wie er pocht. Umfassen Sie anschließend die Eichel mit den Lippen, und streichen Sie leicht mit der Zungenspitze über den Rand.

Wenn Sie Ihren Partner auf diese Weise kosen, wird er wild. Er wird alles für Sie tun, Ihnen förmlich »aus der Hand fressen«. Jetzt ist ein günstiger Zeitpunkt, den Partner von ein, zwei etwas bizarren Sexualphantasien zu erzählen, ihn um einen Gefallen zu bitten oder ihm mitzuteilen, daß Sie heute morgen eine Beule in sein Auto gefahren haben – bevor Sie ihn umhüllen und in die Glückseligkeit entführen, den Eingang zum obersten Stock des Tempels der Göttin, *Ihrem warmen, feuchten Mund.* Wenn die Ekstase zu intensiv ist, und Ihr Partner ejakuliert in Ihren Mund – nur keine Aufregung (siehe Gebot Nr. 10 (für die Frau): Du sollst schlukken). Wenn er nicht zum Höhepunkt kommt, bleibt etwas Zeit, mit dem Penis zu spielen. Machen Sie den Mund weit auf, lassen Sie die Lippen bis ganz nach unten streichen, machen Sie kreisende Bewegungen mit der Zunge, kommen Sie hoch, um Luft zu holen, und machen Sie's noch einmal.

Was uns zum *Schaft* des Penis bringt. Auch er ist ein wichtiger Lustpunkt, er, reagiert allerdings im allgemeinen nicht ganz so empfindsam wie der Peniskopf und der Rand. Die meisten Männer können einen ziemlich festes Drücken des Schafts aushalten, sofern Sie ihn weder knicken noch daran ziehen noch ihn drehen! Sprechen Sie mit Ihrem Partner darüber, welche Arten von streichenden und leckenden Bewegungen er mag.

Wenn Ihr Partner eine Vorhaut hat[2], können Sie damit spielen, selbst wenn er keine Erektion hat. Lecken Sie den empfindsamen oberen Rand der Vorhaut. Sie können sogar die Zunge hineinstecken und den Peniskopf mit der Zungenspitze kitzeln. Streichen und ziehen Sie an der Vorhaut hinauf und herunter, während der Penis immer härter wird, und stekken Sie dabei die Zunge heraus; ein tolles Erotikspiel der Penislust für den unbeschnittenen Mann. Natürlich müssen Sie sich vergewissern, daß Ihr Partner die Vorhaut sauber hält – Sie möchten ja keine Fussel in den Mund bekommen!

Hoden und Polöcher

Wenn der Penis der romantische Held in der Sexshow des Mannes ist, so sind die Hoden die Darsteller in den Nebenrollen. Die Hoden – im Volksmund »Eier«, »Nüsse«, »Familienjuwelen« – sind die Fabriken zur Herstellung der Folgegenerationen, die Hormonkraftwerke.

In ihnen liegt die Quelle der Männlichkeit, das *Testosteron*. Zur Zeit des Alten Testaments galt der Schwur als ernste Angelegenheit. Um zu zeigen, daß man es aufrichtig meinte, legte man die Hand auf die Hoden des Mannes, dem man etwas schwor. Ja, wirklich – man »packte ihn bei den Eiern«! Denken Sie daran, wenn Sie das nächstemal auf die Bibel schwören oder einen Vertrag unterschreiben. Stellen

---

[2] Max bezeichnet sie als *cappuccino*. Ja, diesselben italienischen Mönche zur Zeit der Renaissance, die den Kaffe herstellten, trugen Kapuzen, der der Vorhaut ähnelten.

Sie sich vor, seine Nachkommen würden Sie verfolgen, wenn Sie einen Eid gebrochen haben. Aus diesem unglaublichen Akt der Berührung der Hoden leitet sich der Ausdruck »Testament« her. [Das englische Wort für Hoden heißt *testicles*.] Sie können ihm Ihre Liebe schwören, indem Sie seine Hoden berühren, streicheln, leicht sanft schlagen, ablecken, küssen, in den Mund einsaugen, sanft am Skrotum (der Haut um die Hoden herum) ziehen, sanft, aber fest bis zum Penis hinaufschieben, vielleicht auch fesseln.

Ein weiterer nahegelegener Lustpunkt ist der *Damm*, der auf halbem Wege zwischen der Unterseite der Hoden (das heißt, des Hodensacks) und des Afters liegt. Streicheln, drücken und lecken Sie diese sehr empfindsame Region, und schenken Sie Ihrem Partner höchst genußvolle Zuckungen der Lust.

Was uns zu seinem *Anus* bringt (auch Hintertür, Poloch, Arschloch genannt – *meine* Lieblingsbezeichnung ist Poloch). Bei manchen Männern ist der After ein wichtiger Lustpunkt, bei anderen eine mit großer Angst besetzte Stelle des Körpers.

Viele Lustpunkte sind zugleich Punkte des Schmerzes,
der Angst, des Ekels und der Schamhaftigkeit;
das Poloch ist ein Klassiker.

Wenn das Poloch ein Ort problematischer Gefühle ist, fällt es Ihnen möglicherweise schon schwer, diesen Absatz zu lesen. Holen Sie tief Luft und entspannen Sie sich. *Überspringen Sie diesen Abschnitt, wenn Sie verkrampft sind.* Die Natur hat den After mit einer Fülle von Nervenenden ausgestattet, damit wir uns wohl fühlen, wenn wir zur Toilette gehen (anno dazumal, als es noch keine Toiletten gab). Diese Nervenenden können auf jede Form der Reizung, nicht nur der »Ausscheidung« mit intensiver Lust (oder Schmerz) reagieren. Daher lieben es manche Menschen – Männer wie Frauen –, wenn man mit ihrem Poloch spielt – es kost, kitzelt, mit der Zunge daran spielt, darin eindringt. Andere mögen es auch, selbst zu lecken, zu kosen und einzudringen. Für sie ist Analverkehr ein Lustpunkt. Für noch andere, Männer wie Frauen, ist natürlich schon allein die Vorstellung, den After zu lekken, so, als steckten sie die Zunge in einen Abwasserkanal. Wenn Sie zu diesen Menschen gehören, dann liegt es mir fern, Sie dazu zu überreden, es einmal mit Analsex zu probieren. Entweder Sie haben Gefallen daran oder nicht; es ist allerdings möglich, allmählich auf den Geschmack zu kommen.

Moment mal – der After als Lustpunkt des Mannes?

Der After einer Frau kann ebenso empfindlich (oder verkniffen) wie der eines Mannes sein. Doch ist er der *einzige* Teil der Genitalregion des Mannes, den man penetrieren kann (ausgenommen das Pipiloch, aber versuchen Sie *nicht*, dort einzudringen, es sei denn, Sie wissen genau, was Sie tun). Ferner hat ein Mann in gewisser Weise, so wie eine Frau einen G-Punkt besitzt, einen »P-punkt«. Das ist die hochsensible Region seiner Prostata, die man mit dem Finger, einem Analstöpsel, Dildo oder was immer Sie benutzen (bitte nichts Zerbrechliches), erreichen kann. Wenn Sie den P-Punkt Ihres Partners drücken, wird er vor Erregung ganz wild werden. Und bitte begreifen Sie:

Daß er es genießt, wenn man seinen After leckt oder darin eindringt, »bedeutet« noch lange nicht, daß er schwul ist.

Sicher, schwule Männer praktizieren eine Menge Analsex. Das liegt hauptsächlich daran, daß sie in dieser Region keine anderen Körperöffnungen haben, aus denen sie auswählen können. Doch Lust zu empfinden, weil man Analverkehr hat, hat nichts mit der sexuellen Orientierung zu tun. Viele heterosexuelle Frauen und viele heterosexuelle Männer mögen es. Klipp und klar gesagt: Der After ist ein intensiver Lustpunkt. Nun, vielleicht ist es nicht *ganz* so klar. Die meisten Menschen haben recht komplizierte, zwischen Liebe und Haß schwankende, verworrene Gefühle, was ihr kostbares, verklemmtes Poloch betrifft. Wenn Sie mit Analsex noch unvertraut sind, gehen Sie sehr langsam vor, Millimeter um Millimeter. Da der After selbst keine Feuchtigkeit ausscheidet, so wie die Scheide, müssen Sie sichergehen, daß er sauber und feucht ist. Vielleicht möchten Sie mit der Zunge beginnen. Wenn Sie zu pingelig sind, um zu lecken, oder wenn Sie völlig unsicher sind, was den Gesundheitszustand Ihres Partners betrifft, verwenden Sie eine Gleitcreme. Vergewissern Sie sich, daß sie auf Wasserbasis hergestellt ist, sofern Sie ein Kondom benutzen – und das müssen Sie, wenn Sie nicht absolut monogam sind. Wenn Sie nicht streng monogam leben und Gefallen an Analsex haben, muß Ihr Freund ein Kondom benutzen. Was immer Sie tun, achten Sie darauf, daß Sie nichts Hartes in den After stoßen, da sonst das zarte Fleisch einreißt. Bedenken Sie: das Aidsvirus und andere Krankheitserreger verbreiten sich den Aussagen der Wissenschaft zufolge am leichtesten durch groben, ungeschützten Analverkehr.

Brustwarzen

Die Brustwarzen eines Mannes zählen strenggenommen nicht zu den Geschlechtsteilen, doch können sie sehr sensibel reagieren, da sie einen »heißen Draht« zum Penis unterhalten. Wenn Sie es schaffen, daß sich Ihr Partner ausreichend entspannt, können Sie an seinen Brustspitzen saugen und sie drücken, bis er in Ekstase fällt. Auch hier gilt: Daß jemand Lustpunkte in den Brustwarzen hat, hat nichts mit seiner sexuellen Orientierung zu tun.

Probleme des Penis

Zurück zum Penis. Das männliche Glied ist ein fabelhafter, jedoch recht launischer Körperanhang. Platon schrieb: »Beim Menschen ist das Wesen der Geschlechtsorgane ungehorsam und eigensinnig, wie ein Lebewesen, das sich gegenüber der Vernunft taub stellt, und das alles wegen seiner rasenden Wollust.«[3] Dennoch kann der Penis Ihres Partners Ihr Freund sein – *vielleicht Ihr bester Freund.* Das ist der Grund, warum Sie ihm einen Kosenamen verleihen, in Zeiten der Freude mit ihm feiern und ihm in Zeiten der Not helfen sollten.

Der Penis, sein Stecken und Stab, tröstet den Mann, er schenkt ihm Lust, schafft ihm Erleichterung und bringt seine tiefsten Begierden zum Ausdruck.

Bedauerlicherweise bringt der Penis Ihres Mannes auch einige seiner tiefsten *Ängste* zum Ausdruck. Das kann zu Problemen führen, zum Beispiel zu vorzeitigem Samenerguß, vorübergehender Impotenz oder dem Verlangen nach äußerstem Schmerz. Darum ist es wichtig, sich mit dem Penis zu befassen, ob Sie nun einen haben oder nicht.

Es überstiege den Rahmen der vorliegenden Gebote, wollte man sich mit den unten aufgeführten »Penisproblemen« gründlich befassen. Wenn Ihr Partner eines dieser Probleme hat, sollten Sie in einem der Bücher in der Lektüreliste nachschlagen und/oder einen Sexualtherapeuten oder Urologen aufsuchen, der eine offene Einstellung zu Fragen der Sexualität hat.

---

[3] Zitiert in Kenneth Purvis, *Das große Buch vom kleinen Mann*, Bergisch Gladbach 1995.

Sexualsyndrom des »schnellen Schusses«

Mutter Natur bevorzugt Männer, die einen vorzeitigen Samenerguß haben, Männer, die fast im Nu ihr »Pulver verschießen« und so die nächste Generation zeugen. Die Evolution hat diejenigen Männer bevorteilt, die besonders schnell zum Höhepunkt kommen, das heißt, ehe Raubtiere – die Säbelzahntiger der Urzeit oder die Eltern der Gegenwart – nahten und die gute Stimmung ruinierten.

Daß der vorzeitige Samenerguß etwas Natürliches ist, bedeutet nicht, daß er wünschenswert ist.

Männer müssen zur Kontrolle ihres Samenergusses erzogen werden. Wie sonst sollen sie es lernen? Schließlich mußte auch jemand die Sauberkeitserziehung bei Knaben übernehmen – oder? Aber kein Mann ist in den Genuß einer Ejakulationserziehung gekommen! Nun, es gibt ganze Bücher darüber. Dennoch möchte ich Ihnen einige grundlegende Tips geben, wie Sie mit dem Sexualsyndrom des »schnellen Schusses« Ihres Partners zurechtkommen können.

1. Bei jungen Männern ist der vorzeitige Samenerguß äußerst verbreitet. Wenn Ihr Partner unter fünfundzwanzig ist, und es kommt ihm sehr schnell, wird sein Tempo mit zunehmendem Alter vermutlich langsamer. In der Zwischenzeit warten Sie – nachdem er gekommen ist – einfach die paar Minuten, die er braucht, um eine weitere Erektion zu bekommen, und machen Sie's noch einmal, sobald er bereit ist. Wenn er beim erstenmal einen vorzeitigen Samenerguß hat, wird es beim nächsten Mal einfach deshalb länger dauern, weil er in den Samenbla-

sen[4] weniger Flüssigkeit hat und keinen so großen Drang verspürt, diese freizugeben.

2. Wenn Ihr Partner ejakuliert, ehe Sie es sich wünschen – ob nun nach zehn Minuten oder nach zehn Sekunden –, kann man das als »Schwäche« betrachten. Deshalb muß man die richtigen Muskeln »trainieren«. Wenn die Oberschenkelmuskeln schwach sind, und man will länger laufen können, trainiert man sie. Welchen Muskel sollte also Ihr Partner trainieren, damit er seine Fähigkeit stärkt, in unterschiedlichen Stellungen beim Geschlechtsverkehr die Erektion zu halten, ohne zu ejakulieren? (Entgegen der landläufigen Meinung ist der Penis selbst *kein* Muskel – er enthält auch keinen Knochen, wenngleich man den erigierten Penis manchmal »Knochen« nennt.) Antwort: Seinen PC-Muskel. Es handelt sich weder um den politisch korrekten Muskel noch den persönlichen Computer-Muskel, sondern um die Muskelgruppe *pubococcygeus* (PC), die vom Schambein vorn bis zum Steißbein hinten verläuft und den Beckenboden stützt. Es sind die Muskeln, die sich während des Orgasmus bei Mann *und* Frau zusammenziehen.
   Damit Sie Ihren PC-Muskel finden, tun Sie so, als urinierten Sie und wollten den Urinfluß durch das Drücken eines inneren Muskels stoppen. Spüren Sie es? Das ist Ihr PC-Muskel. Spannen Sie ihn einige Sekunden an, und lassen Sie dann los. Versuchen Sie, während des Anspannens nicht die Luft anzuhalten. Nun bringen Sie Ihren Partner dazu, daß auch er diese Übung macht – Drücken und Loslassen – zehnmal am Morgen und zehnmal am Abend, wobei er die Spannung allmählich länger hält als beim letztenmal.

---

[4] Die *Samenblasen* sind die beiden kleinen Vorratssäcke hinter der Prostata, in denen das Sperma mit dem Rest der Samenflüssigkeit gemischt wird, ehe es durch den Penisschaft in die Außenwelt hinausbefördert wird.

Schrittweise wird er dadurch immer mehr Kraft und Kontrolle erlangen. Man kann es jederzeit tun, überall – im Sitzen, im Stehen, beim Spazierengehen oder im Liegen –, und niemand sieht, was man macht. Zehnmal morgens, zehnmal abends. Man sollte es regelmäßig tun. Ein starker PC-Muskel verstärkt den Orgasmus der Frau enorm.

3. Probieren Sie die Stop/Start-Technik aus. Wie schon der Name sagt, geht es bei dieser Methode um die Erregung des Penis bis zum Zeitpunkt *vor* der Ejakulation und darum, dann innezuhalten, den Penis, wenn nötig, herauszuziehen und ein wenig erschlaffen zu lassen, ehe man das Streichen, Saugen und Stoßen wieder aufnimmt. Die Stop/Start-Übung bringt dem Mann bei, seinem großen und kleinen Kopf, die Punkte oder Phasen der Lust vor dem Moment der Unvermeidlichkeit zu »erkennen«. Das trainiert ihn, innezuhalten – vielleicht eine halbe Sekunde, vielleicht eine Minute –, damit es ihm nicht kommt. Es ist eine einfache Übung, die Sexualtherapeuten seit Jahren lehren, und sie funktioniert nach ein, zwei Monaten Übung. Aber nur, wenn Sie üben.
4. Probieren Sie es mit der Preßtechnik. Sie ähnelt der Stop/Start-Technik, aber just in demAugenblick, wenn er stoppt, drücken Sie oder Ihr Partner den Rand des Penis, zwischen der Eichel und dem Schaft, wobei Sie den Daumen auf die Eichelrand halten und Zeige- und Mittelfinger darunter. Das ist der beliebteste »Punkt« bei der Preßtechnik, aber es gibt noch eine andere Stelle – ganz unten an der Peniswurzel, über dem Hodensack, wo dieser mit dem Schambein zusammentrifft. Max und einige Männer, mit denen ich gesprochen habe, schwören, daß das Drücken dieser Stelle den Samenerguß mit absoluter Sicherheit verhindert.
5. Ein wenig Alkohol kann manchen Männern, die an dem »Syndrom des schnellen Schusses« leiden, helfen, länger durchzuhalten. Aber seien Sie vorsichtig: Manche

Männer sind danach so schlaff wie eine Stange Sellerie in einer einen Tag alten Bloody Mary. Wie schon der Pförtner zu Macduff in Shakespeares Stück *Macbeth* sagte: »[Der Alkohol] befördert das Verlangen und dämpft das Tun.«

6. Jeder Mann kommt manchmal zu schnell; das kann an seelischen und körperlichen Belastungen, einer ungewohnten Situation, an Versagensangst oder Nervosität liegen. Wenn es Ihrem Partner nur gelegentlich passiert, machen Sie bitte nicht viel Aufhebens davon. Wahrscheinlich würde dadurch alles nur noch schlimmer. Führen Sie sanft und spielerisch einige der oben genannten Aktivitäten zu Ende. Es sind fabelhafte Übungen zum Aufbau der Sexual-Muskeln, auch wenn Sie keine »Probleme mit dem Penis« haben. Und lassen Sie sich dadurch, daß es Ihrem Partner vor Ihnen gekommen gekommen ist, nicht davon abhalten, selbst zum Höhepunkt zu kommen. Wenn Sie (gutgelaunt) anfangen, zu masturbieren, oder ihn bitten, Sie mit dem Mund zu befriedigen oder mit einem Dildo zu vögeln (vergessen Sie nicht: halten Sie immer ein Hilfsprogramm für seine »Festplatte« bereit), wird sich das Glied aller Wahrscheinlichkeit nach wieder aufrichten.
7. Wenn Ihr Freund über dreißig ist, chronisch zu schnell zum Höhepunkt kommt oder mit den Übungen »kein Glück« hat, hat er vermutlich seelische Konflikte in puncto Sexualität, die er lösen muß, damit er sich sexuell entspannen, mit einem anderen Menschen in Kontakt kommen und auch seinen Samenerguß kontrollieren kann. Der Urologe Dr. Dudley Danoff, der viele Stars behandelt hat und behauptet, in seinem Berufsleben mehr als 100.000 Penisse gesehen zu haben, sagt: »Der Penis hat keinen eigenen Verstand, er liest unsere Gedanken ... an seinem Verhalten läßt sich genauer ablesen, wer man in einem

besonderen Augenblick ist, als durch die eigene bewußte Einschätzung.«[5]
Was will also sein schnell spritzender, schnell erschlaffender Penis Ihnen sagen? Kann es sein, daß Ihr Freund den Sex unbewußt schnell hinter sich bringen will? Wenn Sie mutig sind, sprechen Sie mit ihm darüber – was Sie jedoch unter Umständen auf recht heikles Terrain führt, vielleicht seine Feindseligkeit gegenüber Frauen oder seine Angst vor dem Verlassenwerden (so daß er schnell kommt und sie zuerst verläßt), seine sexuellen Schuldgefühle und Konflikte, was die Lust betrifft. Vielleicht könnte er Nutzen aus einem Gespräch mit einem Sexualtherapeuten ziehen. Vielleicht können Sie ihn ja gemeinsam aufsuchen.

8. Denken Sie immer daran: »Zu schnell« zu kommen ist eine relative Angelegenheit. Wenn das Problem nur darin besteht, daß er vor Ihnen kommt, dann sorgen Sie einfach dafür, daß er Ihnen ein, zwei Orgasmen schenkt, ehe er in irgendwelche Ihrer Körperöffnungen eindringt, oder – wenn er blitzschnell ist – Sie seinen Penis überhaupt berühren. Raten Sie ihm, die Gebote Nr. 1 bis 10 (für den Mann) zu lesen, wobei er besondere Aufmerksamkeit Gebot Nr. 9 schenken soll: Du sollst Vorspiel haben.

Größe des Penis

Die meisten Männer haben einen Komplex: Sie halten ihren Penis für zu klein. Zurecht heißt es: »Nicht die Frauen leiden unter Penisneid, sondern die Männer.« Meistens sind es die Männer, die sich Sorgen machen, ob die Maße ihres Penis es mit denen anderer Männer aufnehmen kann. Es ist der älteste

[5] Dudley Danoff, *Superpotency*, New York 1993, S. 21 f.

männliche Komplex überhaupt. Was wirklich jammerschade ist. Allzu viele Männer verschwenden kostbare sexuelle Energie, weil sie sich den Kopf zerbrechen, wie groß oder klein ihr »Instrument« ist, statt darüber nachzudenken, wie sie sich und ihrer Geliebten damit Lust schenken können.

»Nicht die Größe, sondern die Bewegung macht's.«

Nicht der Penis allein ist wichtig, sondern der Schwung der Hüfte. Das ist jedenfalls meine Meinung, aber ich bin ja eine Frau. Die Mehrzahl der Umfragen haben keine Hinweise darauf gegeben, daß die Größe des Penis für die Mehrzahl der Frauen sehr wichtig ist. Die Scheide hat die lustige Fähigkeit, sich zusammenzuziehen und zu erweitern, so daß sie allen Penisgrößen Platz bietet und auf diese Weise für eine ähnliche Reibungsstärke sorgt. Oft tut ein überdurchschnittlich großer Penis Frauen sogar weh, zumal, wenn der Mann von den Dimensionen seines Geschlechts derart verzaubert ist, daß er sich gar keine Mühe gibt zu lernen, sensibel damit umzugehen. Die meisten Frauen sind der Ansicht, daß es keinen Sinn hat, wenn ein Mann wie ein Stier gebaut ist und lediglich wie einer losstürmen kann.

Aber versuchen Sie einmal, das den Männern zu erzählen; die meisten glauben einem nicht! Es gibt eine wunderbare Szene in Philip Kaufmans Film *Henry und June*, der auf den Tagebüchern von Anaïs Nin beruht. Anaïs Nin beschreibt darin ihre verrückte, leidenschaftliche Affäre mit Henry Miller, sie haben gerade miteinander geschlafen, und Anaïs sagt Henry, was für ein wunderbarer Liebhaber er sei, soviel besser als ihr Ehemann Hugo. Der stelle sich sehr ungeschickt an und befriedige sie sexuell nicht. Aus vielerlei Gründen schlafe sie lieber mit Henry, unter anderem deshalb, weil Henrys Penis *kleiner* sei als Hugos. Es ist ein großartiger Augenblick, weil man merkt, daß Anaïs aufrichtig begeistert ist von Henrys kleinerem Penis. Aber Henry reagiert äußerst bestürzt auf dieses »Kompliment«.

Natürlich gibt es Ausnahmen, aber genaugenommen finden Männer meistens viel größeren Gefallen an der »Verehrung eines großes Schwanzes« als Frauen. Pornostars wie Long Dong Silver, der *angeblich* einen 45 Zentimeter langen »Schwengel« hat, den man zu einem Knoten binden kann, sind Sex-Helden. Sehr wenige Frauen haben Interesse an einem Rendezvous mit einem solcherart ausgestatteten Mann. *Warum* bewundern, ja begehren Männer solch lachhaft große Schwänze? Vielleicht liegt es an dem unbewußt sadistischen Wunsch, die Frau »aufzuspießen«; vielleicht halten viele Männer Sex auch für eine Art Sport und vergleichen einen großen Penis mit einem kräftigen Wurfarm oder einer schwungvollen Tennisvorhand.

Doch warum besteht eine so große *Angst* in puncto Größe? Warum haben Männer in dieser Hinsicht derart viele Komplexe. Hier einige Gründe:

1. Jungen sehen den Penis ihres Vaters, wenn sie noch sehr klein sind, und machen sich Sorgen, daß ihr Glied nie so groß werden wird. Die meisten Väter erklären ihren Söhnen nicht, daß ihr Penis später genauso groß sein wird. Es könnte den Söhnen helfen, wenn man sie darüber aufklärte.
2. In Umkleideräumen werfen Männer ständig Blicke auf andere Männer. Der Penis der anderen wirkt größer, weil ein Mann seinen Penis von oben sieht, eine Perspektive, die diesen aufgrund der Verkürzung kleiner erscheinen läßt.
3. Penisse weisen im schlaffen Zustand beträchtliche Unterschiede hinsichtlich der Größe auf, doch im aufgerichteten Zustand ist der Unterschied geringer. Männer, deren Penis im schlaffen Zustand klein ist, können ungeheure Komplexe entwickeln, obwohl er vielleicht durchschnittlich groß (13-17 Zentimeter) oder im erigierten Zustand größer als der Durchschnitt ist.

4. Zu viele Pornofilme! Sämtliche Männer in Pornofilmen haben einen *riesigen* »Schwengel«. Wenn Ihr Freund seine Kenntnis über Penisse anderer Männer in erster Linie Pornofilmen verdankt, ist es kein Wunder, daß er einen Größen-Komplex hat. Da Abbildungen des erigierten Penis in den USA praktisch überall verboten sind, bis auf pornographische Darstellungen, in denen alle Penisse überdurchschnittlich groß sind, beziehen viele Männer in unserer Gesellschaft ihre Vorstellung, was ein »richtiger Schwanz« sei, aus Pornofilmen.
5. Männer werden durch ihr generelles Widerstreben, untereinander anders als prahlerisch über intime sexuelle Dinge zu sprechen, in dieser Frage in Unkenntnis gehalten: Deshalb glauben sie immer noch dem Märchen, die Größe des Penis sei für Frauen von großer Bedeutung. Für manche Frauen ist sie bedeutsam, weil sie eine sehr große Vagina haben und das Verlangen, von einem riesigen Penis aufgefüllt zu werden. Für die meisten Frauen gilt das nicht. Für die Mehrzahl ist der wichtigste Aspekt nicht, ob er groß ist, sondern ob er »steht«. Und das bringt uns zum Thema ...

Impotenz

Wenn die Flagge auf halbmast steht, trauert das Volk. Eben dies sollten Sie nicht! Hier einige Dinge, die Sie tun können:

1. Schlafen Sie weiterhin miteinander. Warum sollte man mit dem Sex aufhören, nur weil der Penis Ihres Partners nicht erigiert ist? John, einer meiner Therapieklienten, siebenundzwanzig Jahre alt, war seit einem Jahr impotent. Er hatte einen Urologen aufgesucht, damit er sicher sein konnte, daß keine körperliche Ursache vorlag. Er und seine

25jährige Frau, Sara, hatten »alles versucht«, aber er konnte ihn einfach nicht »hochkriegen«. Ich spürte den Schmerz des jungen Mannes, der nichts weiter wollte, als mit seiner Frau zu schlafen. Ich konnte ihm das nachfühlen, aber mir war auch klar, welch enge Sichtweise er in Hinsicht auf die körperliche Liebe hatte. Genaugenommen war er der Ansicht, er könne Sex nur mit einer Erektion haben. Zwar sei er manchmal erregt, wie er sagte, werde aber eben nicht steif. »Es törnt mich sogar an, wenn wir jetzt so darüber reden«, sagte er.

»Und warum schlafen Sie nicht mit Sara?« fragte ich.

Er sagte etwas wie »Hm ... Wie denn?«

Da Sara anwesend war und ihm unbedingt helfen wollte, bat ich sie, sich auf den Rücken zu legen, die Augen zu schließen und zu masturbieren, während ich ihr ein paar erotische Aufmunterungen zuflüsterte. John sah zu, wie sie sich streichelte. »Oh, wie sexy«, seufzte er. »Ich wünschte, ich könnte einen Steifen bekommen, damit ich mit Sara schlafen kann. Meine Güte, ist das frustrierend.«

»John«, sagte ich, »hören Sie auf, über Ihre Erektion nachzudenken. Denken Sie an Sara. Schlafen Sie mit ihr. Benutzen Sie den Mund, die Hände, die Brust, die Arme, die Beine, die Stimme, benutzen Sie einen Vibrator, *benutzen Sie Ihren Kopf* – benutzen Sie alles, was Sie haben.«

Nachdem John sich auf übliche Weise geziert hatte, tat er genau das. Sara machte weiter, hatte einen unüberhörbaren Orgasmus, und siehe da(!), John bekam eine eisenharte Erektion. Als ich die beiden allein ließ, waren sie immer noch dabei. Die Moral von der Geschicht': Der Mann muß keine Erektion haben, damit ein Paar seine erotischen Lüste miteinander teilen kann. Allein schon der Akt, diese Freuden unbefangen mit einem Menschen zu teilen, den Penis zu »vergessen«, kann ihn steif werden lassen.

2. Max' Hausrezept ist Cayenne-Pfeffer. Er ißt ihn zu allem –

bis auf Eiscreme. Wir nennen ihn »Power-Pulver für den Penis«. Max behauptet, der Pfeffer verdünne das Blut und mache den Schwanz hart. Auf seinen trifft das tatsächlich zu.

3. Die PC-Muskel-Übung, die ich Ihnen bereits vorgestellt habe und bei Problemen mit vorzeitigem Samenerguß helfen soll, verleiht Ihrem Freund festere, länger anhaltende Erektionen. Also, alle zusammen: Drücken ... loslassen ... drücken ... loslassen.
4. Wenn Ihr Partner über vierzig ist, müssen Sie vielleicht etwas mehr tun, damit der Penis steif wird. Das kann am Alterungsprozeß liegen, auch wenn sich dieser von Mann zu Mann unterschiedlich auswirkt. Am klügsten ist es, eine Menge oralen Sex zu praktizieren. Der Unterdruck-Effekt wirkt Wunder. Auch erweist sich Sex am Morgen, wenn die Potenz des Mannes in der Regel ihren Höhepunkt erreicht, oft als erfolgreicher, was Erektionen betrifft, als Liebe am Abend.
5. Im 19. Jahrhundert glaubte man, daß der allzu häufige Gebrauch des Penis zur Impotenz führe, aber die Ergebnisse der modernen Wissenschaft zeigen, daß das Gegenteil zutrifft. Ein zu geringer Gebrauch führt eher zu frühzeitiger Impotenz. Wenn Sie beide es in den letzten fünf Jahren nicht mehr getan haben, wundern Sie sich nicht, wenn er überhaupt nicht mehr kann. Ein Credo für den Penis lautet: *»Mach's, sonst kommst du aus der Übung!«*
6. Impotenz kann auch ein rein körperliches Problem darstellen – auf Grund von Krankheiten, beispielsweise Diabetes, einer Verletzung oder Drogen- oder Medikamentenmißbrauch. Selbstverständlich sollte Ihr Partner fachärztlichen Rat in Anspruch nehmen und sich nach den besten Heilmitteln erkundigen. Vergessen Sie nicht: Vielleicht kann Ihr Partner auch ohne Erektion einen Orgasmus erleben. Wenn Sie ihn lieben, hören Sie nicht auf, Sex zu haben, nur weil er keine Erektion mehr bekommt, und richten Sie sich weiter nach diesem Gebot.

Was, wenn Sie Schwierigkeiten mit seinem Penis haben?

Wenn Ihr Partner Ihnen mit seinem Penis weh tut, weil er ihn wie eine Ramme einsetzt, und Sie für Rammen überhaupt nichts übrig haben, müssen Sie es ihm sagen und einen Weg finden, daß er mit Ihnen schläft, ohne Ihnen weh zu tun. Das Gebot lautet, »den Penis anzubeten«, nicht, darunter zu leiden.

Geht Ihnen sein Penis auf den Nerv?

Kommt es Ihnen so vor, als bettele er um Sex wie ein hungriges Kind? Und wenn Sie nun nicht in Stimmung sind? Lehnen Sie den Sex ab, wenn Ihnen nicht wirklich danach zumute ist, aber sorgen Sie unbedingt dafür, daß Sie Ihrem Partner – auf verbalem und körperlichem Wege, Sicherheit geben, so daß er Ihre Stimmung nicht als Ablehnung seiner Person interpretiert. Unterstützen Sie auch sein Bedürfnis, sich selbst zu befriedigen, mit Ihnen und ohne Sie, so daß der Penis nie das Gefühl hat, unter sexuellem Entzug zu leiden, wenn Sie nicht in der Stadt oder nicht zum Sex aufgelegt sind.

Genießen Sie die Show

Wenn Sie nicht in der Stimmung sind, Ihren Partner in Sie eindringen zu lassen, dafür aber zur Liebe aufgelegt sind, könnten Sie ihn bitten, vor Ihren Augen zu masturbieren. Die meisten Frauen stößt diese Vorstellung ab – bis sie es einmal erlebt haben! Dann wundern sie sich fast immer, wie erotisch das ist. Wenn Sie es noch nie ausprobiert haben, bitten Sie Ihren Partner, aufzustehen und seinen sexy Schaft zu streicheln, während Sie es sich bequem machen und die Vorstellung genießen. Vielleicht finden Sie – so wie ich –, daß Ihr masturbierender Freund, der seinen Penis in der Hand hält, ein prächtiges Bild bietet.

Empfohlene Literatur:

Paglia, Camille: *Die Masken der Sexualität*, Berlin 1992.
Purvis, Kenneth, *Das große Buch vom kleinen Mann*, Bergisch Gladbach 1995.

3
Du sollst eine Quelle der Schönheit in seinem Leben sein!

Ob nun dadurch, wie Sie aussehen, gehen, sich kleiden, tanzen oder lächeln! Die Mehrzahl der Männer sind – es sei denn, sie sind erblindet – visuell veranlagt. Sie mögen es, Sie zu berühren, zu riechen, zu schmecken und Ihnen zuzuhören, aber sie lieben es, Sie anzusehen. Das *Was* unterscheidet sich von Mann zu Mann, aber niemand kann sich der Bedeutung der äußeren Erscheinung entziehen.

Das Aussehen ist nicht »alles«. Dennoch ist es sehr wichtig. Die meisten Männer sind wenigstens zum Teil Voyeure; sie sehen gern hin – manchen gehen geradezu die Augen über vor lauter Verlangen. Darum können Männer im allgemeinen auch besser Straßenkarten lesen als Frauen. Lassen Sie Ihren Körper die »Landkarte« des männlichen Begehrens sein.

Der Mann hält Ausschau nach »Beute«!

In vorgeschichtlicher Zeit gingen Männer sowohl auf die Jagd nach Nahrung als auch nach Partnerinnen. Deshalb waren sie ständig damit beschäftigt, nach Beute *Ausschau zu halten,* und entwickelten den Gesichtssinn als lebenswichtigen Teil ihrer Sexualität. Die Zeiten, als wir noch in Höhlen lebten, sind zwar längst vergangen, doch Männer jagen immer noch dem, was in ihren Augen gut aussieht. Daß Ihr Äußeres einen Mann erregt oder abstößt, heißt nicht, daß er sexistisch ist. Mutter Natur hat ihn so erzogen.

Betonen Sie Ihre Vorzüge!

Sie müssen nicht perfekt wie ein Model aussehen, um zur Quelle der Schönheit im Leben eines Mannes zu werden. Sie können dick, flachbrüstig, schieläugig oder körperbehindert sein. Finden Sie heraus, welche Körperteile er *wirklich* mag, und streichen Sie deren Schönheit heraus. Wenn Sie nicht wissen, was Ihrem Partner gefällt, dann betonen Sie die Körperteile, die *Ihnen* gefallen. Verbergen Sie diskret, was Ihnen nicht gefällt (solange es nicht der ganze Körper ist!), und tragen Sie Sachen, die seine Aufmerksamkeit auf die Körperteile lenken, die Sie mögen. Zeigen Sie sie ihm.

Seien Sie ein Augenschmaus, und er wird seine Blicke nie mehr von Ihnen abwenden können ...

Zieren Sie sich also nicht. Erinnern Sie sich an die weisen Worte der alten und guten Sexgöttin Mae West: »Es ist besser, man wird von oben bis unten gemustert, als übersehen.«[1]

Ziehen Sie sich sexy an – zumindest gelegentlich!

Tragen Sie Dessous. Reizwäsche fühlt sich kühl an und sieht heiß aus. Sie ist ebenso aufreizend wie schön anzusehen, sie enthüllt und verbirgt. Viele Männer finden sie erregender als völlige Nacktheit. Seit der Erfindung des Korsetts (oder da-

---

[1] Zitat aus dem Film *Belle of the Nineties* aus dem Jahre 1934, für den Mae West das Drehbuch schrieb und in dem sie die Hauptrolle spielte.

vor) fasziniert es Männer, ja, sie sind geradezu versessen darauf, zu sehen, was sich darunter verbirgt.

Worauf regiert Ihr Partner – auf die sinnliche Eleganz von Seide? Auf die altmodische Romantik von Spitze? Die Unschuld reiner weißer Baumwolle? Den wilden, animalischen Reiz von Leder? Die ultramodernen Verwegenheiten von Latex, Gummi und PVC? Die unverfrorene Lüsternheit von Schwarz oder Rot?

Egal, was ihm gefällt – warum tragen Sie es nicht heute nacht?

Reizwäsche oder irgendeine Art von »erotischer Kleidung« zeigt, daß Sie sich für die Liebe vorbereiten; während Sie sich anziehen, denken Sie an Sex. Männer, die Sex lieben, finden Frauen fabelhaft, die daran denken und sich dafür feinmachen.

Selbstverständlich kann es passieren, daß sexuell weniger sicheren Männern unverblümt erotische Unterwäsche Angst einjagt. Ich erinnere mich an die dritte Nacht, an dem ich mit einem ehemaligen Freund schlief, den ich Waldo nennen will. Da ich etwas Aufreizendes tragen wollte, zog ich ein violettes Spitzenkorsett, schwarze Seidenstrümpfe und hochhackige Schuhe an. Ich musterte mich im Spiegel und fand, daß ich blendend, ungeheuer erotisch aussah. »Oh ... Für was hältst du dich denn?« fragte mich Waldo, und plötzlich schämte ich mich in Grund und Boden. Wie sich herausstellte, zog Waldo Baumwoll-Leotards und Kniesocken vor. Wie sich zeigte, wollte ich nicht mit Waldo zusammen sein. Ein Mann, der es nicht zu würdigen weiß, daß sich eine Frau feinmacht und sexy Wäsche anzieht, ist nicht der Richtige für diese Frau ...

Tragen Sie seine Sachen!

Oft erregt es einen Mann, seine Partnerin in seiner »Männer«-Kleidung zu sehen – Boxer-Shorts, Unterhemden, T-Shirts, Hüte, Krawatten, was immer Ihnen steht oder »scharf aussieht«. Probieren Sie es; er wird sich an ihren Körper schmiegen wollen – so, wie seine Kleider es tun. Probieren Sie auch einmal, Ihre Strapse und Strümpfe unter seinem Oberhemd zu tragen.

Du sollst deine Reize zeigen!

Wenn Sie mit exhibitionistischen »Vorstellungen« in der Öffentlichkeit nicht zu Rande kommen, sollten Sie es wenigstens im Privaten versuchen. Legen Sie eine Stripteaseshow für ihn hin, ziehen Sie etwas Provozierendes an, nekken Sie Ihr Publikum, zeigen Sie etwas nackte Haut, wenden Sie sich ab, ehe Sie sich langsam entkleiden und die Knöpfe und Haken lösen; spielen Sie mit sich, beugen Sie sich vor, tanzen Sie verführerisch, gehen Sie auf Körperkontakt. Üben Sie vor dem Spiegel. Oder machen Sie es ganz spontan für ihn. Versuchen Sie, einen Ministriptease aufzuführen, wenn Sie sich abends vor dem Zubettgehen ausziehen. Wenn Sie nicht in der Stimmung sind, Dessous anzuziehen, kann auch ein kurzer sinnlicher »Strip« vor dem Zubettgehen verführerisch wirken. Zeigen Sie sich ihm kurz nackt, wenn Sie sich morgens anziehen. Zeigen Sie ihm tagsüber hier eine Brustspitze, dort eine Pobacke, gewähren Sie ihm einen flüchtigen Blick auf Ihre nackte Schönheit. Wenn ein Striptease Ihrem Stil nicht entspricht, lernen Sie Bauchtanz.

Überraschen Sie Ihren Partner mit visuellen Wonnen. Lassen Sie sich von ihm beim Masturbieren oder beim »dirty dancing« ertappen, wenn er am wenigsten damit rechnet. Sie haben doch nichts zu verbergen, oder?

Künstliche Schönheit

Die Natur kann sehr schön sein, aber es läßt sich überhaupt nichts dagegen sagen, wenn Sie Mutter Natur ein wenig nachhelfen und Ihr Aussehen vorteilhaft zur Geltung bringen, sowohl um Männer anzuziehen, als auch um Frauen – auch Sie selbst – zu beeindrucken. Das Haar, das Make-up, die Garderobe und die Accessoires zusammenzustellen ist eine Kunst, die es schon vor den Zeiten Kleopatras gab. Es ist kein Zeichen der Schwäche oder des Unweiblichen. Ein gut aufgetragenes Make-up erhöht vielmehr Ihre Macht. Sicher, viele Männer *behaupten,* Sie würden kein Make-up mögen. Ich kann dazu nur sagen, daß ich manchmal Make-up trage und manchmal nicht. Wenn ich mich schminke, steigt die Wahrscheinlichkeit, daß jeder Mann in meiner Umgebung – angefangen von meinem Ehemann bis zu meinen Angestellten, von meinem Bankier bis zum Oberkellner in meinem Stammrestaurant – tut, was ich will, und zwar mit einem freundlichen Lächeln.

Modifikation des Körpers

Unter Körpermodifikation versteht man alles, was den Körper dauerhaft verändert: Tätowierungen, Body-Piercings, Silikonimplantate, plastische Chirurgie. Modifizieren Sie Ihren Körper nicht, nur weil Ihr Freund es möchte. (Sie könnten sich jedoch darauf einigen, daß Sie eine kleine Tätowierung an sich vornehmen lassen). *Tun Sie's für sich selbst. Sie,* nicht er, müssen auf Dauer damit leben. Lassen Sie sich seinen Namen auf Ihren Körper nur tätowieren, wenn er das gleiche mit Ihrem Namen macht. Ihre Beziehung wird dadurch ebenso unauslöschlich wie die Tinte.

»Hübsch« aussehen

In Fragen der äußeren Erscheinung geht es nicht nur darum, »bildschön« auszusehen. Es ist auch wichtig, »hübsch« zu sein. In den meisten Fällen läßt sich ein hübsches Äußeres leichter erzielen als hinreißende Schönheit, hat jedoch einen ebenso großen erotischen Reiz. Sogar Ihr Flanellnachthemd oder ein weites Baumwoll-T-Shirt kann auf hübsche, kuschelige Art und Weise reizvoll wirken.

Lassen Sie ihn zusehen, wenn Sie ihn mit dem Mund befriedigen!

Männer mögen Oralverkehr zum einen deshalb, weil es sich so schön anfühlt, und zum anderen, weil es so gut *aussieht*. Frauen schließen im allgemeinen die Augen, wenn sie Oralsex empfangen, aber Männer ... die wollen sich nichts entgehen lassen!

Die meisten Männer sehen liebend gern zu, und nichts gefällt ihnen besser, als zuzusehen, wie sich ihr Liebesorgan in den Mund des geliebten Menschen hineinschiebt und wieder herauskommt.

Wenn Männer Oralverkehr empfangen, manövrieren sie sich meistens in eine Stellung, in der sie alles sehen können. Auf dem Höhepunkt lieben es manche Männer, auf das Gesicht der Frau, ihr Haar oder ihre Brüste zu ejakulieren. Die meisten Frauen empfinden diesen besonderen Aspekt des Oralsex (Sperma ins Auge, in die Ohren oder in die Nase zu bekommen) als ziemlich rüde, ja sogar eklig. Ich räume ein, es zählt nicht zu den Dingen, die ich besonders gern mag. Aber ich weiß auch, daß es nicht unbedingt stimmt, daß diese

Männer die Frauen erniedrigen wollen. Manchmal *sehen* sie einfach nur gern den schönen, köstlichen Samen auf dem Körper ihrer schönen Geliebten. Männer betrachten das als eine Art Kunstwerk. Das soll jetzt nicht heißen, es müsse Ihnen etwas weniger ausmachen, einen »Klacks« warmen Spermas ins Auge zu bekommen, liebe Leserinnen, aber so liegen die Dinge nun mal. Zumindest wissen Sie, daß er Sie nicht wirklich erniedrigen will. Ein Mann kann ein einfühlsamer Freund der Frauen sein *und* es genießen, Ihnen seinen Samen ins Gesicht zu spritzen. Er ist eben sehr *visuell* veranlagt.

Er sieht sie an

Die Erregung durch visuelle Reize ist der Grund, warum manche Männer einer Frau gern Oralsex *geben.* So können sie die Vulva aus unmittelbarer Nähe betrachten! Viele Frauen scheuen sich, ihre Vulva zu »zeigen«, sogar dem Partner. Darum gehen manche Männer auch in Stripteaselokale: Männer wollen diese flüchtige Vulva *sehen,* die ihre Ehefrauen vor ihnen verbergen; zieren Sie sich also nicht. Zeigen Sie Ihrem Partner, daß sich alles, was er braucht, unmittelbar vor seinem klebrigen, nassen Gesicht befindet.

Genießen Sie Ihren Körper!

Je mehr Sie Ihren Körper genießen, desto mehr Genuß wird Ihr Partner daran finden. Kein Mann kommt auf Touren, wenn eine Frau sagt: »Ich hasse meinen Körper!« Vielleicht möchte er Ihnen dann Ihre Ängste und Selbstzweifel nehmen, doch im Inneren wird er sich unbehaglich fühlen. Es ist gleichgültig, wie Ihr Freund ist – aber Ihr Selbsthaß versetzt seiner

Lust einen erheblichen Dämpfer, selbst wenn er dieses Gefühl provoziert hat.

Was immer Sie tun, legen Sie Ihr Liebesleben nicht auf Eis, bis Sie zehn Pfund abgenommen haben, oder weil Sie Ihre Brüste, Ihre Cellulite oder Ihre Falten hassen.

Es ist bestimmt nicht einfach, eine gesunde Einstellung zum weiblichen Körper zu entwickeln. Die Medien präsentieren uns einen »idealen« Körper (winzige Taille, kleiner Po, lange Beine, schlanke Arme und *große Brüste*), der in Wahrheit eine Laune der Natur und nur mittels Verfahren der plastischen Chirurgie »herstellbar« ist.

Ich habe nicht gesagt, es sei leicht, den eigenen Körper mit all seinen erotischen Unvollkommenheiten zu lieben. Das heißt aber nicht, daß Ihre Einstellung für die Lust Ihres Partners – von Ihrem Wohlbefinden ganz zu schweigen – ohne Bedeutung ist, Betrachten Sie es als eine Art Meditation. Akzeptieren Sie Ihre Rundungen, Ihre Grenzen, Ihren Liebreiz!

Den eigenen Körper zu lieben, ihn zu akzeptieren und zu genießen, ist die wichtigste Schönheitsbehandlung überhaupt, auch wenn Sie noch etwas tun, um ihn sexyer und schöner zu machen!

Empfohlene Literatur:

Chopra, Deepak: *Körperzeit. Mit Ayurveda jung werden ein Leben lang*, Bergisch Gladbach 1994.

Williamson, Marianne: *Die Wiederkehr des Weiblichen*, München 1995.

4
Du sollst ihn inspirieren!

Das Verlangen nach Inspiration

Zu den größten Freuden eines Mannes zählt es, sich inspiriert zu fühlen. In jedem Mann schlummert eine Art Künstler, ein Dichter oder Philosoph, vielleicht auch nur ein Träumer, der sich nach der Inspiration durch Sie, seine Partnerin, seiner Muse sehnt. Wenn Sie anregend sind, entfachen Sie seine Leidenschaft: Sie setzen seine Seele in Brand, erleuchten ihn, führen ihn auf den rechten Weg, geben ihm Hoffnung und einen Grund, sich im Beruf zu plagen.

Ihre Intelligenz und Spiritualität, Ihre Schönheit und Integrität bilden die wichtigsten Inspirationsquellen für Ihren Partner; ich werde dieses Thema am Ende dieses Abschnitts eingehender behandeln. Aber seine Lust ist die größte Anregung des Mannes, und Ihre sexuelle Lust sein süßestes Vergnügen. Max ruft mir immer wieder in Erinnerung: *Männer arbeiten, um mit einer Frau ins Bett zu gehen* – entweder mit einer besonderen Frau oder mit jeder, die sie treffen – oder irgend etwas dazwischen. Inspirieren Sie ihn, damit er sich im Beruf anstrengt, lebt, liebt und Ihnen Vergnügen bereitet. Spornen Sie ihn an, Sie kommen zu lassen und immer wieder zu ihm zu kommen.

Die meisten Männer lieben Sex (die wenigen, die das Gegenteil behaupten, lügen!) und mögen Frauen, die Sex lieben. Ihre sexuelle Lust schenkt Ihrem Partner Erfüllung und bringt ihn in Kontakt mit den tiefen Gefühlen, die er sonst verdrängt. Sie gibt ihm Kraft und macht ihn zugleich sensibler. Möglicherweise ist Ihr Vergnügen für ihn die beste Therapie. Ihre Lust kann eine Antwort auf sein inbrünstiges Gebet sein und in der Tat seinen Schmerz lindern.

Lassen Sie ein Licht auf seinem Weg zu Ihren Lustpunkten leuchten. Zeigen Sie ihm, wie er zu Ihrem Heiligen Gral kommt!

Öffnen Sie sich ihm, mit Leib und Seele. Versuchen Sie, beim Liebesspiel völlig »gegenwärtig« zu sein. Der römische Dichter Ovid sprach den meisten Männern aus der Seele, als er in der *Liebeskunst* schrieb: »Mir ist die Frau zuwider, die sich darbietet, weil sie es soll und, kalt und trocken, an ihre Nadelarbeit denkt, während sie bei einem Mann liegt.« Wenn Sie an Ihre Nadelarbeit denken, an die morgendliche Geschäftsbesprechung, daran, was die Kinder im Augenblick tun oder daß Sie noch die Hemden aus der Reinigung holen müssen, können Sie Ihren Partner nicht inspirieren.

Ein Mann liebt es, eine Frau glücklich zu machen!

Es spornt ihn an, wenn er Sie glücklich macht und dazu bringt, daß Sie auf ihn *reagieren*. Je mehr er sie anbetet, desto mehr wird Ihre Lust zu seinem Vergnügen. Aber nicht immer ist ihm klar, *wie* er sie verwöhnen soll. Möglicherweise müssen Sie also danach fragen und Ihren Partner sogar anleiten (Wenn Sie sich scheuen, es ihm zu sagen, schlagen Sie ihm vor, dieses Buch zu lesen!) Vielleicht sträubt er sich gegen diesen »Unterricht«. Vergessen Sie nicht: Die meisten Männer denken in dieser Hinsicht etwas verquer. Vielleicht meint er, Sie wollten damit andeuten, Sie würden ihn nicht »akzeptieren«. Versichern Sie ihm, daß sie ihn akzeptieren, aber geben Sie es trotzdem nicht auf, ihn anzuleiten.

Damit Sie ihn auf sinnliche Weise anregen können, müssen Sie ihm zeigen, wie er *Ihnen* Lust schenken kann. Aber Sie müssen ihn auf eine Weise unterrichten, die es ihm möglich macht, gern etwas zu lernen. Das ist manchmal nicht ganz leicht. Geben Sie ihm nicht die Schuld, »wenn er es einfach nicht kapiert«. Formulieren Sie Ihre Lust in einer Sprache, die er versteht.

Ihre Orgasmen sind seine Belohnung!

Dan und Nancy (14 Jahre verheiratet, zwei Kinder, aktive Mitglieder in der örtlichen Kirchengemeinde) riefen mich an, weil ihr Liebesleben allmählich dahinschwand und sie sich von mir beraten lassen wollten. Zunächst sprach ich mit Dan. Er erzählte mir, sein tiefstes erotisches Verlangen sei, von seiner Ehefrau sexuell beherrscht zu werden. Er sehnte sich verzweifelt danach, daß Nancy das Domina-Lederoutfit anzog, das er ihr gekauft hatte, jedoch immer noch unbenutzt im Schrank hing. Außerdem wünschte er sich, daß sie ihn mit Seidenschals fesselte, ihn schlug, neckte, quälte und zwang, Sex mit ihr zu haben. Er beschrieb mir *seine* Gelüste in allen Einzelheiten. Doch als ich ihn nach Nancys sexuellen Wünschen fragte, stockte er; er gestand mir, er habe keine Ahnung, da sie nie über Sex sprachen, und schon gar nicht beim Sex. Sie sei »passiv«, sagte er, das sei die Krux, es treibe ihn fast zum Wahnsinn. Da er immer alles bestimmen müsse – am Arbeitsplatz, zu Hause, im Bett –, solle nun Nancy zur Abwechslung mal die Führung übernehmen. Offensichtlich meinte er, daß ihn das inspirieren würde.

In meinen Ohren klang das ein bißchen abartig, aber auch vernünftig. Als ich kurz danach mit Nancy sprach, fragte ich sie, was sie von Dans Wunsch, sie solle ihn dominieren, halte. »Ach, das will er jedesmal«, seufzte sie erschöpft. Und nein, die Domina-Garderobe habe sie noch nie getragen, darin komme sie sich »albern« vor, und da Dan nicht auf dem

Thema bestanden habe, habe sie die Sachen im Schrank gelassen.

»Wonach sehnen *Sie* sich beim Sex mit Dan?« fragte ich.

»Nach Zärtlichkeit«, antwortete sie nach kurzem Nachdenken. »Nach Wärme und Liebe. Er soll zärtlich mit mir schlafen. Aber das macht er inzwischen kaum noch.«

Als Sexualtherapeutin, die mit vielen Männern zusammenarbeitet, konnte ich Dans Wunsch verstehen, und als Frau, die viel Sex hat, konnte ich Nancys Wunsch verstehen. Ich bat sie, zu versuchen das Gefühl der »Albernheit« zu überwinden und die Lederkluft wenigstens an einem Abend anzuziehen. Ich empfahl ihr, tief Luft zu holen, die Augen zu schließen und sich vorzustellen, sie sei ungeheuer stark und unwiderstehlich sexy. Schließlich riet ich ihr, sie solle Dan befehlen, sich aufs Bett zu legen, ihn daran festbinden, ihn ein wenig schlagen, bis er stark erregt war, und ihm dann genau sagen, was *sie* sich von ihm erwarte, nämlich, daß er so zärtlich mit ihr schlafen solle, wie sie es verdiene. Sollte er einwenden, diese Art der Dominanz habe ihm nicht vorgeschwebt, sollte sie ihn daran erinnern, *sie* sei der Boß und er sei festgebunden, so daß er besser die Ohren aufsperre und ihren Befehlen Folge leiste.

Nancy willigte ein, meinen »Plan« in die Tat umzusetzen; tags darauf riefen mich die beiden an und berichteten mir, sie hätten eine unglaublich schöne Nacht miteinander verbracht. Zuerst habe sie, Nancy, ihn dominiert, genauso, wie er es sich immer ausgemalt hatte, dann aber habe er so liebevoll mit ihr geschlafen wie schon seit Jahren nicht mehr.

Die meisten Männer wollen den Frauen geben, was sie brauchen und sich wünschen, vor allem in puncto Sex.

Sie müssen Ihren Partner nur auf eine Weise anleiten, die er begreift (möglicherweise müssen Sie ihn zu diesem Zweck festbinden!). Ihre Orgasmen sind seine Belohnung und inspirieren ihn. Er wird es lieben und alles Mögliche tun, damit Sie zum Höhepunkt kommen.

Lassen Sie ihn wissen, daß Sie zum Höhepunkt gekommen sind!

Da Frauen in der Regel beim Orgasmus nicht ejakulieren, gibt es keinen greifbaren Beweis dafür, daß sie zum Höhepunkt gekommen sind. Das kann für einen Mann unglaublich frustrierend sein. Manche Männer wünschen sich Sex mit anderen Männern nur deshalb, weil es ihnen Vergnügen bereitet, das hervorspritzende Sperma zu sehen und ganz sicher zu sein, daß der Partner einen Orgasmus hatte.

Der Orgasmus der Frau ist viel geheimnisvoller als der des Mannes. Meine männlichen Anrufer und Klienten fragen mich immer wieder: »Woran erkenne ich, daß es ihr gekommen ist? Dann, wenn sie anfängt, schwer zu atmen? Wenn ihre Brüste einen rötlichen Schimmer annehmen? Wenn sie innen wirklich feucht wird?« Alle diese Anzeichen sind Signale für sexuelle Erregung, aber nicht unbedingt Beweise für einen Orgasmus. Früher dachte ich, daß nur die wirklich unsensiblen Männer keine Ahnung haben, ob ihre Ehefrau oder Freundin einen Orgasmus hatte, aber dann hörte ich diese Klage auch von Männern, die ich für einfühlsam hielt, wie auch von lesbischen Frauen: »Ich weiß nicht, ob es ihr gekommen ist ... Ich glaube, sie kommt ... Ich hoffe, sie kommt ... Was meinen *Sie*?«

Fazit: der Orgasmus einer Frau ist schwer zu »lesen«. Für jemanden, der verzweifelt bemüht ist, ihr Lust zu schenken, und sich nach ihrer orgasmischen Reaktion sehnt, die ihn inspiriert, kann das eine verwirrende, beunruhigende Erfahrung sein. Wenn Sie also Ihrem Partner Lust schenken möchten, zeigen Sie ihm, daß Sie zum Höhepunkt gekommen sind.

Schicken Sie ihm eine Botschaft, die »Gute Nachricht«, der Herr ist gekommen *und die Dame kommt ...*

Teilweise können Sie es ihm auch durch Ihre Körpersprache zeigen. Aber es ist ja schwierig, den Körper sprechen zu lassen, wenn man kurz davor steht, einen Orgasmus zu bekommen. Außerdem tut man's normalerweise im Dunkeln, wie soll er da erkennen, ob Ihre Brüste einen rötlichen Schimmer haben? Teilen Sie es ihm mit den sprachlichen Mitteln mit – und wenn Sie lediglich »Ohhhhh ja!« (oder »o nein!«) sagen. Er wird es lieben, Ihr »Feedback« zu hören.

Ihr orgasmischer Schrei ist eine erlesene Inspiration – und ein fabelhafter Katalysator für den simultanen Orgasmus.

Außerdem erhöht die Verwendung sprachlicher Mittel meistens die Lust, da es Ihrem Spannungsaufbau eine akustische Dimension hinzufügt. Es ist ein tolles Gefühl, vor Lust zu schreien oder den Namen des Partners zu rufen. Dadurch lassen Sie ihn an Ihrer Wonne teilhaben. Und geteiltes Vergnügen ist, wie ein gemeinsames Mahl oder ein Sonnenuntergang, den man zusammen betrachtet, so viel schöner als jede Lust, die man allein genießt.

Was, wenn Sie nicht wissen, ob es Ihnen gekommen ist?

Manche meiner Klientinnen in der Sexualtherapie sagen mir, daß Sie *nicht wissen*, ob Sie einen Orgasmus hatten. In neun von zehn Fällen merken wir beide, nachdem wir uns ein wenig unterhalten haben, daß sie tatsächlich nicht zum Höhepunkt gekommen ist. Manchmal sagen die Frauen, daß sie »es nicht wissen«, weil es ihnen peinlich ist zuzugeben, daß sie noch nie einen Orgasmus erlebt haben (insbesondere, wenn sie mich mit ihrem Partner aufsuchen). Aber häufig wissen sie es wirklich nicht, weil ihnen das Grundlagenwissen über die eigene Sexualität fehlt. Sobald die Klientinnen alles Nötige erlernt haben, um zum Höhepunkt zu kommen, *wissen* sie es genau, weil sie den Orgasmus ganz genau spüren.

Atmen Sie bis zum Orgasmus!

Wenn Sie nur schwer einen Orgasmus erreichen, warten Sie nicht ab, bis Ihr Partner den »richtigen Knopf drückt«, und täuschen Sie den Höhepunkt auch nicht vor! Statt an »die Nadelarbeit zu denken«, sollten Sie sich auf Ihre Atmung konzentrieren. Lernen Sie, in den orgasmischen Zustand *hinein*zuatmen. Der Atem ist der lebenswichtige Hauch des Lebens – und der Liebe. Aber viel zu oft vergessen wir im Leben – und beim Sex –, tief durchzuatmen.

Wir halten den Atem aufgrund von Angst und Erregung an, und dadurch schneiden wir uns wirkungsvoll ab von der grundlegendsten Quelle unserer Kraft.

Öffnen Sie sich der Kraft und der Lust Ihrer Atmung. Holen Sie tief und langsam Luft, und atmen Sie noch langsamer wieder aus. Stellen Sie sich vor, daß Sie in die Vulva und Vagina *hinein*atmen, während Sie die PC-Muskeln anspannen und entspannen (dieselben Muskeln, die Sie anspannen, wenn Sie den Urinfluß stoppen wollen). Sie können sich auch bei jedem kurzem Atemzug vorstellen, wie Meereswellen gegen den »Strand« zwischen Ihren Beinen branden, wobei jede Welle größer als die vorherige ist, bis schließlich die Flutwelle befreiender Lust über Ihnen zusammenschlägt. Sie können aber auch offensichtlich erotische Bilder – sexy Menschen, die etwas mit Ihnen tun oder mit denen Sie etwas tun – auf der Leinwand Ihres Kopfkinos umherhuschen lassen.

Ganz gleich, für wie »anorgasmisch« Sie sich halten – wenn Sie tief und langsam ins Becken *hinein*atmen und zulassen, daß Sie sich entspannen und sexy fühlen, wenn Sie sich leidenschaftliche und/oder romantische Gedanken ausmalen, den PC-Muskel anspannen und entspannen, während jemand (Sie oder Ihr Partner) gekonnt Ihre feuchte Vulva berührt, *und* wenn Sie nicht ungeduldig werden, kann ich Ihnen fast garantieren, daß Sie einen Orgasmus erreichen. Meine Güte, es kommt mir fast, während ich nur darüber schreibe.

Interessanterweise ist die lateinische Wurzel des Wortes »inspirieren« *inspirare* (= »atmen«). Wenn Sie lernen, durch tiefes Atmen in einen orgasmischen Zustand zu gelangen, werden Sie nicht nur viel mehr Spaß im Bett haben, sondern für Ihren Partner auch zur erotischen Muse werden. Achten Sie darauf – vielleicht fängt er sogar an, Sie seinen »Engel« zu nennen.

Helfen Sie ihm – mit der Hand!

Scheuen Sie sich nicht, um das, was Sie sich sexuell wünschen, zu bitten. Oder helfen Sie ihm: Nehmen Sie seine Hand und schieben Sie sie sanft, aber bestimmt dorthin, wo Sie die größten Lustgefühle verspüren. Oder streicheln Sie sich selbst, während er mit ihnen schläft. Das könnte ihn zunächst einschüchtern (auch wenn es die meisten Männer lieben, einer Frau bei der Masturbation zuzusehen), doch letztlich befreit ihn Ihre Bereitschaft, so etwas zu tun, und *inspiriert* ihn. Außerdem zeigt es ihm, wie er Ihnen Lust schenken kann, so daß er Sie beim nächsten Mal ein wenig besser befriedigt. Männer lieben es, neue Sex-»Geheimnisse« zu entdecken: Es spornt sie an, nach weiteren zu suchen.

Regen Sie ihn mit Ihrer Phantasie an!

Selbstverständlich sollen Sie Ihre Phantasien nicht aufs Schlafzimmer beschränken. Amüsieren Sie Ihren Freund. Seien Sie seine Kurtisane. Singen Sie, tanzen Sie, sprechen Sie mit ihm über seine Lieblingsthemen – ob es sich nun um Politik, Sport, Kunst, Literatur, Filme, Spiritualität oder seine Modelleisenbahn handelt. Erzählen Sie ihm etwas. Denken Sie an Scheherazade, die ihr Leben rettete und ihren König behielt, indem sie Tausendundeine Nacht ihre Erzählung weiterspann. *Das* war nun wirklich Inspiration ...

Zeigen Sie ihm den Weg!

Inspirieren Sie ihn mit Ihrer Güte, Ihrer Kraft, Ihrem Mut, Ihren Begabungen. Öffnen Sie sich ihm. Lassen Sie ihn nicht nur in Ihren Körper hinein, sondern auch in Ihre Seele, Ihren Geist und Ihre Psyche. Seien Sie sein Leitstern. Helfen Sie ihm, sich zu einem Mann zu entwickeln, der seiner Partnerin, seiner Muse, dem Licht seines Lebens dient. Geben Sie ihm die Anleitung, die er braucht. Schenken Sie ihm Worte der Inspiration, der Erleuchtung und der Ermunterung, vor allem, wenn er spirituell oder emotional verloren zu sein scheint.

In den Mysterien und Mythen vieler Kulturen ist die Frau die Spenderin des Lichts. Am jüdischen Sabbath läutet die Dame des Hauses den Feiertag ein und zündet die heiligen Kerzen an. Während der Eleusinischen Mysterien im alten Griechenland trugen die Frauen Fackeln und tauchten damit den Weg, der zu seelischem Wachstum und gegenseitigem Verständnis führte, in sanftes Licht.

Ohne das helle Licht seiner Angebeteten bleibt es im Leben eines Mannes in der Tat kalt und dunkel.

Empfohlene Literatur:

Moore, Thomas: *Die Seele lieben. Tiefe und Spiritualität im täglichen Leben*, München 1995.

Sanford, John A.: *Unsere unsichtbaren Partner. Von den verborgenen Quellen des Verliebtseins und der Liebe*, Interlaken 1986.

5
Du sollst ihn erregen!

Sorgen Sie dafür, daß Ihr Partner erotisiert bleibt, und bringen Sie ihn ein wenig aus dem Gleichgewicht. Selbstgefälligkeit führt zu Unbehagen. Denken Sie daran: Männer sind von Natur aus Jäger. Zu ihren größten Freuden zählt – ob sie es nun wissen oder nicht – die Aufregung der Jagd. Bringen Sie Ihren Partner dazu, ständig um Ihre Gunst zu werben, und er wird diese um so mehr genießen.

»Der Mann ist derjenige, der begehrt«, schrieb Leopold von Sacher-Masoch[1] in seinem erotischen Klassiker *Venus im Pelz*, »das Weib diejenige, die begehrt wird. Das ist der ganze, aber entscheidende Vorzug des Weibes.« Daß das der »ganze« Vorzug einer Frau ist, bezweifle ich, doch sicherlich handelt es sich um einen ganz wichtigen.

Bringen Sie ihn dazu, daß er Sie begehrt!

Die Lust der Frau ähnelt einer Blume. Sie braucht Wasser (Feuchtigkeit), Unterstützung, Wärme und Sonnenschein. Die Lust eines Mannes ähnelt einem Auto. Sie muß »gesteuert« werden. Lenken Sie sein Verlangen auf sich. Sie erre-

[1] Von Sacher-Masoch wurde auch der Begriff *Masochismus* abgeleitet; allerdings muß ein Mann sicherlich kein Masochist sein, damit Sie ihm Vergnügen bereiten und sein Verlangen nach Ihnen wecken können.

gen ihn, weil Sie sein Heiliger Gral sind. Sie sind, wonach er sucht. Erkennen Sie Ihre Macht.

In einer großen Liebesaffäre ist er immer auf der Suche nach Ihrer Liebe, selbst wenn er und Sie seit fünfzig Jahren verheiratet sind.

Sorgen Sie stets dafür, daß ihm bewußt ist, daß andere Männer Sie begehren. Sie müssen nicht tatsächlich mit diesen »anderen« ausgehen, in den meisten Fällen sollten Sie das auch nicht (es sei denn, Sie beide haben Interesse am »Swingen« oder offenen Beziehungen). Lassen Sie ihn wissen, daß Sie sich *ausgesucht* haben, mit ihm zusammen zu sein, aber auch jede Menge »Action« haben könnten, wenn Sie es nur wollten. Sie wecken die wettbewerbsorientierte Phantasie des Mannes, wenn Sie eine »Beute« und für andere Männer begehrenswert sind.

Gutmütiges Necken

Necken Sie ihn. Ein wenig Necken stärkt seine Liebe ebenso wie ein wenig Bewegung seine Muskeln. Denken Sie daran: Der Mann muß geneckt werden, weil er dadurch *langsamer wird*. Ihn zu erregen, bedeutet oft, daß man sein Tempo verringert und dann wieder, daß man ihn ganz und gar stoppt, damit sich seine Begierde aufbauen und steigern kann.

In der zärtlichen Umwerbungsphase der Beziehung ist die Erregung eines Mannes feurig und empfindlich. Wenn er sich zu Ihnen hingezogen fühlt, ist sein Verlangen nach Sex mit Ihnen fast im Nu da. Seine sexuelle Erregung ist drängend und bezwingend. Es ist leicht zuzulassen, daß sein drängendes Begehren Sie fesselt und beherrscht; aber wenn Sie ihn wirklich erregen und erregt halten wollen, müssen Sie das Steuer seines sexuellen Cabrios übernehmen und *das*

Tempo selbst bestimmen ... das heißt, es *langsam* angehen lassen.

Sex, zu dem es zu früh kommt, kann die Erregung verringern!

Wenn ein Mann während der Werbungsphase zu schnell zum Geschlechtsverkehr kommt, sind er (und Sie) im Augenblick zwar Feuer und Flamme, aber häufig sabotiert man dadurch die Entwicklung zu einer tieferen Beziehung. Wenn der Mann sein Sexualziel erreicht, ehe er zumindest anfängt, sich zu verlieben, ist der Jäger in ihm durch die Eroberung so sehr befriedigt, daß er möglicherweise den Anreiz verliert, mit der Jagd weiterzumachen. Sein Höhepunkt kann durchaus gegenteilige Folgen haben. Nach landläufiger Meinung liegt dann ein Fall von »Fensterkrankheit« vor: Der Mann betrachtet die neben ihm schlafende Partnerin, blickt aus dem Fenster und möchte am liebsten hinausspringen.

Der Aufschub des Geschlechtsverkehrs erlaubt, daß man sich lieben wird.

Max und ich kannten uns schon fünf Jahre, dann »machten wir« angekleidet ein weiteres halbes Jahr auf der Couch »herum«, ehe wir miteinander schliefen, und heute können wir gar nicht mehr aufhören, uns zu lieben.

Wie man einen Mann reizt, ohne sich auszuziehen!

Wie schiebt man den Zeitpunkt des Geschlechtsverkehrs also stilvoll auf? Wie bleibt man standhaft und zögert ihn hinaus, während man gleichzeitig die Erregung des Mannes aufrechterhält? Wie kann man einen Mann reizen, ohne sich *aus*zuziehen? Sagen Sie nicht einfach nur nein. Das ist kein Weg, den Sex hinauszuzögern, wenn jemand Sie umwirbt, der Ihnen gefällt.

Weist man einen Mann sexuell ab, so nimmt er im allgemeinen entweder an, daß er (a) seiner Partnerin nicht gefällt, oder (b) daß sie keinen Sex mag.

In beiden Fällen denkt er, daß es keinen Sinn hat, diese Frau anzurufen und sich mit ihr zu verabreden, da er damit Zurückweisung, Prüderie, Hysterie oder alles drei riskiert.

Lassen Sie ihn also wissen, daß er Ihnen gefällt und Sie ihn gern wiedersehen würden, und vermitteln Sie ihm, daß er in der Zukunft eine Chance hat. Zeigen Sie ihm, daß Sie sich zu ihm hingezogen fühlen (wenn das wirklich stimmt) und Sie eine sinnliche Frau sind, den Geschlechtsverkehr jedoch als etwas Besonderes betrachten und *im Augenblick* noch nicht soweit sind. Berühren Sie ihn – ein bißchen. Sagen Sie ihm, daß Sie sich freuen, ihn getroffen zu haben, und ihn gern näher kennenlernen möchten. Geben Sie ihm zu erkennen, daß Sie beide sich in sexueller Hinsicht zwar in der gleichen Richtung, aber nicht mit derselben Geschwindigkeit bewegen. Sehen Sie ihm tief in die Augen und zitieren Sie mit Ihrer laszivsten Stimme die berühmte Stripteasetänzerin Gypsy Rose Lee:

»Alles Lohnende ist es wert, langsam getan zu werden.«

Versuchen Sie, sich interessante, fesselnde Dinge auszudenken, die man bei Verabredungen tun kann, vorzugsweise an öffentlichen Orten – dort ist es meistens leichter, die Kleidung anzubehalten. Man kann es drehen und wenden, wie man will: Viele Menschen ziehen sich am Ende nur deshalb gegenseitig aus, weil sie allein zu Hause sind und ihnen nichts Besseres einfällt. Tragen Sie also sexy, sinnliche Kleidungsstücke, die man nur sehr schwer ablegen kann. Als ich mit Jungen ausging, habe ich immer mehrere Höschen getragen. Haben Sie Spaß, schmusen Sie, aber wenn Sie Zweifel haben, *werfen Sie ihn hinaus!*

So bleibt die Beziehung aufregend!

Soviel zum Thema »Umwerben«. Und wenn Sie nun bereits liiert sind? Wenn man einander liebt, wird Vertrautheit niemals zu Verachtung führen. Aber Vertrautheit kann *Langeweile* produzieren, das Gefühl des »Immergleichen«, das selbst beim aufrichtigsten Mann und der aufrichtigsten Frau den Wunsch hervorrufen kann davonzulaufen, so daß man in Schwierigkeiten gerät. Egal, wie gut er Sie kennt – Sie sollten immer noch einige Geheimnisse enthüllen und mit einigen sexuellen Überraschungen aufwarten können, die ihm unter die Haut gehen. Denken Sie an die Worte von Kleopatra in Shakespeares Theaterstück: »... sie macht hungrig, je reichlicher sie schenkt.«

Abwesenheit läßt das Herz wandern!

Machen Sie sich rar, aber entziehen Sie sich nicht. So mancher ansonsten kräftige Mann ist schon unter den Anstrengungen der Jagd zusammengebrochen. Er muß Ihnen nachstellen, aber wenn Sie völlig verschwinden, hat er nichts mehr zu jagen. Denn eines ist gewiß: Abwesenheit macht das Herz nicht geneigter. *Abwesenheit läßt das Herz wandern.*

Schenken Sie ihm also Beachtung! Ihre Kinder, Ihr Beruf, Ihre Hobbys, Ihre Freunde fordern Ihre Aufmerksamkeit, und das verdienen sie, aber er hat auch ein Recht darauf. Denken Sie daran: Ein Mann betrügt Sie häufig nicht, weil er eine neue Sexpartnerin haben will, sondern weil ihn seine feste Partnerin nicht mehr beachtet.

Erregen Sie ihn mit frechen Überraschungen!

Tragen Sie überraschend sexy Dessous. Rufen Sie ihn am Arbeitsplatz an und praktizieren Sie Telefonsex. Schlüpfen Sie in Rollen. Gehen Sie in einem eleganten Kleid und ohne Höschen zum Abendessen mit ihm aus. Schreiben Sie einen aufreizenden Brief, den Sie ihm ins Büro schicken. Führen Sie ein Tagebuch mit Ihren erotischen Phantasien und Gefühlen, und lassen Sie es »zufällig« dort liegen, wo er es findet. Drehen Sie ein Video, das Sie beim Masturbieren zeigt, und betiteln Sie es mit »Ich denk' an Dich, Liebling«. Entfachen Sie seine erotische Phantasie. Die Schauspielerin Carole Lombard, die größte Liebe im Leben Clark Gables, hat ihm angeblich einen handgestrickten, in Geschenkpapier eingewickelten »Schwanzwärmer« mit dem Satz in die Garderobe geschickt: »Laß ihn nicht kalt werden. Bring ihn mir heiß nach Hause.«[2]

Versuchen Sie, die sexuelle »Kontrolle« über ihn zu gewinnen. Das kann auf direkte oder subtile Weise geschehen, je nachdem, wie Ihr Partner und Sie es wünschen. Es könnte seine Phantasie erregen, vor allem, wenn er diese zu seinem Fetisch

---

[2] Irving Wallace, *Rowohlts indiskrete Liste – Ehen, Verhältnisse, Amouren und Affären berühmter Frauen und Männer*, Reinbek b. Hamburg, S. 29.

gemacht hat. Oder experimentieren Sie einfach mit neuen Stellungen, Spielzeugen, Kleidern, Ideen, Einstellungen. Vergessen Sie nicht: Wenn Sie etwas zum erstenmal ausprobieren, ist es nicht unbedingt am besten. Das Ganze ist ein Lernprozeß. So, wie man nicht gleich die Balance findet, wenn man zum erstenmal Fahrrad fährt, hat man auch noch nicht das Gleichgewicht der Körperteile gefunden, wenn man eine neue sexuelle Betätigung oder Stellung ausprobiert. Aber machen Sie nun nicht gleich etwas völlig Verrücktes, nur weil sie erregt werden wollen!

Sich sexuell positiv zu entwickeln heißt: Sie wissen, wann Sie aufhören und wann Sie anfangen wollen.

Vergessen Sie nicht: Sie – gemeinsam mit ihm – bestimmen über Ihre sexuellen Wahlmöglichkeiten. Sie werden nicht vom Teufel geritten – niemand zwingt Sie zu irgend etwas.

Erotische Worte, schmutzige Dinge sagen!

Schmutzige Dinge zu sagen erregt die meisten Männer. Kultivieren Sie eine sexy Stimme, und setzen Sie sie ein, um ihn zu erregen.

Sogenannte »schmutzige« Wörter sind bedeutungsgeladen, weil sie verboten sind. Sie erregen unsere sexuellen Synapsen. Wenn Sie diese Wörter als demütigend empfinden, Ihr Partner sie aber erregend findet, reden Sie mit ihm über Ihre Gefühle. Fragen Sie ihn aus. Will er Sie wirklich erniedrigen? Oder bringen ihn diese ungezügelten Worte erst so richtig in Fahrt?

Der Filmemacher John Waters, der in einem strengen, sexualfeindlichen katholischen Elternhaus aufwuchs, sagte einmal: »Sex wird immer Spaß machen, weil er immer schmutzig sein wird.« Wenn Ihr Partner in der »Schmutzigkeit« des Sex schwelgt, so wie John Waters, wird er seine Einstellung wohl kaum ändern. Viele Männer neigen dazu, von dem, was sie sexuell erregt, buchstäblich gefangen zu sein. Oft können sie Ihnen nicht die Gründe dafür nennen. (Wenn Sie hartnäckig sind, finden Sie sie allerdings bestimmt heraus.) Im Grunde *geht es dabei um alles, was ein steifes Glied erzeugt.* Finden Sie heraus, woher seine Sehnsüchte rühren. (Seiner strengen religiösen Erziehung? Bestrafungen für sexuelle Erkundungen in der Kindheit? Einer Krankheit in der frühen Kindheit?) Vielleicht fühlen Sie sich dann weniger persönlich beleidigt von seinen Lüsten, werden freier und können damit spielen.

Flirt

Ein etwas geschmackvoller Exhibitionismus – sexy Kleidung, wildes Tanzen oder leichtes Flirten – kann auf den visuell veranlagten Mann recht erregend wirken (es sei denn, Sie haben sich einen manisch eifersüchtigen oder ultrakonservativen Mann aufgebürdet; in dem Fall begrenzen Sie Ihre Erregung lieber auf das eigene Schlafzimmer). Wenn Sie mit anderen Männern flirten, achten Sie darauf, daß nichts Ernstes daraus wird, und schenken Sie Ihrem Partner besonders viel Aufmerksamkeit, so daß er sich bei Ihnen sicher fühlt.

Lassen Sie ihn wissen, daß Ihre Show ihm gilt. Das mache ich mit Max auch so. Ich genieße es, mit meinen Zuhörern und Zuschauern im Rahmen meiner Radio- und TV-Shows und Sprechstunden zu »flirten«, und Max liebt es, mich anderen zu zeigen und bei meinem Filmen und Fernsehsendungen Regie zu führen. Ich »spiele« (Tanzen, Kosen, Schlagen oder Massieren[3]) auch gern mit bestimmten Freundinnen und Freun-

---

[3] Das alles sind Formen der extragenitalen Stimulierung, völlig gefahrlose, doch hocherotische Möglichkeiten des Spielens.

den. All das stellt jedoch für Max keine ernsthafte Bedrohung dar, da ich das, was wir als »intimen« Sex (Geschlechtsverkehr, Oralsex, Zungenküsse und andere Betätigungen, bei denen Körperflüssigkeiten ausgetauscht werden) bezeichnen, für Max reserviere. Nach einem Abend solcher Zärtlichkeiten, die nicht zum Geschlechtsverkehr führen, verbringen wir nicht selten eine Nacht mit besonders aufregendem Sex.

Unterschiedliche Männer können in unterschiedlichem Maße sexuelle Erregung tolerieren. Wenn Sie sich mit Ihrem Partner darüber verständigen, was »aufregend«, was »bedrohlich«, was »in Ordnung« und was definitiv »nicht in Ordnung« ist, können Sie ein lebendiges und trotzdem gefahrloses Liebesleben haben.

Erregen Sie ihn mit Ihrer Intelligenz!

Die Stimulierung durch Intelligenz kann etwas sehr Erotisches sein. Es stimmt nicht, daß Männer keine klugen Frauen mögen – sie finden sie großartig! Sie haben nur eine Heidenangst vor »kastrierenden« Frauen! Stempeln Sie ihn nicht zum Versager (nur dann, wenn er es *wirklich* verdient). Amüsieren Sie ihn. Ihre Intelligenz verleiht Ihrem Liebesleben Humor, Sinn und Erregung. Seine Libido liebt es, und sein Verstand braucht es.

Keine Betrügereien

Lassen Sie ihn an Ihrer Erregung teilhaben. Wenn Sie beide eine monogame Partnerschaft haben, betrügen Sie ihn nicht. Sie haben richtig gelesen: *Lassen Sie es bleiben*. Wenn Sie eine Affäre haben, selbst wenn er nichts davon weiß, spürt er Ihre nachlassende Erregung. Echte Untreue ist ein Verrat, und der ist nicht besonders aufregend, sondern deprimierend.

Gewisse Männer erregt besonders stark die Vorstellung, daß ihre Partnerin mit anderen Männern zusammen ist (vielleicht weil sie es als Herausforderung betrachten, die eigene Eifersucht zu besiegen. Möglicherweise finden sie auch das darin enthaltene homoerotische Element erregend), aber nur, wenn es nicht vor ihren Augen geschieht, und das *normalerweise* auch nur in der Phantasie. Wenn Sie das aufrichtige Verlangen haben, Ihre Phantasien wahrzumachen, und ihre Beziehung ist so stark, daß Sie damit zurechtkommen, könnten Sie es mit dem »Swingen« probieren.

Über das »Swingen«

Das Swingen erlaubt Paaren, erregenden Sex mit anderen Menschen *unmittelbar vor den Augen des Partners* zu haben. Das ist ihrer Meinung nach offener, ehrlicher und besser für die Beziehung, als sich aus der Beziehung davonzuschleichen und Affären zu beginnen. Bei manchen Paaren löst der unverbindliche Sex innere Spannungen und macht den Sex zu einem freieren, wilderen Erlebnis. Andere finden es lediglich ungeheuer erregend zuzusehen, wie es der Partner mit anderen Leuten »macht«. Wieder andere genießen die intime Kameradschaft mit anderen Paaren, die der Lebensstil als »Swinger« fördert. Tatsächlich aber sind die Gründe für das »Swingen« so unterschiedlich wie die Swinger selbst. Diese Form des Partnertauschs ist nicht jedermanns Geschmack. Dadurch ist auch noch keine schlechte Beziehung besser geworden, sie wird vielmehr meistens noch schlechter. Doch wenn Ihre Beziehung bereits liebevoll und vertrauensvoll ist und Sie beide einen starken Sextrieb und ein dringendes Verlangen nach Abenteuer und Neuem haben, kann Partnertausch eine sehr aufregende Sache sein.

Neues ist aufregend!

Am leichtesten kann man aufregenden Sex haben, wenn man mit einem neuen Partner ins Bett geht. Aber man kann auch auf andere Weise Neues in die Beziehung einführen. Sie können neue Dinge tun, neue Spielzeuge verwenden und »es« auf ganz unterschiedliche Weise tun. Ja, Sie müssen nicht einmal etwas Neues *tun*. Sie können Ihren Partner erregen, indem Sie dasselbe tun wie seit dreißig Jahren, wenn Sie es leidenschaftlich, mit Frische tun und selbst aufrichtig erregt sind.

Erwecken Sie die Lust des Mannes nach Vielfalt mit den vielfältigen Facetten Ihrer Weiblichkeit!

Ändern Sie gelegentlich Ihr Äußeres. Variieren Sie Ihren Stil – mal glamourös und mal intellektuell, mal geschäftsmäßig und mal »schlampig« (wenn Sie sich trauen). Tun Sie so, als wären Sie die »andere« Frau, wenn sie miteinander schlafen. Warum soll er den Wunsch haben, mit anderen Frauen zusammenzusein, wenn er so viele in Ihnen hat?

Natürlich bleiben Sie in Wirklichkeit stets »Sie selbst«, aber lassen Sie den Partner die verschiedenen Seiten Ihrer Persönlichkeit sehen und fühlen.

Was, wenn er nicht damit umgehen kann, daß Sie zu erregend sind?

Die meisten emotional gefestigten Männer lieben Frauen, die sie aktiv erregen. Aber manche Männer sind so besessen von der traditionellen Vorstellung, wonach der Mann sexuell dominant sein und die Initiative beim Sex ergreifen muß und die Frau sich passiv fügt, daß sie eingeschüchtert, ja beleidigt reagieren, wenn sich Ihre Partnerin aggressiv aufreizend verhält. Vielleicht fühlen *Sie* sich unbehaglich, wenn Sie die Initiative beim Sex ergreifen. Wie schade. Aber keine Sorge – Sie können ihn trotzdem erregen. Sie müssen sich nur ein wenig geheimnisvoll geben.

An ihrem geheimnisvollen Wesen soll sich seine Meisterschaft entzünden!

Sie können den Partner dadurch erregen, daß Sie eine sinnliche Stimmung schaffen, sich aufreizend kleiden oder Sex-Utensilien, zum Beispiel einen Vibrator oder Massageöl, dort hinlegen, wohin sein Blick fällt. Auf diese Weise ergreifen Sie zwar nicht die Initiative beim Sex, geben ihm aber aufregende kleine Hinweise, daß Sie bereit sind, wenn *er* es ist.

Wenn er den Hinweis nicht versteht, die Initiative nicht ergreifen will *und* zurückschreckt, wenn Sie den Anfang machen, sind das vielleicht Anzeichen für das, was Sex-Therapeuten als »niedriges sexuelles Verlangen des Mannes« bezeichnen, das heißt, »Syndrom des chronisch schlaffen Schwanzes«. Machen Sie zunächst nicht viel Aufhebens davon, da sonst alles nur noch schlimmer wird. Legen Sie sich neben ihn und spielen Sie mit sich. Das ist erregend. Wenn er noch eine Spur Verlangen übrig hat, wird er mitmachen. Wenn er sich weigert, ist es Zeit zu reden (vielleicht nicht in dem Augenblick). Häufig läßt sich das sexuelle Verlangen des Mannes ganz einfach dadurch wieder anregen, daß man seinen Tagesablauf ändert. Möglicherweise muß er auch – vielleicht gemeinsam mit Ihnen – einen Sexualtherapeuten und/oder Urologen konsultieren.

Make Love, not War!

Versuchen Sie nicht, ihn sexuell zu erregen, indem Sie an irgend etwas Gewalttätigem teilnehmen oder es stillschweigend billigen. Viel zu viele Männer werden in unserer Gesellschaft dazu erzogen, Erregung und Entspannung durch Gewalt und nichtkonsensuelle Dominanz zu suchen.

Helfen Sie ihm, daß er wie ein feiner Herr seine erregenden Erlebnisse sucht und seinen Streß abbaut – durch Sinnlichkeit und Lust, nicht durch Streitereien und Verletzungen.

Wenn Ihr Freund Sie mißhandelt, können Sie ihm möglicherweise weder Einhalt gebieten, noch ihn dazu bringen, durch nichtgewalttätige Betätigungen Erregung zu suchen und Streß abzubauen. In diesem Fall gibt es nur eine Lösung: Wenn Ihnen Ihr Leben etwas wert ist, verlassen Sie ihn – je eher, desto besser.

Die Erregung reift im Laufe der Zeit heran!

Oft vergehen mit zunehmendem Alter sexuelle Erregung und Leidenschaft, aber das muß nicht so sein. Sie können einander erregen, selbst wenn Ihr Po schlaffer und sein Haar dünner wird. Die meisten langfristigen Beziehungen durchlaufen sexuelle Zyklen, das ist normal. Um die Hochphasen häufiger zu erleben, *kultivieren* Sie die Erregung wie einen Garten. Sie wissen, daß ihre Begonien ohne Pflege eingehen – mit Ihrem Liebesleben verhält es sich nicht anders.

Empfohlene Literatur:

Nin, Anaïs: *Das Delta der Venus*, München 1981.
Zilbergeld, Bernie, *Männliche Sexualität*, 7. Auflage, Tübingen 1986.

6
Du sollst ihn bemuttern, aber nicht mit deiner Liebe ersticken!

Wenden Sie sich Ihrem Partner zu! Bieten Sie ihm eine Zuflucht im Leben, und er wird liebend gern in Ihrer Nähe sein. Geben Sie ihm das Gefühl, bei Ihnen *zu Hause* zu sein. Alle Männer müssen bemuttert werden. Aber jeder Mann hatte – und hat – eine andere Mutter und braucht deshalb eine besondere Form der mütterlichen Fürsorge.

Was ist lustvolles Bemuttern?

Der Ausdruck »jemanden bemuttern« hat einen ausgesprochen negativen »Beigeschmack«. Oft bedeutet er, daß man einen Menschen allzu sehr emotional erstickt. Aber es gibt eine liebevolle, nährende, sexy Art, mit der man den Partner umsorgen kann, die ich »lustvolles Bemuttern« nenne. Was ist darunter zu verstehen? Das hängt vom Mann ab. Bei manchen Männern reicht es schon, wenn Sie ihn an Ihren Brustwarzen saugen lassen. Bei anderen genügt es nicht, wenn Sie für sie kochen, die Wäsche machen, ihnen den Hintern versohlen und sie daran erinnern, sich regelmäßig die Zähne zu putzen.

Das Geheimnis des »lustvollen Bemutterns« besteht darin, Ausmaß (fast ständig oder nur gelegentlich?) und Art (Kosen oder Verhätscheln?) des Bemutterns herauszufinden, für die Ihr Partner am empfänglichsten ist!

Lernen Sie von der Großen Mutter – seiner Mutter!

Bringen Sie möglichst viel darüber in Erfahrung, wie seine Mutter ihn behandelt hat. Männer wünschen sich eine Frau, die der Frau ähnelt, die den lieben alten Vater geheiratet hat. Der hatte sicher noch andere Gründe für seine Heirat als die Tatsache, daß sie einen tollen Braten auf den Tisch brachte ...

Seine Mama hat ihren kleinen Jungen in den Arm genommen, ihn geküßt, ihm den Po gewaschen und ihm Liebesworte ins Ohr geflüstert. Oder sie hat ihn geschlagen und angeschrien. Vielleicht hat sie ihn auch ignoriert oder sich in seine Privatangelegenheiten eingemischt. Wie immer sie ihn auch behandelt hat – sie hat ihm die Bedeutung der Liebe beigebracht und die Generalprobe für seine Beziehung zu Ihnen aufgeführt.

Befragen Sie ihn, was für ein Verhältnis er zu seiner Mutter hat. Ein gutes, ein schlechtes? Begreifen Sie, daß er oft, wenn er – scheinbar grundlos – mit Ihnen streitet, ungelöste Konflikte mit seiner Mutter auslebt. Finden Sie heraus, was er an ihr liebte und was er an ihr haßte. War die Beziehung eher von Lust oder von Schmerz geprägt? Man muß kein Psychologe sein, um ihm diese Informationen entlocken und klug einsetzen zu können, ihm Lust zu schenken und Frieden in der Partnerschaft zu bewahren. Gespräche über seine Mutter sind aber nicht nur hilfreich, an wichtige Auskünfte heranzukommen, sondern auch, weil Ihr Partner dann erkennen kann, in welchen Bereichen er seine tiefen, ungelösten Gefühle in bezug auf seine Mutter möglicherweise auf Sie projiziert.

Der erste Eindruck, den ein Mann von Frauen hat, rührt von der »First Lady« in seinem Leben her: seiner Mutter!

Jeder Mann, egal, wie stark er ist, tritt als hilfloses Baby ins Leben, das völlig von »Mama« abhängig ist. Sie ist in seinem Augen allmächtig, aber sie ist nicht unfehlbar. Schließlich ist auch die aufmerksamste Mutter nicht in der Lage, alle Bedürfnisse ihres Kindes zu befriedigen. Die Mutter, die ihm Liebe und Fürsorge bietet, bestraft es auch und enthält ihm Dinge vor. Also beginnt der Knabe, zwiespältige, ängstliche Gefühle ihr gegenüber zu entwickeln. Manchmal ist sie die Gute Mutter und manchmal die Böse Mutter, abwechselnd die Gute Hexe des Nordens und die Böse Hexe des Westens, die Göttin und das Biest. Selbstverständlich entwickelt er zur gleichen Zeit, da er seiner Mutter eine zutiefst widersprüchliche Haltung entgegenbringt, eine vergleichbar konfliktträchtige Einstellung zu Frauen im allgemeinen.

Viele Männer werden vehement bestreiten, daß das Verhältnis, das sie zu ihrer Mutter haben, ihre Haltung Frauen gegenüber beeinflußt. *Glauben Sie ihnen kein Wort*. Häufig sind die Männer, die besonders stark an der Mutter hängen, völlig außerstande, sich einzugestehen, welche enorme Macht sie tatsächlich über sie hat.

Seine Mutter und Sex

Oft üben die Einstellung zum Sex und die Verhaltensweisen der Mutter einen starken Einfluß auf die Sexualität eines Mannes aus. Wenn ihn seine Mutter beim Masturbieren ertappte und streng bestraft hat, wird er wahrscheinlich starke Schuldgefühle in puncto Sex behalten. Wenn seine Mutter prüde war, glaubt er womöglich, daß eine »gute« Frau keinen Spaß am Sex hat. Wenn sie gern mit ihm flirtete, hat er vielleicht eine ausgeprägte fetischistische Neigung zu Gegenständen, die er unbewußt mit ihr identifiziert, beispielsweise Dessous oder hochhackige Schuhe. Wenn sie sich stark in sein privates Sexleben eingemischt hat, sehnt er sich möglicherweise nach einer dominanten Gebieterin. Wenn sie ihn selten berührt hat, außer, um ihn eine Ohrfeige zu geben, fühlt er sich vielleicht zu sadomasochistischen Sexualpraktiken hingezogen. Wenn sie ihn gern in den Arm genommen hat, wird auch er andere Menschen gern umarmen.

Viele Männer, die Spaß an sexueller Unterwerfung haben, inszenieren oft aus der Vergangenheit stammende Situationen mit der ursprünglichen »Domina«, der Mutter oder einer Mutterfigur, beispielsweise der Kinderschwester, der Tante, einer Frau aus der Nachbarschaft. Oder sie malen sich aus, was – ihren Wünschen entsprechend – gewesen ist. Wenn die Mutter ihrem kleinen Jungen den Hintern versohlt hat, möchte er vielleicht, daß Sie ihm den Hintern versohlen. Wenn Ihr Partner es vorzieht, sexuell dominant zu sein, spiegelt sich darin vielleicht sein fortbestehender Wunsch, die Große Mutter »an der Kandare zu halten«.

Bedenken Sie: Das erste sexuelle Erlebnis – die Geburt – hatte er mit seiner Mutter.

(Er)kenne seine Mutter!

Wenn seine Mutter noch lebt, sollten Sie sie kennenlernen. Sie kann Ihnen eine Menge über ihren Sohn erzählen, wenn Sie sich trauen, sich danach zu erkundigen. In der Überlieferung fast aller Menschheitskulturen ist die Schwiegermutter im Leben der Ehefrauen eine große Schreckensgestalt. Das ist gar nicht verwunderlich, da sie ja den Schlüssel zu den zarteren Empfindungen ihres Sohnes in Händen hält. Selbst wenn Sie sie nicht leiden können, können Sie viel lernen, falls Sie sie aus der Nähe betrachten. Vielleicht erfahren Sie etwas über sich selbst. Mit Sicherheit können Sie viel darüber in Erfahrung bringen, wie Ihr Partner so wurde, wie er ist, und warum er haben muß, was er braucht.

Ob Sie seine Mutter nun mögen oder nicht – verbringen Sie etwas Zeit mit ihr. Setzen Sie sich mit ihr zusammen und sehen

Sie sich gemeinsam Kinderfotos an. Besorgen Sie sich die Rezepte der Gerichte, die sie gekocht hat und die Ihr Partner als kleiner Junge gern aß. (Ich kann von Glück reden: Da Max' Mutter nie gekocht hat, schmeckt ihm alles, was ich koche.)

Wenn die Mutter Ihres Partners nicht mehr lebt oder nicht zur Verfügung steht, müssen Sie eben alle Informationen über sie durch ihn (vielleicht auch seinen Geschwistern oder anderen Verwandten) beziehen. Das bedeutet, daß Sie fragen und zuhören müssen. Weitere Informationen für einen Schnellkurs im Zuhören siehe Gebot Nr. 5 (für den Mann): Du sollst ihr zuhören (Seite 125)!

Warum Männer soviel lustvolles Bemuttern brauchen!

Dieses Gebot gilt keineswegs nur für das eine Geschlecht; prinzipiell wenden sich alle Gebote an beide Geschlechter. *Wir ALLE brauchen das lustvolle Bemuttern.* Wir alle brauchen einen besonderen Menschen, der versteht, wie wir uns fühlen, und mit Zartgefühl auf uns reagiert. Die typischen Gefühle, die Kleinkinder haben, wenn man sie im Arm hält und füttert – tiefe Sehnsüchte nach körperlicher und emotionaler Bindung –, bestehen unser Leben lang fort.

Aber da viele Männer unter dem Einfluß der in unserer Gesellschaft herrschenden Vorstellung großgeworden sind, das Bedürfnis nach Abhängigkeit sei vor allem beim Mann ein Zeichen der Schwäche, wollen sie sich diese Wünsche nicht eingestehen. Vielleicht ist das der Grund, warum ich dieses Gebot auf die Seite des Mannes gerückt habe; denn sehr viele Männer in unserer Gesellschaft scheinen sich nach mütterlicher Fürsorge zu sehnen. In dem Bemühen, die kleinen Jungen »stark« zu machen, neigen die Mütter dazu, sie früher als die

Mädchen vom Rockschoß zu entwöhnen und ernsthaft zu ermahnen, nicht zu weinen und keinerlei Verletzlichkeit zu zeigen. So zwingen sie sie zur »Unabhängigkeit«. Dieser Druck erzeugt beim Mann häufig eine dünne Schicht der Härte um einen Kern noch tiefer reichender emotionaler Bedürfnisse, als dies bei den meisten Frauen der Fall ist.

Sogar – vielleicht auch gerade – die härtesten Männer haben kindliche Bedürfnisse. Aber ein Mann wird, oft aus Scham, als »sensibel« oder »weibisch« zu gelten, nicht unumwunden um Trost und Zuwendung bitten. Vielmehr lebt er möglicherweise sein Bedürfnis nach mütterlicher Fürsorge auf indirekte oder sogar zerstörerische Weise aus, indem er krank wird, sich oder einem anderen Menschen weh tut, schmollt oder »ausgewachsene« Wutanfälle bekommt. Wenn Ihr Partner ein solcher Mann ist, der Ihnen nicht sagt, wann er Hilfe braucht, achten Sie auf seine Körpersprache.

Lernen Sie, die Anzeichen für Bedürftigkeit bei Ihrem Partner zu erkennen, und geben Sie ihm eine Riesendosis lustvollen Bemutterns, ehe er anfängt, sich auf gefährliche Weise an Ihnen abzureagieren!

Befreien Sie ihn von seinem Leid! Manchmal bedeutet lustvolles Bemuttern, ihm eine »schnelle Nummer« zu schenken, einfach, damit er einschlafen kann, weil es schon so spät und er völlig überdreht ist.

Ein Mann, seine Mutter und sein Brustfetisch

Im Leben so mancher, ansonsten vernünftiger Männer dreht sich schlechterdings alles um seine Suche nach der vollkommenen Brust (groß oder klein, aber normalerweise groß), den schönsten, größten »Titten«! Die meisten »Brust-Männer«

leugnen ganz empört, wenn jemand darauf hinweist, ihr Interesse könnte etwas mit dem Wunsch zu tun haben, wieder wie ein Baby an Mutters Brust zu nuckeln – aber was wissen die schon? Schließlich ist die Verherrlichung der weiblichen Brust als *Sexsymbol*, im Gegensatz zum Bild der Mutter, in unserer Gesellschaft allgegenwärtig. Die vielleicht »akzeptabelste« fetischistische Neigung in der gegenwärtigen amerikanischen Gesellschaft ist die, die sehr viele Männer den Brüsten der Frauen entgegenbringen.

Für manche Männer scheint die Anbetung der weiblichen Brust der wichtigste Heilige Gral zu sein; aber das ist natürlich ein Fetisch, durchaus vergleichbar mit dem Fuß-Fetisch oder dem Po-Fetisch, da die weibliche Brust ebensowenig an der Fortpflanzung beteiligt ist wie die Füße oder das Gesäß. Brüste sind für das *Nähren* von viel größerer Bedeutung als für den Sex. Darum entspringt der Brust-Fetisch der Kindheit, dem tiefen Bedürfnis, das wir alle nach intensiver Fürsorge, Genährtwerden und Trost haben. Die Brust spendet Nahrung. Es ist der einzige Körperteil der Frau, der tatsächlich »Essen« erzeugt, die Milch des Lebens und der Liebe – und Fetische.

Die meisten Männer genießen es, an der Brust einer Frau zu liegen. Auch Frauen mögen das; sogar homosexuellen Frauen gefällt es, sich an eine warme, starke Männerbrust zu schmiegen. Aber es ist etwas ganz Besonderes an der weiblichen Brust ... Wir alle sehnen uns nach ihr – wenn auch nur in der Phantasie, mach einem Geschmack, einem Gefühl, einem Hauch davon –, so unverzichtbar ist sie für unser Wohlbehagen. Wir sehnen uns danach, *genährt* zu werden, ob wir nun tatsächlich mit viel Schutz und Zuwendung aufgewachsen sind oder nicht. Dieser Hunger ist so archaisch, so offenkundig (und peinlicherweise) so eng verknüpft mit dem Säuglingsalter, daß er von vielen Menschen aus einem Gefühl der Scham heraus verdrängt wird, weil sie darin ein kindliches Bedürfnis erblicken.

Aber die Macht der Brüste ist stärker als Scham. Wenn er gehalten, gesäugt, wie ein Baby verhätschelt wird, gibt manchmal sogar der verschlossenste Mann seine Beherrschheit auf und fühlt sich ins Kleinkindalter zurückversetzt, die eine besondere, archaische Lust kennzeichnet. Darin besteht die ursprüngliche, ganz einfache Erfüllung zwischen Mutter und Kind.

Wissen Sie noch, wie Sie sich als Säugling fühlten, als sie sich an die großen Brüste Ihrer Mutter schmiegten?[1]

Ich weiß es. Es gibt nichts Vergleichbares. Es ist die beste Trost-Nahrung.Aber ich kann mich auch noch an das Gefühl erinnern, als meine Mutter mich fortzustoßen begann. Ich empfand blanke Angst – es war die erste, verletzendste Ablehnung, die ich je erfuhr! Alle anderen Zurückweisungen verblassen im Vergleich zu dem Erlebnis, als meine Mutter meine greifenden, zu alten Hände von ihren viel zu oft begrapschten Brüsten fortstieß. Es dauerte lange, bis ich ihr vergeben konnte. Manche Menschen verzeihen ihrer Mutter nie. Manche Männer verzeihen den Frauen im allgemeinen nie diese erste Zurückweisung. Sie finden nur dann Frieden, wenn sie sich an eine Brust lehnen, die ihnen hilft, sich wieder wie ein Kind zu fühlen ... damit sie den mütterlichenTrost in sich aufsaugen können, der ihnen einst verwehrt wurde.

Möglicherweise konzentriert sich das Bedürfnis Ihres Partners nach lustvollem Bemuttern also auf die Brüste. Zeigen Sie ihm, wie er sie berühren und an ihnen saugen soll, so daß es Ihnen ebensoviel Vergnügen bereitet wie ihm. Drücken Sie ihn an Ihre Brust, wenn er Schutz und Zuwendung braucht. Wenn Ihre Brüste groß genug sind, probieren Sie es einmal mit einem »Verkehr zwischen den Brüsten«,

---

[1] Im Säuglingsalter kommen uns alle Brüste groß vor.

oder wie die Lateiner sagen, mit einem *coitus a mammalia*, den Geschlechtsakt, bei dem der Mann zwischen den Brüsten zum Samenerguß kommt. Dabei lehnt sich die Frau in der Regel nach hinten, während der Mann den Penis zwischen ihre Brüste legt und stößt, und die Partnerin den Druck kontrolliert, indem sie ihre Brüste aneinander drückt. Der Vulgärbegriff lautet »Tittenvögeln«, aber ich ziehe den eleganteren Ausdruck »Perlen-Halsband« vor.

Ein berühmter Busenfetischist

Zu den berühmtesten Busenfetischisten in den USA zählt der bekanntermaßen exzentrische und steinreiche Howard Hughes. Howard Hughes war ein Einzelkind und hing sehr an seiner in ihn vernarrten Mutter. Allene starb, als er sechzehn Jahre alt war. Er nutzte seinen weitreichenden Einfluß und sein Geld, Hunderte von vollbusigen Stars und Showgirls auf seiner leidenschaftlichen Suche nach der vollkommenen Brust zu verführen, gegen die er sein müdes, von Neurosen geplagtes Haupt lehnen konnte. Nachdem Hughes sich die Probeaufnahmen zu dem Film *Macao* angesehen hatte, in der Jane Russell, eine der vollbusigen Schönheiten in seinem »Harem«, die Hauptrolle spielte, schrieb er einen dreihundert Seiten umfassenden Bericht, der detailliert aufführte, welche Art von Büstenhalter die Darstellerin tragen sollte, damit ihr üppiger Busen vorteilhaft zur Geltung kam.[2]

---

[2] Irving Wallace u. a., *Rowohlts indiskrete Liste – Ehen, Verhältnisse, Amouren und Affären berühmter Männer und Frauen*, Reinbek bei Hamburg 1981, S. 369.

Die Macht des lustvollen Bemutterns

Lustvolles Bemuttern kann fast ebenso machtvoll sein wie reales Bemuttern. Es kann eine phantastische Therapie sein, besser als jede Woche eine teure Stunde lang – oder mehr – im Büro eines Psychiaters zu sitzen und über unseren Mutterkomplex zu sprechen. Wenn Ihr Partner als kleiner Junge von einer übermäßig aggressiven, beleidigenden oder ihre Pflichten vernachlässigenden Mutter – oder auch von einer »guten« Mutter –, die eben Fehler in der Erziehung gemacht hat wie wir alle, verletzt oder beschämt wurde, können Sie eine Menge tun, damit seine alten Wunden verheilen.

Männer sehnen sich in der Tat nach unterschiedlichen Arten des lustvollen Bemutterns. Doch fast alle Männer – und auch fast alle Frauen – müssen in den Arm genommen und ans Herz gedrückt werden. Manche bedauernswerten Männer fühlen sich allerdings – zunächst – unbehaglich bei allen Berührungen, die weder direkt sexuell oder aggressiv sind.

Sie können einen Mann lehren, Berührungen zu schätzen, wenn Sie Geduld aufbringen und das Gefühl haben, daß es sich für ihn lohnt!

Halten Sie Ihren Partner in den Armen, massieren Sie seine Schultern, streichen Sie ihm wie einem Kind über den Kopf, und sagen Sie ihm, wie sehr Sie ihn lieben. Oder flüstern Sie ihm ins Ohr, daß Sie ein wenig verwegene, freche Dinge mit seinem Körper tun wollen. Dadurch verbinden Sie lustvolles Bemuttern mit Erregung und Phantasie. Beruhigen Sie ihn, wenn er Kummer hat, lassen Sie ihn weinen, wenn er's braucht, trösten Sie ihn, wenn er einen Verlust erlitten hat, und feiern Sie ihn wie eine stolze, fürsorgliche Mutter, wenn er Erfolg hat. Eine gute Mutter, die Lust schenken kann, ähnelt einer Frau, die die Fähigkeiten einer tollen Trainerin, einer Freundin, einer Krankenschwester und einer sexy Sex-Therapeutin in einer Person vereint.

Keine Sorge: Solcherlei lustvolles Bemuttern wird ihn nicht in das sprichwörtliche »Riesenbaby« verwandeln, ganz im Gegenteil. Wenn Sie hin und wieder die Abhängigkeitsbedürfnisse des kleinen Jungen in ihm befriedigen, tragen Sie dazu bei, daß er ein gesünderer, glücklicher, erwachsener Mann wird.

Aber erdrücken Sie ihn nicht mit Ihrer Liebe!

Wenn man das Bemuttern übertreibt oder es für einen bestimmten Mann nicht das Richtige ist, dann wird es erstikkend. Er bekommt dann das Gefühl, daß man ihn überwältigt, überfüttert, zu Tode nörgelt, verschlingt, aufzehrt, ja kastriert. Männer lieben es, wenn man sich um sie kümmert. Aber sie wollen stark sein. Sie können es nicht ertragen, völlig hilflos zu sein (außer vielleicht hin und wieder im Rahmen eines Fesselspiels). Drängen Sie sich nicht ständig Ihrem Partner auf. Geben Sie sich ein wenig geheimnisvoll.

Jedem Mann macht es Vergnügen, frei zu sein.
Lassen Sie ihn in Frieden ...

Unabhängigkeit mit Nähe, Freiheit mit Beherrschung, Abhängigkeit mit Autonomie ins Gleichgewicht zu bringen, ist ein wichtiger Lustpunkt und der Schlüssel zu einer glücklichen, gesunden, langfristigen Liebesbeziehung.

Wann erdrücken Sie ihn vielleicht?

An welchem Punkt verwandelt sich für Ihren Partner das Bemuttern in emotionales Ersticken? Wann wird aus Schutz und Zuwendung Nörgelei? Es gibt Zeiten, da er reden möchte, und andere, da man ihn allein lassen muß. Es gibt Augenblicke, da er sich nach einer liebevollen Liebkosung sehnt, und andere, da er um den Block joggen oder mit dem Hund spielen muß. Studieren Sie die Verhaltensmuster Ihres Partners, finden Sie heraus, bei welchen Dingen er sich besonders wohl fühlt und unter welchen Umständen. Paradoxerweise kann man einen Mann aus der Reserve locken, wenn man ihn einfach in Ruhe läßt. Nach einer Weile werden Sie ihm fehlen, und er wird zu Ihnen zurückkommen, sofern Sie ihn wissen lassen, daß Sie ihn mit offenen Armen empfangen.

Experimentieren Sie mit Ihren mütterlichen Verhaltensweisen so wie vielleicht mit Rezepten – finden Sie heraus, was er mag und was ihm Magenschmerzen bereitet.

Merken Sie sich, welche bemutternden Gesten ihn irritieren oder beleidigen. Oft erinnern Sie ihn an etwas, was ihn an seiner lieben Mama verdrossen hat. Ist es ihm zuwider, wenn Sie ihn daran erinnern, er solle dieses oder jenes tun, also nörgeln? Wenn Sie wegen seiner Eß-, Trink- oder Rauchgewohnheiten viel Aufhebens machen? Wenn Sie seine Wahl in Fragen der Kleidung kritisieren? Wenn Sie sich an ihn kuscheln, während er sich auf etwas zu konzentrieren versucht? Wenn Sie ihn bitten, nichts Gefährliches zu tun? Wenn Sie zu viele Fragen stellen hinsichtlich bestimmter Dinge, über die er nicht reden möchte? Wenn Sie versuchen, die Verantwortung für sein Leben zu übernehmen (selbstverständlich ihm zuliebe)?

Handelt es sich um eine Verhaltensweise, die Sie leicht aufgeben können, beispielsweise, sich zu sorgen, ob seine Socken zusammenpassen, so lassen Sie es bleiben. Wenn Ihnen etwas sehr wichtig ist, etwa der Wunsch, sich über ernsthafte Themen zu verständigen und darüber zu sprechen, daß Sie mehr Zärtlichkeit brauchen, oder wenn Sie ihn davon abhalten wollen, die gemeinsamen Ersparnisse zu verspielen, müssen Sie mit ihm sprechen. Natürlich kann es sein, daß Sie den Kerl völlig aus Ihrem Leben streichen wollen. Bitte verschwenden Sie nicht ihr Leben mit dem Versuch, jemanden zu retten, der entschlossen ist, sich und alle Menschen in seiner Umgebung zu zerstören. Aber wenn Sie ihn in allen anderen Belangen für den vollkommenen »Herrn« halten, sollten Sie versuchen, mit ihm auszukommen. Sprechen Sie mit ihm über Ihre Bedürfnisse, fragen Sie ihn nach seinen. Hören Sie zu und versuchen Sie, ihn zu verstehen.

Fast immer ist lustvolles Bemuttern für eine gute Beziehung von ebenso großer Bedeutung wie sexuelle Liebe. Wenn der Stil Ihrer mütterlichen Zuwendung sich mit seinen Bedürfnissen schlecht vereinbaren läßt – und umgekehrt – werden Sie sich über kurz oder lang trennen oder einander unglücklich machen. Aber wenn Sie wirklich gut zusammenpassen, werden sie die reine Verzückung kennenlernen.

Empfohlene Literatur:

Goleman, Daniel: *Emotionale Intelligenz*, München 1996.

7
Du sollst seine Begierden und Phantasien entdecken

Männer erforschen liebend gern Ihre sexuellen Phantasien. Wenn Ihr Partner das nicht mit Ihnen tut, wird er sich jemanden anderen suchen (zumindest wird er es wollen). Finden Sie Wege, wie Sie seine Phantasien mit Ihren Vorstellungen zu einem gemeinsamen Liebesleben verbinden können, auch wenn es lediglich bedeutet, darüber zu sprechen.

Vielleicht stellen Sie fest, daß die Befriedigung seiner geheimsten Wünsche genauso leicht wie das Tragen von Strapsen und Strümpfen ist – oder vielleicht so leicht, als wenn Sie ihn Ihre Strapse und die Socken tragen lassen (das hängt vom Mann ab).

Spielen Sie nicht die Heilige. Tun Sie aber auch nichts, das Sie wirklich abstößt oder Ihnen weh tut. Lassen Sie ihn wissen, wo Ihre sexuellen Grenzen liegen, beispielsweise »Vaseline ist in Ordnung – Benzin ist nicht in Ordnung«. Doch versuchen Sie, offen für Dinge zu sein, die Ihnen nicht weh tun.

Wenn Sie gemeinsam Ihre Phantasien erforschen, drücken Sie einen kostbaren Lustpunkt in seinem Körper – an einer Stelle, die sich immer wieder nach Berührung sehnen wird.

Wo endet die Phantasie und wo beginnt die Wirklichkeit?

Phantasievorstellungen nehmen einen richtigen Teil im Bewußtsein des Menschen ein. Der englische Philosoph John Richter wies darauf hin: »Die Phantasie beherrscht zwei Drittel des Universums, die Vergangenheit und die Zukunft, wohingegen die Wirklichkeit auf die Gegenwart beschränkt ist.«[1] Die Erinnerung ist, während sie durch den Filter des Verstandes sickert, eine Art Phantasiewelt, durch die man in die Vergangenheit blickt. Unsere Sexualität erhält sich durch Phantasien über die Vergangenheit *und* die Zukunft.

Woher kommen unsere Phantasien?

Unsere Phantasien haben ihren Ursprung in der Wiege, manchmal sogar im Mutterleib. Hat man die Pubertät erreicht, werden sie erst richtig intensiv. Normalerweise entstammen sie den ersten sexuellen Vorstellungen, die man als erregend empfand – die Dessous der Mutter, der Vater, der uns schlug, nachdem man die Schwester nackt im Badezimmer überrascht hatte, der Bruder, der mit Ihnen rang und Sie zu Boden drückte. Deshalb haben Sie vielleicht Inzestphantasien. Aber keine Sorge – das macht Sie noch lange nicht zum Opfer oder Täter eines Inzests. Die meisten Menschen haben Inzestphantasien und setzen sie dennoch nie in die Realität um.

Möglicherweise entspringen bestimmte Sexualphantasien auch Erlebnissen während der Schulzeit oder Ihren liebsten Märchen, Filmen, Fernseh-Shows, der Popmusik. Ganz

---

[1] Zitiert in: *The New Dictionary of Thoughts*, zusammengestellt von Tryon Edwards, New York 1955, S. 192.

zu schweigen von den Malen, als Sie einen Blick in Vaters *Playboy* warfen oder sich die Dessous-Werbung in einer Tageszeitung ansahen ... Diese Bilder sind deshalb so machtvoll, weil sie sich uns einprägen, wenn wir noch sehr jung sind und stark auf visuelle Eindrücke reagieren. Sie werden gleichsam zu »Blaupausen« Ihrer Sexualität, die sich in Ihren Erinnerungen wiederholen und Ihre Phantasie beflügeln. Sie laden Ihre natürliche Sexualität mit Bedeutung und Erregung auf. So verwandeln sie sich in Phantasien.

Die Phantasien sind die
G-Punkte des menschlichen Geistes!

Wozu dienen Phantasien?

Sexualphantasien dienen vielfältigen Zwecken. Sie können relativ harmlose geistige Proben für sexuelle Handlungen sein, die man noch nicht erlebt hat. Sie können als sichere Ventile für dunkle, verbotene Begierden dienen, die Sie nicht ausleben können oder wollen. Sexualphantasien können auch ein wenig Luft aus dem Ballon des ehebrecherischen Begehrens ablassen, damit Ihre monogame Beziehung bestehen bleibt, ohne daß sie platzt. Eine Alternative zu den komplizierten Verhältnissen eines nichtmonogamen Lebens besteht darin, daß man ein aktives Phantasieleben mit so vielen Partnern weiterführt, wie man es sich vorstellen kann.

Max und ich betrachten Phantasien als wunderbare mentale Sexspielzeuge, interaktive Kopf-Filme. Während wir miteinander schlafen, verwandeln wir uns manchmal, weil wir ein gemeinsames sexuelles Abenteuer erleben wollen, wobei wir Phantasiedrehbücher verwenden, um auf diese Weise mehr Romantik in die monogame Wirklichkeit zu bringen. Natürlich haben wir Lieblingsphantasien, außerdem bekommen wir immer neue Ideen von meinen Anrufern, Zuhörern und Sextherapieklienten. Dabei fällt mir ein:

So viele von Ihnen haben mir gedankt, weil ich die Qualität Ihres Sexlebens gesteigert habe ... Max und möchten Ihnen an dieser Stelle danken, daß Sie unseres verbessert haben.

In der Tat können wir mit Hilfe unserer Phantasien zwei Arten von Sex auf einmal haben. In der Realität hat man vielleicht »regulären« Sex, während man sich gleichzeitig eine viel wildere Phantasie, vielleicht die Szene aus einer Orgie, ins Ohr flüstert. Die Vorstellung, an einer Orgie teilzunehmen, kann sehr aufregend sein, obwohl Sie in Wirklichkeit entsetzt wären, wenn Ihr Partner mit anderen Personen Sex haben würde! Das Einander-Mitteilen von Phantasien erlaubt, jeden vorstellbaren, erotischen Genuß zu erleben, ohne daß Sie Ihre Gesundheit, Sicherheit oder Ihre monogame Beziehung aufs Spiel setzen. Es zählt zu den Dingen, die helfen, die Liebe lebendig zu halten, sofern unsere Vorstellungskraft nicht erlischt.

Das Einander-Mitteilen von Phantasien kann reiner, nicht analysierter Spaß sein, doch kann es auch eine ernstzunehmende seelische Erkundung bedeuten, die der Deutung von Träumen ähnelt. Mit Hilfe Ihrer Phantasien können Sie auch etwas über sich und die tiefen Quellen Ihrer erotischen Natur erfahren. Sie können mit mit ihnen »arbeiten«, sie im Rollenspiel erproben und darüber sprechen, damit Sie beide sich weiterentwickeln und verändern.

Manchmal soll man etwas nicht teilen!

Über manche Phantasien sollte man nicht sprechen, da sie Ihren Partner kränken oder den Wunsch in ihm wecken könnten, Sie zu verletzen. Wenn Sie sich beispielsweise ausmalen, mit einem ehemaligen Geliebten zu schlafen, und Ihr derzeitiger Freund gehört zu der eifersüchtigen Sorte, sollten Sie ihn *nicht* in diese Phantasien einweihen. Sie müssen überhaupt nicht alles beichten. Je mehr Sie erzählen, desto mehr haben Sie jedoch, mit dem Sie spielen können, und desto näher werden Sie einander kommen.

Wie man gemeinsam phantasiert!

Wenn Sie Ihrem Liebsten noch nie eine Phantasie mitgeteilt haben, und Sie möchten es ausprobieren, fangen Sie an, indem Sie von einer Erinnerung, einem aufregenden sexuellen Erlebnis berichten, das Sie tatsächlich gemeinsam hatten. Schwelgen Sie in Erinnerungen, während Sie im Bett liegen, und schmücken Sie sie aus, indem Sie sich etwas vorstellen, das die damalige Erfahrung noch erregender gemacht hätte.

Seien Sie poetisch, seien Sie freimütig, seien Sie romantisch, seien Sie wüst, seien Sie ehrlich, seien Sie alles, was Sie beide »antörnt«!

Man kann einander stimulieren und von seinen Phantasien erzählen, indem man gemeinsam Erotika liest, sich erotische Kassetten anhört oder sich ein erotisches Video ansieht.

Sagen Sie Ihrem Partner nicht: »Unser Sexleben braucht ein bißchen mehr Würze.« Er wird sich sofort unzulänglich fühlen. Sprechen Sie einfach von etwas erotisch Aufreizendem, erzählen Sie zum Beispiel eine Geschichte, die Sie gehört oder gelesen haben, berichten Sie von einer Erinnerung oder einer Phantasie, an der er Ihres Erachtens Gefallen findet, während Sie ihn streicheln oder küssen. Anschließend bringen Sie ihn dazu, das Ganze auszuschmücken, oder fragen ihn, woran er gern denkt, wenn er mit Ihnen schläft oder masturbiert. Oder Sie zeigen ihm einfach dieses Gebot und sagen: »Und ...?«

Wenn er sich Ihnen öffnet und eine besondere, private Phantasie erzählt, die Sie schockiert oder die Sie nicht ganz verstehen, machen Sie sich nicht über ihn lustig. Werden Sie auch nicht wütend. Wenn Sie bezweifeln, daß Sie mit dem, was er zur Sprache bringt, umgehen können, sollten Sie lieber nicht fragen. Wenn er Ihnen jedoch etwas erzählt, das Sie erregt, lassen Sie alle Hemmungen fallen ...

Erotisches Rollenspiel

Manchmal müssen die Partner einander »fremd« werden, um sich gegenseitig wieder näher kommen zu können. Manchmal bringt das Spielen von Rollen, die »eigentlich« gar nicht zu Ihnen passen, sie beide wieder einander näher.

Im erotischen Rollenspiel können Sie jede Person sein, die Sie sein wollen. Sie können eine Prostituierte sein, eine Jungfrau, eine Prinzessin, eine Klassefrau, eine Göttin, eine Schlampe, eine Krankenschwester, ein Mann, ein kleines Mädchen, eine Tigerin, ein fremdes Wesen aus dem All, eine Bonobo-Schimpansin – alles. Ziehen Sie sich entsprechend an, wenn Sie es möchten, und verwenden Sie Requisiten. Schreiben Sie ein sexuelles Psychodrama. Vielleicht möchten Sie einige der sexuellen Rollenspiele filmen und so Ihre persönlichen Video-Erotika zusammenstellen (toll anzuschauen bei anderen, weniger kreativen Gelegenheiten).

Oder reden Sie einfach, und tasten Sie sich durch eine

Phantasie. Sie können einen machtvollen Zauber mit nichts anderem als dem Klang Ihrer sinnlichen Stimme bewirken. Flüstern Sie sich gegenseitig erotische Bilder ins Ohr, wenn Sie miteinander schlafen. Wenn Sie beide nicht zusammen sind, können Sie die Bilder auch perTelefonsex übermitteln. Die Einschränkung, die dasTelefonieren mit sich bringt, kann Sie sogar dazu ermutigen, Gefühle und Phantasien auszusprechen, die Sie vielleicht aufgrund Ihrer Scheu nicht preisgeben mögen. Sie können auch Phantasiebriefe schreiben und ihm in die Aktentasche legen, damit er sie dort findet. Sprechen Sie erotische Nachrichten auf seinen Anrufbeantworter. Oder übermitteln Sie ihre Phantasien per E-mail.

Sexuelle Phantasien bieten Erwachsenen eine Chance zum Spielen. Kinder bedienen sich ständig ihrer Phantasie, wenn sie spielen. Man kann Phantasie-Rollenspiele auch mitten im erotischen »Sandkasten« – dem Schlafzimmer – veranstalten. Wenn Sie ein Spiel daraus machen und Ihre Phantasien austauschen möchten, können Sie diejenigen niederschreiben, auf die Sie neugierig sind, die Sie aber aufgrund einer gewissen Furcht nicht aussprechen möchten. Legen Sie die Notizblätter in einen Hut. Ziehen Sie eines heraus, und sprechen Sie darüber. Wenn Sie sich mutig fühlen, inszenieren Sie die Phantasie in einem Rollenspiel, oder »improvisieren Sie darauf«, wie man in Musikerkreisen sagt. Fehlt Ihnen der Mut, sprechen Sie einfach darüber. Oder suchen Sie sich eine andere heraus. Probieren Sie es mit einem Phantasiespiel, bei dem Sie in ein früheres Leben zurückkehren. Versetzen Sie sich in eine Art leichte Trance, die Sie in ein »früheres Leben« zurückversetzt. Schildern Sie, was Sie tragen, wer Sie sind, wo Sie leben – im England zur Zeit der Renaissance? Im alten Ägypten? In den wilden Zwanzigern? Den fünfziger Jahren zur Zeit des Kalten Krieges? In den sechziger Jahren der »Freien Liebe«? Verknüpfen Sie eine sexuelle Phantasie mit dieser Figur und geschichtlichen Epoche. Legen Sie Musik auf, die zu Ihrer Stimmung paßt. Sprechen Sie mit einem Akzent. Werden Sie wild. Haben Sie Spaß.

Nicht alle großartigen Phantasien verwandeln sich in eine wunderschöne Wirklichkeit!

Hüten Sie sich davor, bestimmte Phantasien im wirklichen Leben auszuleben – vor allem, wenn andere Menschen davon betroffen sind.

Vieles ist in der Vorstellung schöner als in der Realität. Es mag ja lustig sein, sich vorzustellen, wie man im Urwald miteinander schläft, aber dazu gehören eben auch Moskitobisse und die Gefahr, an Malaria zu erkranken.

In der Phantasie ist alles perfekt. In der Wirklichkeit werden Insekten, Krankheiten, eifersüchtige Ehemänner und hysterische Ehefrauen ausgebrütet.

Doch wenn Sie Ihre Phantasie wirklich ausleben wollen, dann genießen Sie sie! Nichts läge mir ferner, mich Ihrem orgiastischen Abenteuer in den Weg zu stellen. Praktizieren Sie aber Safe Sex, behalten Sie einen klaren Kopf, und versuchen Sie, niemandem weh zu tun – auch nicht sich selbst.

Wie peinlich!

Und wenn Ihnen nun etwas zwar nicht weh tut, Ihnen aber einfach peinlich ist? Das ist ein bekanntes Problem, weil das Gefühl der Peinlichkeit die Lust abtöten und jede Leidenschaft ruinieren kann, oder aber die Erregung noch erhöht. Es könnte auch etwas sein, das Sie »durcharbeiten« müssen, damit Sie das Wesen Ihrer Erotik weiterentwickeln können. Sprechen Sie mit Ihrem Partner über Ihre Gefühle. Versuchen Sie es zumindest. Das Eingeständnis, daß Ihnen etwas peinlich ist, verringert manchmal die Befangenheit; unter idealen Umständen können Sie Ihre Verlegenheit sogar als erotische Stimulanz verwenden. Wenn Ihre Befangenheit beziehungsweise Ihr Unbehagen wirklich tief reicht, dürfen Sie sich selbstverständlich keinen traumatischen Erfahrungen aussetzen. Entspannen Sie sich, holen Sie tief Luft, sagen Sie Ihrem Partner, wie Ihnen im Augenblick zumute ist, und beschreiten Sie einen anderen, weniger gefahrvollen Weg zur sexuellen Erfüllung.

Fast jeder Mann hat Phantasien ...[2]

Die vollkommene Frau

Seit seinem frühen Jugendalter träumt fast jeder Mann von Sex mit einer leidenschaftlichen, schönen, aufregenden Frau, die ihm alle Wünsche erfüllt, selbst wenn es bedeutet, daß sie ihn beherrscht. Vielleicht entspricht sie dem Typus des bildschönen Models, des vulgären Flittchens, der unschuldigen Jungfrau, der erfahrenen älteren Frau, der androgynen Verführerin, dem Mädchen von nebenan oder der starken Domina. Wie sich der Typus ändert, so ändert sich auch der Mann.

Sie ist, schlicht und einfach, alles, was er sich vorstellt, und sie tut alles, was er will.

---

[2] Weitere Phantasien finden sich unter dem Gebot Nr. 10 (für den Mann): Du sollst herausfinden, aus welchem Stoff ihre Phantasien sind. (S. 171-198)

Als solche ist sie »vollkommen«. Sie stellt jedoch keine direkte Bedrohung für Sie dar, denn es gibt sie ja nicht – außer, in gewisser Hinsicht, als erotische Anima in seiner Vorstellung. Aber ignorieren Sie sie nicht – das kann gefährlich sein! Lernen Sie sie kennen, wenn Sie Ihrem Partner Lust schenken wollen. Erkunden Sie sie. Schlüpfen Sie in ihre Rolle. Fordern Sie sie heraus. Stellen Sie sie bloß. Was immer Sie tun – »setzen Sie sich« mit ihr auf irgendeine Weise »auseinander«. Wenn Sie es unterlassen, wird er nach einer Frau suchen (so, wie der sprichwörtliche Ritter auf seiner Suche nach dem Heiligen Gral), die es tut.

Zwei Frauen

Verdoppeln Sie Ihre Lust, verdoppeln Sie Ihr Vergnügen,
Sex mit zwei Frauen ist besser, als sich
mit einer zu begnügen!

Nun ja, zumindest zählt diese Vorstellung zu den verbreitetesten Wunschträumen des Mannes. Falls Sie bisexuelle Phantasien haben, können Sie sich riesig amüsieren, wenn Sie damit spielen: Sie können so tun, als ob Sie beide es mit einer anderen Frau oder zwei anderen Frauen oder einer kompletten Cheerleader-Tanzgruppe tun – ja, warum soll man seiner Phantasie nicht einmal richtig freien Lauf lassen?

Ob Sie den Weg von der Wunschphantasie in die Wirklichkeit einschlagen und eine andere Frau in Ihr Bett einladen sollen, ist eine wichtige Frage. Normalerweise lautet die Antwort: Bleiben Sie im Reich der Phantasie. Aber wenn Sie und Ihr Partner gern auf sexuelle Abenteuerfahrt gehen, einander vollkommen vertrauen, wissen, wie man gefahrlos vorgeht, und Sie sich ausreichend darüber unterhalten haben, so daß Sie *beide* sich wohl fühlen, sollten Sie loslegen und diese klassische männliche Phantasie ausprobieren.

Dominanz

Die meisten Männer träumen davon, bei einer Frau alles zu dürfen, das heißt, sie zu dominieren. Macht ist ein starkes Aphrodisiakum! Da viele Männer in unserer Gesellschaft in einer Umgebung aufwachsen, die vom Sport und vom Konkurrenzdenken dominiert wird, verbinden sie Vergnügen, ja, erotische Lust, mit dem Besiegen und Beherrschen ihres »Gegners«. Das mag eine Verzerrung der Liebe und des gegenseitigen Vertrauens sein, aber *bei Phantasien gehört die Verzerrung normalerweise dazu.* Viele Männer mögen es, beim Sex zu »gewinnen«, zu beherrschen, obenauf zu sein, »Treffer zu landen«, sozusagen das Argument ihres Phallus mit aller Kraft durchzusetzen. Das ist eine traditionelle männliche Phantasie, die einen Großteil der landläufigen Pornographie beeinflußt.

Männer, die immer wieder gern sexuell dominieren wollen, haben im Leben oft nur begrenzte Erfolge, die hinter ihren Erwartungen zurückbleiben. Also entladen sie ihre Enttäuschung darüber, ihr Leben nicht unter Kontrolle zu haben, indem sie eine distanzierte, ausgesprochen theatralische Herrschaft über ihren Sexualpartner ausüben. Wenn Sie gern den unterlegenen Part einnehmen und Ihr Partner gern dominiert, sind Sie zum Spielen bereit.

Gary, einer meiner Sextherapieklienten, hat Dominanzphantasien, die er mit seiner Frau, Leah, oft auslebt. Er paßt in das »Profil« des dominanten Mannes: Er ist hochintelligent, hat einen Universitätsabschluß und arbeitet im Autohandel. Gary wurde von seinem Vater bis zum vierzehnten Lebensjahr regelmäßig geschlagen. Er verabreichte ihm mit einem Paddel harte Schläge aufs nackte Gesäß, die Gary vor Schmerz und Demütigung aufschreien ließen. Ferner sah Gary, wie seine ältere Schwester auf die gleiche Weise mißhandelt wurde, so daß er zwischen dem Schrecken über ihre Schmerzen, der Erregung wegen ihrer aufblühenden Sexualität sowie der Erleichterung hin- und hergerissen wurde, daß *sie,* nicht er bestraft wurde.

Eine solche Erziehung konnte einen Mann leicht dazu verleiten, gegen seine Kinder oder seine Frau gewalttätig zu werden, sie zu schlagen und zu mißhandeln. Aber Gary ist es gelungen, ein friedfertiges Leben zu führen. Als Jugendlicher geriet er zwar in einige Raufereien, doch als erwachsener Ehemann und Vater hat er gelernt, sich zu beherrschen. Die (inzwischen minimalen) gewalttätigen Impulse hat er in sichere Bahnen gelenkt und spielt gefahrlose, aber aufregende Dominanz-Szenen mit seiner Ehefrau Leah, die den Kitzel der Unterwerfung genießt. Gemeinsam leben sie ihre dunklen Erinnerungen und Phantasien aus. Manchmal verkleidet sich Leah als Schulmädchen, und Gary legt sie übers Knie und schlägt sie, bevor sie miteinander schlafen. Oder sie zieht sich ein Sklavinnen-Outfit an, und er fesselt sie und schlägt ihr mit weichen Lederpeitschen auf den Po. Das tut zwar nicht wirklich weh, erzeugt dafür aber laute, knallende Geräusche. Manchmal »zwingt« er sie, seinen »Schwanz zu verehren«.

Gary hat immer noch viele ungelöste Konflikte, die aus seiner Erziehung herrühren, als er körperlich mißhandelt wurde. Dennoch hat er sich fest vorgenommen, gegen niemanden gewalttätig zu werden, insbesondere nicht gegenüber seinen drei kleinen Kindern. Seine Dominanzphantasien mit Leah im Rollenspiel auszuleben, hilft ihm, seine Gefühle auf kontrollierte Weise auszudrücken. Da Leah mit Schlägen erzogen wurde und sogar in eine Schule ging, in der es noch die Prügelstrafe gab, kann sie ihre sadomasochistischen Phantasien durchleben, wenn sie mit Gary Rollenspiele inszeniert.

Wenn Ihr Partner Dominanzphantasien hegt, leben Sie sie nur in dem Bereich aus, in dem Sie sich wohl fühlen. Nochmals gesagt: Tun Sie nichts, was Ihnen wirklich weh tut. Lassen Sie sich von niemandem »beherrschen«, bei dem Sie nicht ganz sicher sind, ob er alle Tassen im Schrank hat und ob er

Ihnen aufrichtig zugetan ist. Sexuell dominant zu sein, ist eine Sache; dominant zu sein und einen anderen Menschen zu mißhandeln, eine ganz andere. Die rote Flagge, die Sie warnen sollte, sich nicht völlig hinzugeben, nicht zu vertrauen, sondern sich der Situation so schnell wie möglich zu entziehen, ist jede Art des körperlichen oder verbalen Mißbrauchs – es sei denn, Sie wollen wirklich das elende Opfer sein. Manche Menschen wollen das ja tatsächlich, aber ich möchte Sie dazu nicht ermuntern. Das entscheidende Gefühl, das sich im Zusammensein mit einem Partner, der Sie mißbraucht, einstellt, ist *Angst.* Keine eingebildete Angst, sondern reale Furcht. Im Grunde setzen böse Menschen, so wie schlechte Regierungen, ihren Willen mittels Furcht und Einschüchterung durch. Gute Menschen, selbst wenn sie dominant sind, müssen ihrem Partner keine echte Angst einjagen, damit er sich ihnen unterwirft. Sie handeln die Machtfrage mit Liebe aus.

Unterwerfung

Die andere Seite der Dominanz ist die Unterwerfung beziehungsweise Submission. Viele Männer haben die Phantasie, ein Sexobjekt zu sein – sie möchten verführt, geschlagen, »mit Gewalt genommen«, ja, vergewaltigt oder dazu »gezwungen« werden, diverse sexuelle Handlungen zu vollführen. Manchen Frauen mag das albern vorkommen in Anbetracht der Tatsache, daß sich viele Frauen dagegen sträuben, als Sexobjekt betrachtet zu werden. Aber viele Männer sehnen sich danach – natürlich innerhalb bestimmter Grenzen.

Vielen Frauen machen die Unterwerfungsphantasien Ihres Partners Angst. Weil er sich nach totaler Hingabe sehnt, ist er vielleicht kein richtiger Mann, fürchten sie. Sie halten ihn für eine Art Waschlappen oder »Freak«, wenn er sich so etwas wünscht. Tatsächlich aber sehnen sich viele einflußreiche, mit

Macht ausgestattete Männer danach, sich sexuell zu unterwerfen. Viele meiner Sextherapieklienten, die Unterwerfungsphantasien haben, sind erfolgreiche Geschäftsleute, die ermattet sind von ihrer Verantwortung und ihren beruflichen Belastungen. Sie sehnen sich danach, daß man sie zum Kind, zum Objekt macht; sie wollen ausgenutzt werden, für eine kurze Zeit im Ablauf ihres Tages oder ihrer Woche die Kontrolle aufgeben, Ferien machen von der Verantwortung und eine Zeitreise in die Kindheit antreten, die von einer anderen Person, zumeist einer Frau, beherrscht wird, die das Sagen hat.

Viele Menschen, die sich unterwerfen, wollen eigentlich nur jemanden, der sexy ist und sie zu Dingen drängt, die sie sich aufgrund ihrer Angst nicht zu tun trauen. Manche finden, daß ein wenig eingebildete Furcht die sexuelle Erregung erhöht. Viele submissive Männer sehnen sich danach, sich einer aufregenden Frau hinzugeben, die weiß, was sie will und keine Angst hat, es von ihnen zu fordern. Andere mögen die anale Penetration, die ultimative körperliche Hingabe. Noch andere reagieren auf phantasierte Demütigungen, wobei man sie beschimpft oder sie »zwingt«, beschämende Dinge zu tun. Manchen gefällt es, daß man ihnen den Hintern versohlt, mitunter, jedoch nicht immer, weil man sie in der Kindheit geschlagen hat.

Möglicherweise stellt er sich vor, Sie seien seine Amazonen-Lederqueen und er Ihr Sexsklave. Oder Sie sind die Lehrerin, er ist der Schüler, und Sie erteilen ihm eine Lektion in der Liebe. Oder Sie sind Krankenschwester und untersuchen ihn auf erotische Weise. Vielleicht sind Sie auch eine Mutterfigur, die mit ihrem kleinen Jungen ungehörige, ungezogene Sachen macht. Oder Sie sind einfach ein Biest und er ist ein Trottel. Weitere Informationen darüber, warum *Sie* es möglicherweise genießen, *ihn* zu dominieren, finden sich unter Gebot Nr. 10 (für den Mann): Du sollst herausfinden, aus welchem Stoff ihre Träume sind (Seite 171-198).

Die Männer-Fesselung

Warum genießt es ein Mann, gefesselt zu werden? Ein (zumeist unbewußter) Grund liegt darin, daß er sich dadurch entspannen kann, und keine Schuldgefühle haben muß, weil er Spaß am Sex hat. Denn was kann er dagegen tun? Er ist ja gefesselt! Manche Männer haben das Gefühl, daß so ihre Versagensangst verschwindet. Wer sich nicht bewegen kann, der »kann nicht«, wovor soll man also Angst haben? Manche Männer lieben es, sich gegen die Fesseln zu sträuben, weil es ihnen einen kräftigen Adrenalinstoß versetzt. Männer, die viel stärker sind als ihre Partnerin, mögen dennoch das leidenschaftliche Messen der körperlichen Kräfte; zum Beispiel lassen sie sich gern festbinden, so daß sie den Kitzel empfinden, sexuell überwältigt zu werden.

WARNUNG: Jede Fesselung kann – wie Bergsteigen, Drachenfliegen und Autofahren – gefährlich sein, wenn man's nicht richtig macht. Lassen Sie sich Zeit. Wenn Sie – oder Ihr Partner – so etwas noch nie getan haben, fangen Sie einfach an. Ziehen Sie nichts allzu fest zu. Binden Sie ihm nichts um den Hals, und lassen Sie niemanden länger als ein paar Minuten allein gebunden daliegen.

Exhibitionismus und Voyeurismus

Viele Männer genießen den Kitzel des Zuschauens, einige haben auch Spaß daran, beobachtet zu werden. Bitte setzen Sie Exhibitionismus nicht mit dem Entkleiden in der Öffentlichkeit gleich. Wenn ich diesen Begriff benutze, beziehe ich mich damit nur auf das Sich-zur-Schau-Stellen für Menschen, die zusehen *möchten*.

Das Stereotyp lautet: Frauen zeigen sich, Männer schauen zu. Aber auch Frauen können Spaß an erotischer Unterhaltung haben, und Männer können sich toll amüsieren, wenn sie sich vor Frauen ausziehen. Wenn Sie glauben, Ihr Partner hegt vielleicht eine geheime exhibitionistische Phantasie und ist nur zu schüchtern, offen darüber zu sprechen, ergreifen Sie die Initiative. Kaufen Sie ihm sexy Unterwäsche, und sagen Sie: »Schatz, zieh das mal an ... Oooh – das ist sexy ... Nun zieh die Sachen aus ... langsam ...«

Sebastian, einer meiner Therapieklienten, hatte in den vergangenen Jahren eine wiederkehrende Phantasie: Er steht in der Mitte einer Gruppe von ungefähr einem Dutzend schöner, in Dessous gekleideter Frauen, die auf groben Kissen liegen und Wein trinken, Austern essen, mit Vibratoren und Dildos spielend einander küssen und ablecken und zusehen, wie er für sie tanzt. Er ist völlig nackt – bis auf ein Lederband um den Hals und ein zweites um sein erigiertes Glied. Die Frauen befehlen ihm, mit den Hüften zu wackeln, sich zu bücken, wie ein Hund zu bellen und zu masturbieren, bis sie alle auf einmal kommen, während die Vibratoren schnurren und Sperma in alle Richtungen spritzt.

Als er mich aufsuchte, konnte er sich nicht vorstellen, was man gegen diese Phantasie unternehmen könne – außer, daß er ihr insgeheim zwanghaft nachhing. Schließlich war er – und ist es immer noch – ein hochangesehener Manager bei einem Fernsehsender und lebte konservativer als ein Pfarrer. (Das bedeutete, daß ich ihm nicht den Vorschlag machen konnte, seine Frustrationen abzubauen, indem er mal als Stripper auftrat.) Statt dessen schlug ich ihm vor zu versuchen, seine Ehefrau, mit der er seit elf Jahren verheiratet war und mit der ein »ganz gutes«, aber »ödes« Sexleben hatte und mit der er sich »toll« verstand, an dieser Phantasie teilhaben zu lassen.

Das erfordert einige Beratung. Zuerst legten wir fest, daß das wichtigste Element der Phantasie nicht die Anzahl der Frauen war, sondern die Tatsache, daß sie ihm beim Tanzen und Masturbieren zuschauten und sahen, wie er sich, allgemein gesprochen unmöglich aufführte. Also verringerten wir die Zahl von einem Dutzend Frauen auf eine Frau: seine Ehefrau. Ich schlug ihm vor, die Szene sorgfältig zu planen (Kissen, Wein, Austern, Sexspielzeuge, mit denen sie spielen konnte), sich zwei Lederhalsbänder zu besorgen und »an die Arbeit zu gehen«. Zunächst sagte er, ich »kenne seine Frau ja nicht«, aber er war doch so fasziniert, daß er mehrere Wochen mit mir darüber sprach. Gemeinsam gingen wir jede Phantasieszene im einzelnen durch, wobei wir kleine verbale Generalproben aufführten, damit er den Mut fand, das Ganze auch wirklich bis zum Ende durchzuführen. Er blieb bei seiner Meinung, seine Frau würde nicht mitspielen. Vielmehr würde sie ihn für vollkommen verrückt erklären, sich die Kinder schnappen und ihn verlassen – und er würde mit nichts weiter als zwei Lederhalsbändern um den großen und den kleinen Kopf dastehen ...

Nachdem Sebastian ungefähr ein Jahr lang versucht hatte, seine Phantasie zu vergessen, was er aber – wie er merkte – nicht konnte, überlegte er, zwölf Prostituierte zu mieten. Aber er kam zu der Erkenntnis, daß er das nicht wollte. Dann beschloß er sich, die Exkommunikation aus der Ehe zu riskieren und sich seiner Frau anzuvertrauen. Das hatte ich ihm vorgeschlagen. Können Sie sich vorstellen, wie sie reagierte? Sie machte nicht nur mit, sondern ging noch weiter, als er es sich erträumt hatte: Sie befestigte eine Leine an den beiden Lederkrausen und führte ihn im Schlafzimmer herum! Nun ist ihr ganzes Sexleben aufgeblüht – aber nein, die haben nicht elf weitere Frauen zu sich nach Hause geholt. Tatsächlich machen sie die Phantasie gar nicht sehr oft wahr, sondern flüstern sie sich nur ins Ohr, wenn sie miteinander schlafen – und das ist längst nicht mehr so »öde«!

Was für eine Phantasie könnte Ihr Partner tief in seiner Seele hegen, von der er fürchtet, sie könne Ihnen nicht gefallen?

Vielleicht sollten Sie ihn fragen. Möglicherweise gefällt Ihnen die Phantasie, so daß ihr Liebesleben auf diese Weise den dringend notwendigen Auftrieb erhält.

Bisexualität

Und wenn Ihr Partner sich nun in der Phantasie ausmalt, er habe Sex mit anderen Männern? Das ist nichts Besonderes. Es ist zwar ein großes Geheimnis, insbesondere unter heterosexuellen Männer, aber es stimmt:

Viele Männer stellen sich Männer vor, insbesondere deren Schwänze, vor allem große Schwänze.

Vergessen Sie nicht: Nicht die Frauen, sondern die Männer leiden unter Penisneid. Sogar – vielleicht vor allem – nach außen hin schwulenfeindliche Männer haben homosexuelle Phantasien. Das bedeutet nicht zwangsläufig, daß diese Männer »wirklich schwul« sind. Masters und Johnson berichten, daß sich Heterosexuelle oft Begegnungen mit Homosexuellen ausmalen, und umgekehrt.[3] Ihre Untersuchungen und die anderer Forscher haben gezeigt, daß in diesen Phantasien häufiger Neugierde zum Ausdruck kam als das Verlangen, der geliebte Mensch möge ein anderes Geschlecht haben. Norman Mailer ging sogar so weit zu sagen: »Es gibt wohl keinen empfindsamen Heterosexuellen, der sich in Gedanken nicht mit seiner latenten Homosexualität beschäftigt.«[4] Ich würde hinzufügen: »zu einen bestimmten Zeitpunkt im Leben«, da derartige Vorstellungen nicht unbedingt von Dauer sind.

---

[3] William Masters und Virginia Johnson, *Die sexuelle Reaktion,* Reinbek b. Hamburg 1970.

[4] Norman Mailer, *Reklame für mich selber.* Berlin 1986.

Oft spiegelt die Phantasie, Sex mit einem Angehörigen des gleichen Geschlechts zu haben, auch den Wunsch wider, etwas Verbotenes zu tun. Randy, einer meiner Klienten, machte mit Beth, seiner Verlobten, von der er zwar behauptete, er liebe sie, die er aber aus lauter Angst nicht heiraten wollte, eine schwere Zeit durch. In den Monaten vor der Hochzeit stellte er sich heißen, tabuisierten Sex mit abnorm prächtig ausgestatteten Männern vor – ohne Verpflichtungen, ohne Fragen, ohne Liebe. Er wünschte sich keine Beziehung zu andern Männern, sondern eine Verbindung mit Beth. Dennoch mußte er immer wieder an Männer mit großen Schwänzen denken. Er mußte seine geheime Phantasie mit jemandem teilen, weil sie dadurch etwas weniger tabu sein und sich abschwächen würde. Nachdem er mir davon erzählt hatte, leitete ich ihn an, Beth einzuweihen. Inzwischen schnallt er sich einen großen Dildo um, und beide sind glücklich und zufrieden.

Hat Ihr Partner homosexuelle Phantasien, so repräsentieren sie möglicherweise den Wunsch, mit sich selbst zu schlafen und die eigene Männlichkeit zu erforschen und zu feiern. In gewisser Weise unternimmt er dadurch den Versuch, sich mit seiner Männlichkeit zu »verbinden«. Manchmal drücken gleichgeschlechtliche Phantasien bei Männern auch die Sehnsucht aus, sich mit dem Vater zu verbinden, der ihnen vielleicht sehr fern stand. Wenn er sich ständig ausmalt, mit anderen Männern zusammen zu sein, *könnte* das aber auch bedeuten, daß er eher homosexuell als heterosexuell veranlagt und seine Beziehung zu Ihnen Teil seines Bemühens ist, seine wahren Gefühle zu leugnen.

Möglicherweise drückt Ihr Partner seine homoerotischen Begierden durch die Vorstellung aus, daß Sie Sex mit anderen Mann haben. Vielleicht malt er sich aus, Sie mit vielen Männern zu teilen – eine auf Konsens beruhende Massenorgie. Das kann ein tolles Erlebnis sein, wenn Sie sich gern vorstellen, mit anderen Männern zusammenzusein.

Hüten Sie sich aber davor, diese Phantasie wahrzumachen. Normalerweise spielt man sie am besten auf der Bühne des »Kopf-Theaters«.

Gleichgeschlechtliche Phantasien können auf einen heterosexuellen Geliebten bedrohlich wirken. Denken Sie immer daran: Unsere Gesellschaft neigt zwar dazu, etwas als schwarz oder weiß, gut oder böse, männlich oder weiblich, liberal oder konservativ, heterosexuell oder homosexuell darzustellen, doch die sexuelle Vorstellungskraft des Menschen ist eindeutig *bisexuell.*

Fetische

Fetische stellen eine Verbindung zwischen Teilen des Körpers (Füße, Brüste, Haar usw.) oder Gegenständen (Schuhe, Leder, Unterwäsche usw.) und dem sexuellem Verlangen her. Oft werden alle möglichen Phantasien auf den Fetischgegenstand projiziert. Menschen mit fetischistischen Neigungen können ein »normales« Liebesleben haben: Nehmen Sie also den Fetisch einfach in Ihr Sexualleben auf. Wenn Ihr Partner ein Fußfetischist ist, können Sie von Glück reden. Machen Sie ihn mit der Akkupressurmassage bekannt, und Sie werden zahllose Zehen-Orgasmen haben!

Transvestismus

Liebe Leserin, wenn Sie ein spitzenbesetztes Höschen und Seidenstrümpfe finden sollten, die in einem verborgenen Fach der Aktentasche Ihres Ehemannes verstaut sind, ziehen Sie keine voreiligen Schlüsse. Die Kleidungsstücke müssen nicht einer anderen Frau gehören – vielleicht gehören sie ihm!

Transvestismus ist nichts Neues. Von den Dramen im alten Griechenland über die »Bloomer Girls« in den Zeiten Königin Victorias bis zu den modernen »Tunten« – seit Männer und Frauen anfingen, unterschiedliche Kleidung zu tragen, fanden sie Ausreden, die Kleidung des anderen Geschlechts tragen zu dürfen. Derzeit haben Frauen – anders als Männer –, die »männliche« Kleidung tragen, wenig Schwierigkeiten in der Gesellschaft. »Männliche« Frauen werden akzeptiert. »Weibische« Männer nicht. Das scheint nicht fair zu sein, aber so lauten eben die Urteile der sexuellen Mode.

Wie nimmt der männliche Transvestismus seinen Anfang? Jeder Mann, der sich wie das andere Geschlecht kleidet, hat ein andere Lebensgeschichte, aber bei den meisten beginnt ihre lebenslange Liebesaffäre mit weiblicher Kleidung ungefähr in der Zeit der frühen Pubertät. Erste fetischistische Neigungen drehen sich oft um die betörenden, verbotenen Höschen der Mutter. Viele Jungen im Teenageralter verspüren sexuelle Erregung, wenn sie die Unterwäsche ihrer Mutter oder einer Schwester berühren oder riechen; diese Wäschestücke hängen meist verführerisch auf einem Handtuchhalter oder liegen in einem Wäschekorb. Bei Transvestiten geht dieses gar nicht ungewöhnliche Interesse einen Schritt weiter, da sie diese Kleidungsstücke tatsächlich anziehen.

Warum tun sie das? Sie empfinden es als erregend, entspannend (sogar beruhigend), mystische gefährlich, respektlos, erotisch und so fort – und mehr. Manche wollen einfach eine Frau sein. Manche sind schwul, aber die *meisten sind heterosexuell.* Viele äußern, tief im Inneren das Gefühl zu haben, lesbisch zu sein. Einer meiner Klienten, ein Feuerwehrmann, dem es schwerfällt, mit einer Frau eine Beziehung einzugehen, zieht Frauenkleidung an, damit er die Art Frau *sein* kann, mit der er gern ausgehen würde, die er aber einfach nicht findet. Ich denke da auch an James, einen pensionierten Richter (als Mann geboren), der kürzlich Sharon geheiratet hat, einen Staatsanwalt (als Frau geboren). Es war eine schöne Hochzeit: James trug ein bodenlanges Brautkleid, Sharon Frack und Zylinder.

Warum gibt es so viele heimliche Transvestiten unter Richtern, Feuerwehrleuten, Bauarbeitern, Polizisten, Staatsanwälten und Managern?

Normalerweise stellt das Verhalten dieser Männer eine Überkompensation – beziehungsweise den Versuch der Überkompensation – dar. Das heißt, sie wollen das Verlangen, eine Frau zu sein, »tarnen«, indem sie einem nach herkömmlicher Anschauung ultramännlichen Beruf nachgehen. Viele haben das Gefühl, daß Frauen verhätschelt würden. Ob das stimmt, ist ohne Belang. Eines ist gewiß: Wenn diese Männer Frauenkleidung anziehen, dann fühlen sie sich verwöhnt. Sie vergessen die Anstrengungen und Belastungen im Beruf, in der Feuerwache, auf der Baustelle oder an welchem »männlichen« Arbeitsplatz auch immer und entspannen sich. Es ist seltsam – psychologisch gesehen ist mir zwar klar, warum es einem »harten« Burschen hilft, sich wie eine Frau anzuziehen, aber in körperlicher Hinsicht ... nun ja, wenn *ich* mich entspannen möchte, ziehe ich meine hochhackigen Schuhe und Strapse *aus* und ziehe T-Shirt und Shorts an!

Nach Aussage der meisten Fachleute entspringt das Verlangen, sich wie das andere Geschlecht zu kleiden, dem Wunsch, sich eine Art Schmusedecke zuzulegen, vergleichbar dem Wunsch eines kleinen Jungen, Trost in der Kleidung seiner Mutter zu finden und seinem strengen oder abwesenden Vater zu entkommen. Wird er ertappt, fühlt er sich oft gedemütigt; das löst zwar Schuldgefühle aus, erhöht jedoch die mit dem Transvestismus verbundene Erregung. Nach Auffassung mancher Experten ist Transvestismus zum

Teil genetisch bedingt.[5] Was auch immer die Ursache sein mag – die meisten Experten stimmen darin überein, daß sich das Verlangen, sich wie das andere Geschlecht zu kleiden, nicht einfach eliminieren läßt, auch nicht durch eine Therapie. Das gilt insbesondere, wenn es seit der Kindheit besteht.

Die größten Probleme entstehen, wenn ein Transvestit meint, er müßte seine Neigung weiter verstecken. Die meisten Transvestiten tun es. Viele meiner Klienten, die zu dieser Gruppe zählen, haben seit zwanzig Jahren Freundinnen oder sogar Ehefrauen, und es würde ihnen nicht im Traum einfallen, ihnen von ihrer geheimen Mode-Leidenschaft zu berichten. Ich verstehe diesen Wunsch, da es in unserer Gesellschaft immens viele Möglichkeiten gibt, auf tief verletzende Weise zurückgewiesen zu werden – oder Schlimmeres. Aber ich weiß auch, daß Transvestiten glücklicher und gesünder sind – und sie geraten auch weniger leicht in Schwierigkeiten –, wenn sie ihre fetischistische Neigung einem ihnen nahestehenden Menschen anvertrauen können. Wenn Ihr Partner sich Frauenkleider anzieht, sollten Sie versuchen, sich ihm gegenüber nicht zu verschließen. Hören Sie zu, was er zu sagen hat. Vielleicht sollten Sie gemeinsam einen Sexualtherapeuten aufsuchen, der sich auf diesem Gebiet spezialisiert hat. Es ist zwar schwierig, den Transvestismus selbst zu ändern, aber man weiß, daß Frauen mit ein wenig Wissen und viel Liebe tatsächlich die Art und Weise ändern, wie sie mit dem Fetisch ihres Ehemannes umgehen. Normalerweise erfordert das auch eine Verhaltensänderung des Mannes, nicht unbedingt den Transvestismus selbst, aber einiger anderer Aspekte des Verhaltens gegenüber seiner Frau. Bedenken Sie: Viele Frauen stellen zwar erschrocken fest, daß ihr Partner sich wie eine Frau kleidet, aber manche

---

[5] Simon LeVay, *The Sexual Brain,* Cambridge 1994.

tolerieren es nicht nur, sondern lieben es sogar. Vielleicht stellen Sie fest, daß auch Sie Gefallen daran finden! Wenn Sie beide ungefähr die gleiche Kleidergröße haben, können Sie sogar die Slips tauschen.

Nur zu – seien Sie ein bißchen ungezogen!

Viele Jungen wachsen in dem Glauben auf, Sex sei etwas Schmutziges, Schlimmes, Verbotenes. Deshalb »braucht« ihre Psyche »schmutzigen« Sex, damit sie ihn als heil empfinden können. Oft glauben solche Männer auch, die Sexualität mit ihrer Frau gar nicht genießen zu können, weil die eheliche Liebe in ihren Augen zu sauber ist – es sei denn, die Ehefrau hat eine »schmutzige« Phantasie.

Einer meiner Therapieklienten, ein konservativer Zahnarzt und Kirchgänger, stellt sich gern vor, wie er mit seinem Mercedes durch den verrufensten Teil der Stadt fährt und eine Prostituierte aufliest – und zwar nicht irgendeine Prostituierte, sondern eine eklige, unflätige »Nutte« mit löchrigen Strümpfen und irrem Blick. Die beiden halten in einer Nebenstraße, in der sich Müllberge stapeln und Obdachlose liegen, und haben Sex mitten auf dem Bürgersteig, der damit endet, daß die Prostituierte meinem Klienten die Brieftasche voller Scheine und Geld und Kreditkarten entwendet und davonläuft. Diese Phantasie – erst eine Frau auflesen, dann übers Ohr gehauen werden – heizt diesem Mann besonders stark ein; das geht so weit, daß er mir in unserem ersten Gespräch sagte, er spiele mit dem Gedanken, nach Las Vegas zu fliegen, um herauszufinden, ob er die Phantasie in die Wirklichkeit umzusetzen wagt.

Ich riet ihm, zu Hause zu bleiben und die Phantasie einfach zu genießen. Manchmal ist es herrlich, seine Träume zu verwirklichen, aber in diesem Fall – NICHT! Ich versuchte, ihn dazu zu bewegen, mit seiner Frau darüber zu sprechen, so daß sie beide die ganze schmutzige, häßliche, angstbesetzte Angelegenheit in der Sicherheit des Schlafzimmers im Rollenspiel darstellen könnten. Aber während ich diese schreibe, hat mein Klient immer noch Angst, seiner Frau davon) zu erzählen.

Welche Phantasie möchte Ihr Partner Ihnen aufgrund eigener Ängste nicht erzählen?

Die Entwicklung der Vorstellungskraft

Wie sich die Phantasiewelt Ihres Partners entwickelt und ändert, so wird auch er sich ändern. Wenn Sie beide Ihre Träume »ans Licht holen« und auf gefahrlose Weise erforschen können, verlieren sie meistens ihre obsessive Qualität. Wenn Sie den anderen an Ihren sich ständig weiterentwickelnden Phantasien teilhaben lassen, weben Sie starke Fäden in den Stoff Ihrer Beziehung und verbinden auf diese Weise Phantasien mit Erinnerungen und sich ständig erweiternden Möglichkeiten.

Empfohlene Literatur:

Cleland, John: *Die Memoiren der Fanny Hill,* Reinbek b. Hamburg 1980.
Friday, Nancy: *Die sexuellen Phantasien des Mannes,* Reinbek b. Hamburg o. J.
Garber, Marjorie: *Verhüllte Interessen. Transvestismus und kulturelle Angst,* Frankfurt am Main 1993.

8
Du sollst dich an die Worte deiner Mutter erinnern: »Alle Männer sind kleine Jungen!«

Jeder Mann hat zumindest ein wenig von Peter Pan in sich. Vielleicht liegt dieser Teil seines Charakters, den die Jungianerin und Analytikern Marie-Luise von Frantz als »Ewigen Jüngling« bezeichnet, offen zutage.[1] Möglicherweise ruht er tief im Mann, verborgen in einer Kammer seines Bewußtseins – oder auch in dem mit Stahlplatten versehenen Tresorraum seines Unbewußten! Aber er ist immer vorhanden.

Manche Männer sind in ihrem Beruf, als Ehemänner und Väter so kompetent und stark, daß man sich kaum vorstellen kann, daß ein kleiner Junge in ihnen schlummert. Doch egal, wie »alt« sie sich sich gebärden, sie waren einmal jung, tragen immer noch ihre Jugend in sich und haben die Sehnsucht, sich irgendwie zu befreien.

Bringen Sie den kleinen Jungen in ihm zum Vorschein. Spielen Sie mit ihm, reden Sie mit ihm, und er wird Sie durch seine Unschuld und Begeisterungsfähigkeit entzücken!

---

[1] Marie-Luise von Franz: *Der ewige Jüngling. Der Puer Aeternus und der kreative Genius im Erwachsenen.* München, 2. Aufl. 1990.

Den kleinen Jungen zu verstehen, hilft Ihnen, mit der Sexualität des Mannes zurechtzukommen!

Spüren Sie den kleinen Jungen in Ihrem Partner auf. Nehmen Sie ihn bei der Hand, im übertragenen und vielleicht auch im wörtlichen Sinne. Reden Sie mit ihm über seine Kindheit, helfen Sie ihm, mit dem Guten und dem Schlechten im Leben zurechtzukommen. Reden Sie mit ihm über seine Phantasien, die Spiele, denen er auf den Spielplätzen seines Geistes nachgeht. Das sexuelle Wesen des Menschen beginnt sich in der Kindheit zu formen. Wenn Sie den kleinen Jungen im Mann verstehen, werden Sie leichter mit seiner Sexualität des Erwachsenen zu Rande kommen.

Braver Junge / Böser Junge

Ob das Kind im Inneren sich wie ein braver kleiner Junge oder ein ungezogener Flegel benimmt, hängt von dem Mann und seiner Stimmung ab. Es ist ratsam, sich mit diesem kleinen Jungen auf die eine oder andere Weise auseinanderzusetzen.

Einigen der reifsten, verantwortlichsten, verläßlichsten Männern bereitet es größtes Vergnügen, sich wie ungezogene, spitzbübische Jungen aufzuführen. Der englische Schriftsteller Walter Bagehot (1826 – 1877) schreibt:

»Das größte Vergnügen im Leben ist es, das zu tun, wovon es heißt, man dürfe es nicht.«

Es gibt wohl nichts Schöneres, als das zu tun und zutiefst zu genießen, von dem andere, weniger bedeutende Sterbliche behaupten, es sei unmöglich, unwahrscheinlich, unmoralisch oder unangemessen. Helfen Sie Ihrem Partner, sein Verlangen, »schlimm« zu sein, in eine kreative oder zumindest relativ harmlose Betätigung umzuleiten. Das kann Wildwassersport sein, Rollschuhlaufen, das Singen eines bösen Rap- oder Heavy-metal-Songs oder ein Quickie mitten am Arbeitstag.

»Jungen sind nun einmal so!«

Dieser Satz bedeutet *nicht,* daß man ihnen alles erlauben soll. Für schlechtes Betragen gibt es keine Entschuldigung. Es besteht ein großer Unterschied zwischen kindlichem und kindischem Verhalten. Lassen Sie ihm keinerlei Gewalttätigkeiten, verantwortungsloses, unhöfliches oder selbstsüchtiges Benehmen durchgehen. Unterstützen Sie den Ausdruck seiner jugendlichen Männlichkeit nur auf eine Art, die keinem anderen Menschen Schaden zufügt.

Spielen Sie mit ihm?

Jungen lieben es zu spielen. Möglicherweise mag Ihr Freund körperliche oder verbale Spiele. Manche Männer ziehen es zwar vor, allein zu spielen, aber die meisten brauchen Spielkameraden. Wenn Sie einem Mann wirklich Vergnügen bereiten wollen, spielen Sie ihm mit, und erlernen Sie seine Lieblingssportarten und Spiele. Werden Sie sein Spielgefährte, der beste Kumpel des kleinen Jungen in ihm. Selbstverständlich müssen Sie manchmal auch seine Mutter spielen. Alle Jungen brauchen eine Mutter – hin und wieder.

Babysprache: Die Sprache der Liebe

Verwenden Sie Babysprache oder zumindest »Kosenamen« gegenüber Ihrem Partner. Alle gestreßten Erwachsenen sehnen sich danach, wieder Kind zu sein, zumindest gelegentlich. Die leichte, arglose »Kunst« der Babysprache bewirkt, daß Sie sich im Beisein des Partners wieder wie ein Kind fühlen: Sie schenkt uns einen Kurzurlaub von den Belastungen des Erwachsenenlebens und erlaubt uns, die ausgelassenen Freuden der Unschuld bis weit ins hohe Alter zu pflegen. Wenn Ihr Partner es schwierig findet, »als Mann« über seine tiefen Gefühle zu sprechen, beispielsweise Ihnen zu sagen, daß er sie liebt, daß er gekränkt ist, daß ihm etwas leid tut oder daß er Ihre Hilfe benötigt, kann er es vielleicht in seinem Idiom der Babysprache ausdrücken.

Jungen lieben Spielzeug!

Jungen neigen dazu – wenigstens hin und wieder –, alles als Spielzeug oder Objekt zu betrachten; dazu gehört auch der geliebte Mensch. Versuchen Sie sich über diese Seite der Männer nicht zu ärgern! Spielen Sie damit! Es liegt Macht für Sie darin, wenn Sie Herr (besser: Dame) dieses Spiels sind. Solange Sie nichts tun, das Ihnen weh tut, ist es nicht schlimm, gelegentlich die Rolle des jungen Gespielen/Sexobjekts zu spielen und die Phantasien des Partners auszuleben, zumal, wenn es Ihnen gelingt, sie mit den eigenen abzustimmen. Sogar Feministinnen wie ich tun es. Aber passen Sie auf! Vielleicht stellen Sie fest, daß Sie Spaß daran haben!

Phallisches Spielzeug

»Manchmal ist eine Zigarre einfach eine Zigarre«, schreibt Sigmund Freud, aber mitunter ist sie *tatsächlich* ein phallisches Symbol. Jungen vergöttern phallische Spielzeuge. Unsere Zivilisation ist voll davon, von großen und kleinen; das reicht von Kugelschreibern bis zum World Trade Center, Bomben, Raketen und Schußwaffen (die echten und die Spielzeugversion). Diese sind für Jungen und Männer ohne Zweifel von größerem Interesse als für Mädchen und Frauen, denn sie kennzeichnet eine unübersehbare Ähnlichkeit mit einem erigierten, ejakulierenden Penis – dem Lieblingsspielzeug jedes Jungen.

Der Kontrolle der männlichen Aggressivität ist es wohl am dienlichsten, wenn man Männer ermuntert, ihr jungenhaftes Bedürfnis nach phallischen Spielen ohne Gewalttätigkeit zu befriedigen. Helfen Sie Ihrem Partner, Gefallen an *nicht*gewalttätigen Spielzeugen zu finden – Kugelschreibern, Malpinseln, Hämmern und Nägeln, Schraubenziehern, Teleskopen, Teleobjektiven, Golfschlägern, Sportwagen, Motorrädern, Flugzeugen, Dildos, Vibratoren – von seinem fabelhaften phallischen Organ ganz zu schweigen!

Sexspielzeuge

Viele Männer haben Spaß an Sexspielzeugen – Ihrer auch?

Das Interesse Ihres Partners kann Sie beide einander näherbringen oder langsam entzweien. Viele Ehepaare setzen Pornofilme und andere Erotika spielerisch ein, zur Steigerung der sexuellen Lust, ebenso wie Vibratoren, Dildos, Gleitmittel mit Geschmack, französische Kitzler, Lederpeitschen, Dessous, Federn, Seidenbettwäsche, Samtkissen, Handschellen und Kameras. Manchmal rufen die Paare gemeinsam Telefonsex-Anschlüsse an oder besuchen gemeinsam Striptease-Clubs, wobei sie beide Dienste als »Sexspielzeuge« oder zur Intensivierung Ihre Sexualität nutzen.

Doch unter Umständen benutzt Ihr Freund auch Sexspielzeuge und sogar Menschen (z. B. Prostituierte, Stripteasetänzerinnen, Frauen, an denen ihm nichts liegt) als Mittel, um sich von intimer Sexualität zu distanzieren. In diesem Fall verwendet er das Spielzeug, um Nähe zu vermeiden, statt sie zu suchen.

Jeder Junge braucht hin und wieder eine kleine Flucht, aber wenn sich Ihr Partner lieber einen Pornofilm ansieht und mit einem Analstöpsel an sich herumspielt, als mit Ihnen Sex zu haben, dann haben Sie wahrscheinlich ein Beziehungsproblem. Möglicherweise müssen Sie ihn aus der virtuellen Wirklichkeit in die Realität zurückholen, das heißt, ihm »Spielverbot« erteilen und mit ihm reden.

Wenn Sie mit ihm reden, achten Sie darauf, daß Sie sich nicht wie seine Mutter benehmen und ihn tadeln, weil er sich diesen »Schweinkram« ansieht. Er wird sich höllisch ärgern, sich weiter von Ihnen entfernen und seine kleinen Sitzungen mit den Sexspielzeugen im geheimen stattfinden lassen, wenn Sie nicht in der Nähe sind. Erinnern Sie ihn statt dessen daran, daß Sie seine Gespielin sind, und er sich viel besser amüsieren kann, wenn er seinen Spaß und seine Spiele mit ihnen *teilt.*

Versuchen Sie, fair zu sein. Wenn er sich mit seinen Spielsachen beschäftigt – sexuellen oder anderen –, um nicht mit Ihnen zusammen zu sein, überlegen Sie, ob Ihre Verhaltensweisen und Einstellungen ihn vielleicht »dazu getrieben« haben.

Haben Sie seine sexuellen Annäherungsversuche zurückgewiesen? Haben Sie seine sexuellen Interessen verunglimpft? Haben Sie seine Phantasien und Begierden ignoriert?

Die obsessive Beschäftigung mit Sexspielzeugen

Wenn Ihr Freund wie besessen mit Sexspielzeugen spielt – menschlichen, high-tech, kybernetischen, solchen aus Latex oder Zelluloid –, seitdem er Sie kennengelernt hat, steckt er womöglich in einem ernstzunehmenden sexuellen Trott. Ein derartiges Verhalten läßt sich zwar nur schwer ablegen, ist aber unter Männern durchaus verbreitet. Unsere vermännlichte Gesellschaft drängt die kleine Jungen dazu, sich in einem sehr frühen Alter von ihren Müttern und allem Weiblichen zu trennen, damit sie ein »richtiger Mann« werden.

Kleine Jungen lernen von früh auf, daß das schlimmste, demütigendste Schimpfwort, mit dem man sie titulieren kann, »weibisch« beziehungsweise »Memme« lautet!

Jungen durchlaufen eine Phase, im allgemeinen im Alter zwischen acht bis dreizehn Jahren, während der sie auf Mädchen herabschauen. In diesem Alter gilt eine gefühllose, ja sadistische Einstellung gegenüber allem Weichem und Weiblichem als »cool«. Intimität wird verschmäht. Die Liebe wird verächtlich abgelehnt.

Die meisten Jungen entwachsen diesem Stadium, zumindest soweit, daß sie eine ernsthafte, intime Partnerschaft mit einer Frau eingehen. Die meisten Jungen lernen, wieder zu lieben. Manche lernen es nicht. Vielleicht werden sie erwachsen und gehen mit Frauen aus, heiraten und »verlieben« sich eher recht und schlecht, doch hören sie nie auf, alles Weibliche mit Geringschätzung zu betrachten. Diese Männer konzentrieren ihren Sexualtrieb auf Sexspielzeuge – Pornofilme, Prostituierte, aufblasbare Sexpuppen –, auf alles, von dem sie glauben, sie müßten es nicht respektieren, das sie aber »anmacht«. Freud zufolge haben solche Männer einen »Heilige-Hure«-Komplex, da sie »gute Frauen« als asexuell und sexuelle Frauen als »böse« betrachten. Selbst wenn es diesen Männern dennoch gelingt, sich in eine Frau zu verlieben, empfinden sie es als äußerst schwierig, wenn nicht unmöglich, das Gefühl der Liebe mit sexueller Erregung zu verbinden. Wenn sie eine regelrechte Sextherapie machen, die auf ihre Situation paßt, *können* sich solche Männer zwar ändern und ein und dieselbe Frau lieben, achten und von ihr sexuell erregt werden. Doch normalerweise ändern sie sich nicht, weil sie keinen Wunsch nach Veränderung haben. Lassen Sie sich nicht auf einen solchen Mann ein, wenn Sie Wert auf ein gutes Liebesleben legen.

Die Macht des »Quickies«

Die meisten kleinen Knaben-Männer, selbst die sensiblen, liebevollen, mögen – zumindest hin und wieder – schnellen, lustigen, (für sie) unkomplizierten, leichten, unpersönlichen Sex. Langer, intimer, vorspielreicher Sex ist ihnen zuviel »Arbeit«, die sie nicht jedesmal leisten wollen, wenn sie »scharf« sind. Wenn Ihr Partner also ein »guter Junge« ist und es verdient, schenken Sie ihm gelegentlich eine »schnelle Nummer«. Quickies sind toll: Sie befriedigen die sexuelle Gier des Mannes, weil sie Streß abbauen und seine Konzentrationskraft stärken, und weil Sie Ihren »kleinen Jungen« damit mitten in einer unruhigen Nacht in den Schlaf wiegen können.

Sex-Taktiken nach Art der Bonobos

Verwenden Sie, so wie unsere Vettern aus der Tierwelt, die Bonobo-Schimpansen, Sex zur Entschärfung von Spannungen oder gewalttätigen Konflikten. Wenn ein Bonobo auf einen anderen Bonobo wütend wird, befriedigt letzter den ersteren manchmal einfach mit dem Mund, um ihn zu beruhigen. Nun, das können Sie auch. Auch Sie können die Lust als Mittel zur Schaffung friedlicher Verhältnisse im Leben einsetzen.

Ich hoffe inständig, daß Ihr Partner weder gegen Sie noch irgendeinen anderen Menschen jemals Gewalt anwendet. Aber wenn er außer sich gerät und auf eine unvernünftige, jammerige Kleine-Jungen-Art übellaunig wird, können Sie ihn von seinem (und Ihrem) Leid nach Art der Banobo-Schimpansen befreien und ihn »blasen«? Ich weiß, das klingt ziemlich kraß, aber bei den Bonobos funktioniert es, bei mir und Max funktioniert es, gar nicht zu reden von den Hunderten von Paaren, die ich beraten habe und die dem Weg der Bonobo folgen; genauso kann es bei Ihnen und Ihrem kostbaren liebsten »kleinen Jungen« klappen. Selbstverständlich wird er es nicht »lassen« können, sondern wollen, daß Sie seinen Wutanfall ernst nehmen! Aber manchmal ist Oralsex so erfrischend wie ein kaltes Bier an einem heißen Tag.

Empfohlene Literatur:

Farrell, Warren: *Warum Männer so sind, wie sie sind,* München 1991.
Gray, John: *Männer sind anders. Frauen auch,* München 1993.
Kiley, Dan: *Das Peter-Pan-Syndrom,* München 1989.

9
Du sollst ihn als Helden betrachten!

Jeder Mann sehnt sich danach, ein Held zu sein, wenn auch nur für einen Menschen in seinem Leben. Das mag abgedroschen klingen, aber es ist die volle Wahrheit. »Alle Männer sind potentielle Helden«, schrieb im 19. Jahrhundert die englische Dichterin Elizabeth Barrett Browning.[1] Jeder Mann möchte Supermann und mit dessen übermenschlichen Kräften ausgestattet sein (natürlich bis auf den Umstand, daß er blitzschnell ... kommt).

Schenken Sie Ihrem Partner Ihre Bewunderung, und er wird Ihnen seine Hingabe schenken. Lassen Sie zu, daß er Ihnen hilft, auf jede erdenkliche Weise beschützt und verteidigt, und vergessen Sie nicht, zum Ausdruck zu bringen, wie sehr Sie das zu schätzen wissen – und zwar laut und deutlich! Auch wenn er noch so bescheiden ist – *Stolz* zählt zu den größten Freuden in seinem Leben. Vielleicht gefällt ihm das Wort »Held« nicht, doch er wird das Gefühl mögen, wenn Sie ihm zeigen, daß Sie stolz auf ihn sind. Sie berühren damit einen sehr empfindlichen Lustpunkt des Mannes: sein Ego.

---

[1] In: *Aurora Leigh* (1857), Buch 5.

Sein Leben hat einen Sinn!

Ob er nun Industriekapitän, ein unerbittlicher Streiter für das Recht, ein Kämpfer des rechten oder linken politischen Lagers, ein wirklich guter Nachbar, ein Helfer in der Not, ein Marathonläufer, ein wunderbarer Vater oder ein großer Künstler ist – ob er Herzen verpflanzt oder Bäume –, geben Sie Ihrem Partner das Gefühl, daß sein Leben Sinn, Bedeutung und Wert hat, und das nicht nur für Sie, sondern für alle Menschen. Wäre das nicht der Fall, oder wenn er nicht wenigstens das Potential zum Helden hätte, dann wären Sie nicht mit ihm zusammen, oder?

Die Identitätskrise des modernen Mannes

Natürlich muß man auch Frauen als Heldinnen betrachten, aber die heroischen Bedürfnisse des Mannes der Gegenwart sind besonders drängend. Viele Männer sind schrecklich verwirrt, was ihre Rolle in einer Partnerschaft betrifft. *Früher* waren sie die wichtigsten, einzigen Ernährer und Beschützer der Familie. Heute aber können viele Frauen für sich selbst sorgen, ihr eigenes Geld verdienen und ihre eigenen Kämpfe gewinnen. Die modernen Frauen können selbst Heldinnen sein, so daß viele Männer den Eindruck haben, übergangen zu werden. Manchen schwindelt es bei diesem Gedanken. Andere wissen nicht mehr, wo ihnen der Kopf steht, und beschimpfen die Frauen in ihrem Leben. Manche werden gewalttätig, andere werden höfliche und zärtliche Männer.

Das bedeutet nun nicht, daß Frauen aufhören sollten, Heldinnen zu sein beziehungsweise sich selbst und ihre Familien zu versorgen und zu schützen – überhaupt nicht. Vielmehr will ich damit sagen, daß Sie sich besonders anstrengen und Ihrem Partner zeigen müssen, daß Sie ihn brauchen, und alles, was er für sie macht, sehr zu schätzen wissen. Alles, was er tut, um Sie zu beschützen und zu verteidigen (bis auf gewalttätiges Verhalten), ist heroisch.

Schätzen Sie seine Hilfe!

Nehmen Sie nichts, was Ihr Partner macht, als selbstverständlich hin. Wenn Sie ihm nicht zeigen, daß Sie das, was er für Sie tut, schätzen, wird er bald alles satt haben, und vermutlich wird er auch Ihrer bald überdrüssig sein. Wenn Sie ihm zeigen, daß Sie seine Bemühungen – sogar die Kleinigkeiten – anerkennen und wirklich zu würdigen wissen, wird er motiviert sein, noch viel mehr für Sie zu tun.

Reagieren Sie sensibel auf seine »heldenhaften« Schwierigkeiten!

Unterstützen Sie ihn in Zeiten, da er verletzlich und beschämt ist. Die meisten Männer, die in dem Glauben erzogen wurden, sie müßten »hart im Nehmen« sein und alles »im Griff haben«, reagieren auf eine öffentliche Bloßstellung viel empfindlicher als die meisten Frauen. Lassen Sie die Gelegenheit aus, ihn schlecht aussehen zu lassen, verschlimmern Sie nicht eine für ihn ohnehin bereits demütigende Situation, und tief im Inneren wird er wissen, daß Sie *seine* Heldin sind.

Gehen Sie auch einfühlsam auf seinen »heroischen« Rettungskomplex ein. Wenn Sie ein Problem haben und können sich bei Ihrem Partner darüber beklagen, meinen Sie vielleicht, Sie würden lediglich »Dampf ablassen«, aber *er* denkt, er müsse Sie retten. Viele Männer haben diesen Komplex. Sie mögen es, Probleme zu lösen, den Schinken nach Hause zu bringen und die Maid zu retten. Wenn Sie lediglich über ein Problem reden müssen, machen Sie ihm unmißverständlich klar, daß es nicht sein Fehler ist und daß er Sie nicht zu retten braucht.

Geben Sie ihm das Gefühl, er sei ein Held im Bett!

Möglicherweise wäre es gelogen zu sagen, er sei der »Erste«, und daran ist nun wirklich nichts Heroisches, aber Sie können ihm sagen, er sei der Beste. Er ist es nicht? Nun, ich würde da nur höchst ungern lügen, aber in irgendeiner Sache muß er am besten sein. Ist das nicht der Fall, schenken Sie ihm dieses Buch, und machen Sie ihn zum Besten.

Der moderne Mann muß sich im Bett viel mehr anstrengen als die Männer in der Vergangenheit. Er muß beweisen, daß er weder ein egoistisches Macho-Arschloch *noch* ein schlaffer Waschlappen ist. Er muß ein individuelles, auf die Partnerin gerichtetes kreatives Vorspiel ausführen und die Erektion aufrechthalten, ohne zu schnell oder zu langsam zu kommen. Wenn er alles »richtig macht«, sollten Sie ihm wenigstens zeigen und sagen, wie toll er ist.

Behandeln Sie ihn wie einen Helden, loben Sie ihn, stärken Sie sein Selbstbewußtsein.[2] Es ist gut für ihn, so wie Vitamine.

Unterstützen Sie ihn bei seinem nicht gewalttätigen Draufgängertum!

Definieren Sie sein Heldentum nicht in Sinne von Gewalttätigkeit, außer im Rahmen der Selbstverteidigung oder wenn er Sie und Ihre Familie verteidigt.

---

[2] Im Italienischen bedeutet das Wort *pompino* (Slang-Übersetzung: »jmd. einen blasen«) wörtlich: »ihn aufblasen«.

Alle anderen Arten gewalttätigen »Heldentums« führen lediglich zu noch mehr Gewalt!

Er braucht das nicht – und die Gesellschaft auch nicht. Lassen Sie Ihren Partner wissen, daß er ein Held ist, weil er ausgeprägte Wertvorstellungen, ein gutes Herz und Courage hat, nicht weil er sich auf Schlägereien einläßt. Zu den heldenhaften Eigenschaften gehören seine Initiative, seine Unabhängigkeit, seine Entschlußkraft, sein Charakter, seine Neugier, seine Kreativität und sein Mut. Nicht dazu zählen mangelndes Feingefühl, Brutalität, die ständige Bereitschaft, sich zu streiten und zu prügeln und in Schwierigkeiten zu geraten, eine verhärtete Einstellung gegenüber dem Sex sowie das zwanghafte Bedürfnis zu dominieren und zu gewinnen.

Das Ideal der Minnesänger, die »sanfte Männlichkeit«, feierte diese Tugenden der Zärtlichkeit und der Tapferkeit. Es rührte die Herzen der Frauen. Männer sind keine Weichlinge.

Man kann ein sensibler und fürsorglicher Held sein. Und man kann ein Waschlappen sein und eine ganze Armee befehligen.

Frauen können gegen männliche Gewalt sehr viel ausrichten. Wenn sie weder zur Gewalt ermuntern, noch sie belohnen oder glorifizieren, werden Männer weitaus weniger Gewalt üben. Frauen haben seit jeher Macht über Männer, die Macht des Sex. In Aristophanes' Theaterstück *Lysistrata* aus dem 5. Jahrhundert v. Chr. verwehren die Ehefrauen zweier kriegführender Provinzen ihren Männer die körperliche Liebe, bis sie den sinnlosen Krieg beenden. Die Männer sind außer sich vor Wut, aber am Ende, als sie ihre pochenden, erigierten Glieder in Händen halten statt ihre Speere, willigen sie ein, mit dem gegenseitigen Morden aufzuhören. Sex und Frieden sind die Belohnung für alle.

Helfen Sie ihm, indem Sie ihn ermutigen und durch Ihr gutes Beispiel zeigen, wie man zum *ethischen* Hedonisten wird, einem Mann, der eine Menge Lust und Freude auskostet, kultiviert, schenkt und sich bemüht, niemandem weh zu tun – auch nicht sich selbst.

10
Du sollst schlucken!

Zumindest manchmal! Die meisten Männer betrachten das Schlucken nicht nur als symbolische Anerkennung ihres gesamten Wesens, sondern sehen darin auch einen entscheidenden Aspekt des Oralverkehrs, eine körperliche Freude und ein spirituelles Symbol. Für sie ist es eine Art tiefer Verbindung, eine Kommunion. Sie sehen im Sperma eine heilige, kostbare Flüssigkeit. Es ist die cremige »Milch« in unserem Land, in dem Milch und Honig fließen.

Die Verbindung von Orgasmus, Ejakulation und Gefühl, wie Sie das kostbare Sperma Ihres Partners schlucken, beschert dem Mann unbeschreibliche Lust.

Das Schlucken des Samens ist ein Akt der vollkommenen Hingabe. Ein Mann ergibt sich, *während* er zum Orgasmus kommt; eine Frau gibt sich seinem Samen *hin*.

Das Schlucken kann auch einen Akt der Macht darstellen. Von Kleopatra heißt es, sie habe gern den Samen geschluckt. Gerüchten zufolge führte sie in einer Nacht Fellatio bei Dutzenden Ihrer Soldaten aus. So kann man das Militär auch auf seine Seite ziehen ... Dennoch haben viele Frauen große Schwierigkeiten damit, und das kann ein kleines sexuelles Problem verursachen. Schließlich könnte es *manchem* Mann durchaus mißfallen, wenn man bei ihm Oralsex bis zum Orgasmus praktiziert, aber mir ist noch keiner begegnet.

Wenn es Ihnen schwerfällt, den Samen Ihres Partners in den Mund zu nehmen, kann das mehrere Gründe haben; einige Schwierigkeiten sind lösbar, andere nicht. Es gibt folgende Möglichkeiten.

Schwierigkeiten mit dem Schlucken und wie man lernt, damit umzugehen!

1. Sie finden es »schmutzig«.

Wenn Sie damit »schmutzig« im wörtlichen Sinne meinen, sollten Sie wissen, daß der Penis, da er sehr selten entblößt wird, normalerweise zu den saubersten Körperteilen des Mannes gehört. Sicherlich ist er sauberer als sein Mund, und gegen das Küssen haben Sie auch nichts einzuwenden, oder? Wenn Ihr Partner gesund ist, ist sein Sperma gesund. Das Sperma – es wird in den Hoden, den Samenblasen und der Prostata produziert – besteht aus einer wohlschmeckenden Kombination aus Proteinen, Zitronensäure, Fructose, Natrium und Chlorid. Es enthält nur eine Spur von Ammoniak, Ascorbinsäure, Kalzium, Cholesterin und weiteren Mineralien und chemischen Stoffe. Sehen Sie, kein Schmutz. Ja, mit dem Ammoniak können Sie Ihre Spüle reinigen! Laut den Forschungen des Kinsey-Instituts entspricht die Gesamtmenge eines Ejakulats ungefähr einem Teelöffel voll und enthält 120 bis 600 Millionen Spermien. Da das durchschnittliche Ejakulat lediglich fünf bis fünfzehn Kalorien hat, braucht sich niemand Sorgen zu machen, der Diät hält.

Doch zurück zum Thema »schmutzig«. Wenn Sie »schmutzig« in einem spirituellen Sinne verstehen, dann hatten Sie vielleicht eine religiös orientierte, sexualfeindliche Erziehung, die bewirkt hat, daß man sich seiner Geschlechtsteile geschämt hat. Ich möchte Ihr religiöses Empfinden nicht beleidigen, doch lassen Sie mich lediglich sagen, daß *meines* Erachtens Oralsex bis zum Erguß mit einem Mann, den man liebt, ein aufregender, intimer Akt ist, ja, eine körperlichen Kommunion, an der nichts Unsauberes oder Obszönes ist. Kleckerig vielleicht, aber nicht unsauber.

2. Sie finden es »erniedrigend«!

Hm ... Vielleicht lesen Sie zu viele Bücher von aggressiven Feministinnen, etwa von Andrea Dworkin. Vielleicht hat man Sie zu irgendeinem Zeitpunkt in Ihrem Leben *gezwungen*, jemanden mit dem Mund zu befriedigen. Das ist natürlich furchtbar, und Sie sollten sich die Zeit nehmen, bis diese Wunde verheilt ist. Doch lassen Sie sich nicht zuviel Zeit, das Leben ist zu kurz, als daß man es als Opfer verbringen sollte. Enthalten Sie Ihrem derzeitigen Freund nichts vor aufgrund von etwas, was Ihnen Männer früher einmal angetan haben. Aber wenn Ihr jetziger Partner Sie zu irgend etwas zwingt, dann verdient er es nicht, daß Sie irgendeines dieser Gebote befolgen, und Sie sollten ihn verlassen – und zwar *sofort*.

3. Sie habenAngst, sich eine Geschlechtskrankheit zuzuziehen!

Dies ist in der Tat ein ziemlich guter Grund, *nicht zu schlukken*. Aufgrund der Möglichkeit, sich über das Sperma mit HIV und einer der vielen anderen Geschlechtskrankheiten zu infizieren, halten es viele Experten für hochriskant, den Samen eines Mannes zu schlucken.

Wenn Sie völlig unsicher sind, was den Gesundheitszustand Ihres Partners betrifft, streifen Sie ihm ein Kondom über. Verwenden Sie beim Oralverkehr die nicht-spermizide Sorte; diese Spermizide schmecken scheußlich! Es gibt einige recht wohlschmeckende Kondome mit Pfefferminz- und Schokoladengeschmack, die Sie ausprobieren können. Sie können Ihrem Partner das Kondom auch mit dem Mund überziehen. Nehmen Sie die Spitze des Kondoms in den Mund, entrollen Sie es mit den Fingern, ziehen Sie es ein bißchen auseinander, führen Sie die Penisspitze an Ihre Lippen, und streifen Sie das Kondom über den Penis. Sie können Ihren Partner auch auf einen Teil Ihres oder seines Körpers, Ihre Kleidung oder in ein Handtuch (Max und ich nennen das »Frottee-Kondom«) ejakulieren lassen.

Sparen Sie sich die Vereinigung, bei der er in ihren Mund ejakuliert, für jemanden auf, den Sie lieben und mit dem Sie gefahrlos Sex haben können. Solange Ihr Partner wirklich gesund und nicht das HIV-Virus oder andere Krankheitserreger in sich trägt, brauchen Sie keine Angst vor dem Schlukken zu haben.

4. Sie haben Angst zu ersticken!

Daß eine Frau an einer Mundvoll Sperma erstickt ist, habe ich noch nie gehört. Aber ich habe mit vielen Frauen gesprochen, die Angst davor haben. Bitte lassen Sie mich Ihnen versichern: Solange er nicht einer dieser Macho-Hornochsen ist, die Ihren Kopf drücken, als dribbelten sie einen Basketball, bestimmen *Sie*, nicht er, wann Sie ihn in den Mund nehmen. Spielen Sie mit ihm nach Ihrem Tempo. An seinem Sperma werden Sie nicht ersticken, jedoch vielleicht an seinem Penis würgen. Erinnern Sie sich einfach daran, daß Sie das Ding nicht ständig tief in den Mund nehmen müssen, damit er sich in Ihren Mund ergießt. *Falls* er anfängt, Ihnen trotz Ihrer Proteste den Penis in den Hals zu stoßen, beißen

Sie einfach zu – fest, wenn es sein muß –, dann wird er schon damit aufhören.

Der empfindsamste Teil des Penis eines Mannes ist in der Regel die Eichel und der Rand des Peniskopfes. Deshalb haben Sie viel Zeit, ohne einen Würgreiz zu bekommen, während Sie den Schaft in der einen Hand oder beiden Händen halten, je nach Größe Ihres Partners, und mit der Zunge fröhlich um den Penis herum lutschen. Verwenden Sie viel Speichel, damit das Lutschen leichter geht. Wenn Sie einen trockenen Mund haben, trinken Sie vorher etwas Wasser. Wenn Sie Eiswasser benutzen, haben Sie ein »Eis am Stiel«! Die Pornodarstellerin und Fellatio-Expertin Nina Hartley sagt, das Geheimnis des guten Schwanzlutschens sei ein »glücklicher Mund«. Wenn Ihr Mund glücklich ist, wird es Ihr Partner auch sein!

5. Sie mögen den Geschmack nicht!

Sie können den Geschmack des Spermas eines Mannes verbessern, indem Sie dafür sorgen, daß er bestimmte Dinge ißt oder trinkt, beispielsweise Zimt, Ananassaft oder Sellerie (siehe Gebot Nr. 2 (für den Mann): Du sollst ihre Sinne reizen). Rezepte finden sich in diesem Buch. Aber vermeiden Sie Spargel. Diese Gemüsesorte bewirkt, daß sämtliche Körperausscheidungen ranzig schmecken. Fleisch neigt dazu, das Sperma salzig schmecken zu lassen. Reis und Getreide fermentieren im Magen und können dem Sperma einen etwas ranzigen Geschmack verleihen. Milch und Eiweiß-Getränke machen es unter Umständen dicker in der Konsistenz. Wenn Sie Lust haben, eine kleine Kostprobe zu nehmen, experimentieren Sie damit, wie sich unterschiedliche Speisen und Gewürze auf den Geschmack und die Konsistenz seines Ejakulat auswirken.

Wenn Sie den Geschmack seines Spermas nicht ertragen, ganz gleich, was er ißt, oder wenn Sie nicht ändern wollen, was er ißt, weil sie versuchen, »ihn so zu akzeptieren, wie er ist« *und* was er ißt, nehmen Sie sich einen Rat von Mary Poppins zu Herzen: »Wenn du das Gefühl hast, daß es nicht mehr lange dauert, bis er kommt, gib zunächst ein wenig Honig, Schokoladensauce oder andere klebrige, wohlschmekkende Dinge auf sein pochendes Glied und schlucke dann.«

Falls Ihnen das zu »kleckerig« ist, können Sie Ihre oralen Fertigkeiten so weit entwickeln, daß das Ejakulat direkt Ihre Kehle hinunterspritzt. Dadurch umgeht es Ihre Zunge und Ihre Geschmacksknospen, und Sie schmecken fast gar nichts. Stellen Sie sich das Ganze als das Oralsex-Äquivalent zum Hinunterstürzen eines Bieres vor!

6. Ihre Lippen werden müde!

Wenn Ihr Partner lange braucht, bis er zum Höhepunkt kommt – was immer auch die Ursache sein mag –, kann das ein sehr guter Grund sein, daß Sie nicht weiter saugen, bis es ihm kommt. Wenn Sie es übertreiben, könnten Sie sogar eine schmerzliche Fellatio-Maulsperre erleiden. Zum Glück habe ich eine ziemlich einfache Lösung: Verbinden Sie oralen Sex mit *akustischen* Sex. Das heißt, sie lutschen eine Zeitlang dann reden Sie eine Weile – Sie erzählen ihm eine erotische Geschichte, sagen ihm, daß Sie ihn lieben, sagen schmutzige Dinge oder was immer er und Sie mögen –, während Sie seinen Penis streicheln, dann wieder saugen und so weiter. Die Verbindung von akustischem und oralem Sex bewirkt, daß Ihre Lippen nicht ermüden, aber am Ende sprechen Sie vielleicht mit vollem Mund!

7. Sie sind einfach zu müde!

Ruhen Sie sich ein bißchen aus. Oder tun Sie es nur, wenn Ihnen danach zumute ist – und zwar morgens. Da die meisten Männer ohnehin morgens schneller zum Höhepunkt kommen, erfordert morgendlicher Oralsex weniger Kondition Ihrerseits. Sorgen *Sie* dafür, daß er Ihnen nachts zu Diensten ist. Wenn Sie auch nur einige der Gebote befolgen, verdienen Sie es!

Empfohlene Literatur:

Jong, Erica: *Angst vorm Fliegen*, Frankfurt am Main o. J.

Dr. Susan Blocks zehn Gebote der Lust (für die Frau) (Kurzfassung)

1. Du sollst ihn so akzeptieren, wie er ist!

Und nicht, wie er Ihren Wunschvorstellungen nach sein könnte! Kleinigkeiten können Sie ändern, aber nicht die bedeutenden Dinge. Wenn Sie ihn einfach nicht akzeptieren können, sollten Sie vermutlich nicht mit ihm zusammen sein. Und sicherlich sollten Sie sich nicht die Mühe machen, alle diese an ihn gerichteten Gebote zu befolgen.

2. Du sollst seinen Penis anbeten!

Männer lieben ihren Penis, und das sollten auch Sie. Der Penis ist nicht nur die größte Quelle seiner Lust, sondern auch seine Identität. Erforschen Sie seine anderen erogenen Zonen – seine Pobacken, Brustwarzen, Füße, Ohren. Aber dem kostbaren Penis können Sie gar nicht genug liebevolle Aufmerksamkeit schenken. Lieben Sie ihn in guten und in schlechten Tagen, in Härte und in Schlaffheit. Im Grunde werden Sie beide umso glücklicher werden, je harmonischer Sie drei zusammenleben können.

3. Du sollst der Quell der Schönheit in seinem Leben sein!

Sie müssen nicht perfekt schön aussehen wie ein Model. Finden Sie heraus, welche Teile Ihres Körpers er mag, und betonen Sie sie. Ziehen Sie etwas Besonderes für den Sex an, zumindest gelegentlich. Lieben Sie Ihren Körper. Seien Sie Ihrem Partner ein Augenschmaus, und er wird den Blick nie mehr von Ihnen wenden.

4. Du sollst ihn inspirieren!

Seien Sie ein heller Leitstern in seinem Leben. Ihre Intelligenz, Schönheit und Integrität sind eine Inspiration für Ihren Partner. Aber Ihre Lust ist sein größtes Vergnügen, und Ihre *sexuelle* Lust ist seine *süßeste* Inspiration. Männer *arbeiten, um mit Frauen ins Bett zu gehen*, entweder mit einer speziellen Frau, der ganzen Welt, oder etwas dazwischen. Regen Sie ihn an, damit er arbeitet, lebt, liebt und Sie erfreut. Bitte!

5. Du sollst ihn erregen!

Männer sind von Natur aus Jäger und lieben die Aufregung der Jagd. Sorgen Sie dafür, daß er erotisiert bleibt und nur ein wenig das innere Gleichgewicht verliert. Selbstzufriedenheit führt zu Unbehagen. Sorgen Sie dafür, daß ihm bewußt bleibt, daß andere Sie begehren. Erregen Sie ihn mit frechen Überraschungen.

6. Du sollst ihn bemuttern, aber nicht mit deiner Liebe ersticken!

Alle Männer müssen bemuttert werden, aber sie haben unterschiedliche Mütter und deshalb Freude an unterschiedlichen Arten mütterlicher Fürsorge. Das Geheimnis des »lustvollen Bemutterns« liegt darin, das genaue Maß und die genaue Art des Bemutterns herauszufinden, für die Ihr Partner am empfänglichsten ist.

7. Du sollst seine geheimsten Wünsche und Phantasien entdecken!

Männer lieben es, ihre sexuellen Phantasien und Fetische zu erkunden. Wenn Ihr Partner sie nicht mit Ihnen erforscht, wird er es mit jemand anderem tun (zumindest wird er es wollen). Wenn Sie erotische Phantasien gemeinsam entdekken und genießen können, inszenieren oder einfach nur darüber reden, drücken Sie in seinem Körper, in seinem Geist und in seiner Seele einen kostbaren Lustpunkt, den er nicht so leicht wieder loslassen wird.

8. Du sollst dich an die Worte deiner Mutter erinnern: »Alle Männer sind kleine Jungen!«

Bei manchen Männern ist das offensichtlich. Bei anderen steckt es tief im Inneren, tief verborgen in einer Kammer ihres Geistes. Aber es ist immer da. Bringen Sie den kleinen Jungen in ihm zum Vorschein, spielen Sie mit ihm, sprechen Sie mit ihm. Und vergessen Sie nicht: Alle Jungen lieben Spielzeug. Sie neigen dazu, alles als Spielsachen oder als »Objekte« zu betrachten – zumindest manchmal. Ärgern Sie sich nicht über diese Eigenschaft Ihres Partners; spielen Sie damit.

9. Du sollst ihn als Helden betrachten!

Schenken Sie ihm Ihre Bewunderung, denn dann wird er Ihnen seine Hingabe schenken. Vielleicht mag er das Wort »Held« nicht, aber er wird das Gefühl mögen, das sich einstellt, wenn Sie zu erkennen geben, daß Sie stolz auf ihn sind, denn dadurch berühren Sie einen empfindlichen Lustpunkt des Mannes: sein Ego. Definieren Sie sein Heldentum nie im Sinne von Gewalt – außer, wenn es um Selbstverteidigung oder die Verteidigung Ihrer Person und Ihrer Familie geht.

10. Du sollst schlucken!

... zumindest gelegentlich. Für die meisten Männer ist das Schlucken des Samens eine körperliche Freude und ein spirituelles Symbol. Eine Art Kommunion. Wenn er sauber ist, ist sein Sperma sauber. Wenn Sie nicht sicher sind, übergehen Sie dieses Gebot. Sparen Sie sich die Vereinigung, bei der er in Ihren Mund ejakuliert, für einen Mann auf, den Sie lieben und mit dem Sie gefahrlos Sex haben können.

Nachwort

Gott beschloß die Zehn Gebote mit »... Donner und Blitz und dem Ton der Posaune und dem Rauchen des Berges.«[1] Ich möchte meine Gebote beenden, indem ich Ihnen einen donnernden, Blitze sprühenden, lebenslangen Orgasmus beschere, einen flammenden Rauch der Mehrfachlüste, so daß Sie Ihre Freude der Welt hinausposaunen! Der bahnbrechende Verfechter des Orgasmus und Psychotherapeut Wilhelm Reich schrieb einmal: »Die Lust zu leben und die Lust des Orgasmus sind identisch.«[2] Ich möchte Sie ernsthaft ermahnen, das folgende Gebot zu beherzigen:

Gehe hin und schenke Lust!

Schenken Sie Ihrem Partner heute nacht einen Orgasmus, einen O(h)rgasmus oder einen tiefen Seelenorgasmus. Wenden Sie die Gebote in diesem Buch an! Sie werden Sie auf dem Weg zu seinen beziehungsweise Ihren vielen speziellen Lustpunkten führen. Benutzen Sie sie, damit Sie die Brükken zwischen Ihrer beider Unterschiede finden – und dann gehen, laufen, fahren oder tanzen Sie über diese Brücken ins Paradies.

Haben Sie den Eindruck, es sei etwas viel verlangt, allen diesen Lustpunkten und Geboten zu folgen?

Sind Sie reif für das Paradies?

---

[1] Zweites Buch Mose, 20,18.

[2] Wilhelm Reich, *Die Funktion des Orgasmus*, Köln 1961, Kapitel 5. (Erstveröffentlichung 1927).

Sind Sie *bereit*, das alles zu geben? Sind Sie soweit, Ihr Leben mit einem anderen Menschen zu teilen?

Ist Ihr Partner es wert beziehungsweise fähig, all Ihre Liebe und Lust zu empfangen? Vielleicht sind Sie im Augenblick gar nicht mit jemandem zusammen, den Sie als Partner bezeichnen würden. Aus dem einen oder anderen Grund wollen oder können die meisten Menschen nicht alle diese Gebote befolgen. Das ist die Realität des Lebens.

Wenn Sie nicht alle Gebote befolgen können – machen Sie sich keine Sorgen. Ich werde keinen Blitz auf Sie herniederfahren oder Sie zur Hölle fahren lassen (soviel Macht habe ich nicht). Aber je öfter Sie diese Gebote befolgen können – und es auch tun –, desto näher kommen Sie dem Land, in dem Milch und Honig fließen! Wenn Sie sich nur nach einigen Geboten richten – nun ja, dann bekommen Sie wenigstens ein paar Tropfen Milch und Honig.

Praktizieren Sie den Weg der Bonobos des Friedens durch Lust, wo immer Sie es in Ihrem Leben können, aber besonders mit Ihrem Partner!

Seien Sie wild, seien Sie frei, aber bitte benehmen Sie sich wie »Ladies« und »Gentlemen«. Praktizieren Sie ethischen Hedonismus. Verfolgen, kultivieren und teilen Sie miteinander die zahllosen Freuden des Lebens, die geistigen wie die körperlichen, und versuchen Sie, einem Menschen niemals weh zu tun – einschließlich sich selbst. Vergessen Sie nicht:

Lust zu schenken ist Ihre größte Kraft!

Danksagung

Es ist mir eine große Freude, zu danken: meinem phantastischen Liebespartner, dem Wegbereiter auf dem Gebiet der Erotika und der menschlichem Sexualität, meinem geliebten Mann, Prinz Maximilian Rudolph Leblovic di Lobkowicz di Filangieri (Das ist nur die Hälfte seiner Namen, aber ich möchte nicht lächerlich erscheinen!).

Meinem ersten Lehrer in der Kunst des Liebens: meiner wunderbaren, wunderschönen, kreativen, unterstützenden Mutter.

Meinem ganz besonderen Bruder, Steve, der die heißesten Passagen des vorliegenden Buchs getestet hat, indem er sie am Arbeitsplatz über die interne Telefonanlage vorgelesen hat.

Meinem absolut wunderbaren Agenten, Peter Miller von PMA, der mir eine große Stütze war, dazu den stets hilfsbereiten Yuri Skujins und Harrison McGuigan.

Meiner exzellenten, unerschütterlichen Lektorin bei St. Martin's Press, Heather Jackson, weil sie von Anfang an voll Begeisterung an dieses Buch geglaubt hat.

Meinem loyalen Anwalt und lieben Freund, John Levine, für seine nützlichen Anregungen und seine Unterstützung.

Dave Longtin, Dana Solta, Sharon Scrot Shore, John Guttierez, Lawrence Friedlander, Adele Framer und Willem de Rider, weil sie mir beim Korrekturlesen geholfen und redaktionelles Feedback gegeben haben.

Der »Bonobo-Horde« des Dr. Susan Block Institute for the Erotic Arts and Sciences: Bobbo Martinez, Nigel und Adrian Morier, Michael Leblovic, Elyssa Weinstein, Efrem Logreira, Ben Schlaver, Kiki Moretti, Stephen Whetstone, Paige Hart, Roxanne Milnet, Snake Eve und Slave Louanne, die mir geholfen haben, indem sie die Arbeit am Institut weiterführten, während ich das Buch schrieb.

Asha Mallick, Ken, Virginia, Angela, Maya und den stets zuvorkommenden Mitarbeitern des Century Wilshire Hotels, das jedem, der ein Buch schreiben und mit einem Menschen schlafen will, eine wunderbare Umgebung bietet.

Dem National Public Radio, Keith James und KMAX und all den anderen mutigen, kritischen Radio-Leuten, die die *Dr. Susan Block Show* über den Äther gesendet haben.

Sheila Nevins, Dave Bell Sr., Dave Beil Jr., Shari Cookson, John Moss und all den anderen Frauen und Männer von * HBO und DBA, die für mich an der neuen TV-Show gearbeitet haben.

Den großen Lehrern meines Lebens, vor allem Marjorie Merklin von der Harrison High School, Robert Brustein und Bart Toiv von der Yale-Universität, Allen Ginsberg und Chogyam Trungpa Rinpoche vom Naropa-Institut, Stan und Anne Rice von der San Francisco State-Universität und Simeon Wade von der Pacific Western-Universität, die mich lehrten, das Leben und seine schier unendlichen Freuden und Lüste zu analysieren, zu preisen und zu würdigen.

Den spirituellen Führern meiner Jugend, Rabbi Ivan Caine und Rabbi Gerald Wolpe, die mir halfen, gewissenhaft über die Ursprünge der Zehn Gebote und den vielen göttlichen Vertracktheiten in diesem großen internationalen Bestseller, der Bibel, nachzudenken.

Bei einigen weiteren, ganz besonderen ethischen Hedonisten möchte ich für ihre allgemeine, umfassende Unterstützung danken, die die Verpflichtungen der Freundschaft weit übertrafen: Joe Ravetz, Al Goldstein, Mark Anthony und Susan Thomas von *Drea Dresser*, Dr. Michael Perry, Cat Sunlove, Carol Queen, Joani Blank, Mark Greenblum, James Wohl, Lena Syphers, John Clark, Diane Block und der Block-

Großfamilie ebenso wie allen fabelhaften, liebevollen Freunden meiner Mutter.

Und schließlich danke ich den Zuhörern meiner Radio- und TV-Sendungen – wie auch allen meinen großartigen Show-Gästen, Studenten, Klienten und regelmäßigen Anrufern der Sendung »Dr. Suzys Speakeasy«. Ein ausführlicheres »Danke« findet sich in dem Abschnitt *Ein Rezept für die Lust*, mit dem dieses Buch beginnt. Dennoch solltet Ihr wissen: Ich liebe Euch mehr, als ich sagen kann.

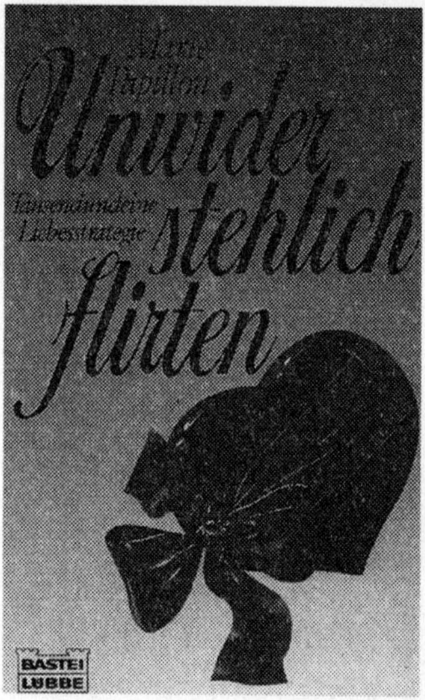

Band 66333

Marie Papillon

Unwiderstehlich flirten

Die neue Romantik ist in aller Munde, sie soll uns von der tristen Ödheit der rationalen Denkart erlösen. Aber sind diese Jahre spurlos an uns vorbeigegangen? Beherrschen wir die prickelnde Kunst des Flirts noch wie ehedem? Mal ehrlich, wer schafft es denn heute noch, unbefangen mit Freunden ein Gespräch zu beginnen, den Kontakt zur Traumfrau oder dem Traummann ganz locker herzustellen und auch zu halten?
Marie Papillon widmet sich der hohen Schule des romantischen Flirts schon seit Jahren. Erfolgreich lehrt sie in ihrer Kette von 25 Flirtschulen, wie Hemmungen überwunden, Kontakte geknüpft und Beziehungen in Gang gehalten werden. Ihre einnehmende, charmante, witzige Art holt auch die scheuen Rehe hinter dem Ofen hervor, bringt träge Genießer auf Trab und ermuntert schüchterne Blumenkinder.

BASTEI LÜBBE

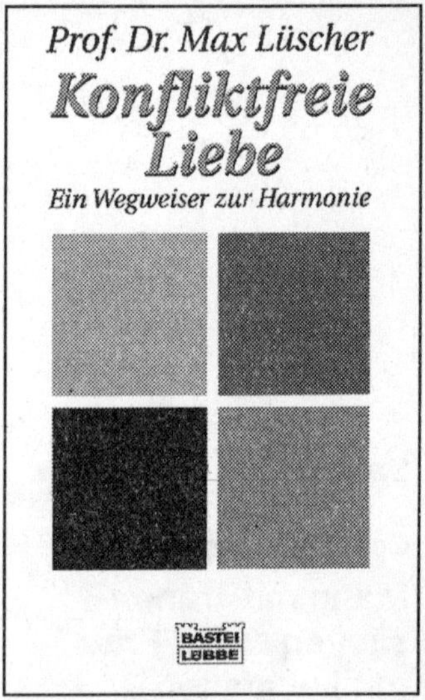

Band 66355

Prof. Dr. Max Lüscher

Konfliktfreie Liebe

Fast jeder kennt das Gefühl der Unsicherheit, das am Anfang einer Beziehung steht. Schnell fragt man sich: Ist das wirklich der oder die Richtige für mich?
Enttäuschungen und Irrwege lassen sich vermeiden, wenn man von Prof. Dr. Max Lüscher lernt, was Verliebtheit, was echte Liebe, was echte Freundschaft und was nicht mehr als eine bloße Interessengemeinschaft ist. Mit den vier Farben des neuen Lüscher-Tests können Sie schnell herausfinden, wie Sie die Erotik ihrer Liebesbeziehung empfinden und auch wie Ihr Partner sie einschätzt.
In seiner einfachen, klaren Sprache und mit Humor beschreibt der weltbekannte Farbtest-Psychologe die meist unbewußten Zusammenhänge der Attraktivität und Verliebtheit und zeigt klar den Weg, wie die unbefriedigende »Teil-Liebe« zur echten, freudvollen und befreienden Liebesbeziehung wird.

BASTEI LÜBBE